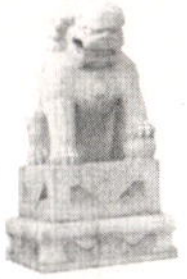

马志新 ⊙ 主编

红墙健康卫士

——中南海保健工作者口述实录

人民出版社

责任编辑：陈鹏鸣
封面设计：徐　晖
责任校对：周　昕

图书在版编目（CIP）数据

红墙健康卫士：中南海保健工作者口述实录 / 马志新 主编.
－北京：人民出版社，2011.9（2015.4 重印）
ISBN 978－7－01－010204－7

I. ①红…　II. ①马…　III. ①党和国家领导人－生平事迹－中国－现代
IV. ① K827＝7

中国版本图书馆 CIP 数据核字（2011）第 173954 号

红墙健康卫士
HONGQIANG JIANKANG WEISHI
——中南海保健工作者口述实录

马志新　主编

人民出版社 出版发行
（100706　北京市东城区隆福寺街 99 号）

北京龙之冉印务有限公司印刷　新华书店经销

2011 年 9 月第 1 版　2015 年 4 月北京第 2 次印刷
开本：710 毫米 ×1000 毫米 1/16
印张：14　字数：220 千字

ISBN 978－7－01－010204－7　定价：30.00 元

邮购地址 100706　北京市东城区隆福寺街 99 号
人民东方图书销售中心　电话（010）65250042　65289539

前　言

伴随着新中国的成立，中央高层领导的健康保健体系也逐步建立起来。在中南海内，有两个特殊和神秘的群体，一个是中央领导的警卫人员，另一个就是中央领导的保健医务人员。从建国初期到 1964 年中南海保健组撤销，在中南海从事保健的医务工作者有将近五十余人。

中南海保健组，这个不为外界所知的神秘而特殊的群体有着共同的特点：他们都是受党多年教育，对党的事业无比忠诚的共产党员；他们都是在经过组织上层层考察，无论从业务素质还是政治素质方面讲，都是出类拔萃的；他们无一不是承受着巨大的工作压力，甘愿默默无闻，忘我的工作，无欲无求、无私地奉献青春年华。

在这个群体里，秉承着细致入微和严谨的工作作风。在所有中南海保健工作中，毫无例外的未发生过一次工作上的失误。在他（她）们的信念中，始终铭记着中央保健事业开创者傅连暲的教诲，“如果说警卫人员职责是保护首长的人身安全，你们的职责就是要保护首长的健康安全，你们是首长的健康卫士”。

作为中央高层领导身边的保健医务人员，在为首长服务的过程中，老一代革命家的高尚品德也感染着他（她）们。每一位保健人员与他们服务的中央首长都结下了真挚的感情。

许多保健工作者一生都在从事中央保健工作。回首往事，他（她）们有一个共同的心声：作为一名医务工作者，能进入中南海为中央首长做保健工作，是每一位中南海保健工作者可以引以为自豪的事。

在多年的保健工作中，他（她）们都总结出许多行之有效的中老年日常的保健养生方法。在今天人们越来越注重健康、越来越关注养生的时代，这本书的出版无疑也就有了更多的可资借鉴的价值。不仅可以让读者了解这个特殊而神秘的群体，还能从中了解和掌握一些科学的养生保健知识与方法。

同时，2011 年时逢中国共产党诞辰 90 周年，作为奉献给党的生日礼物，这本书的出版意义更加深远。

目　录

不能忘却的记忆

——新中国保健事业的奠基者

伴随着新中国的诞生，中国的保健事业也掀开了新的一页。以傅连暲为代表的一批医务工作者建立了新中国保健事业体系，他们是新中国保健事业的奠基人。他们用对党的无比忠诚，对医务工作的高度责任感，严谨的工作作风，无私忘我的勤奋工作，为所有的保健工作者树立了楷模。

“红色华佗”——傅连暲

傅连暲，字日新，1894 年出生在福建长汀河田一个贫苦家庭，全家人都是虔诚的基督教徒，1900 年，傅连暲开始替当地教会医院打扫卫生、挤牛奶，做完这些杂活后到基督教会办的小学念书；小学毕业后考入当地教会办的中西中学。在中学读书期间，傅连暲因共同的足球爱好和亚盛顿医馆英籍医生赖查理结成朋友，并得到赖查理的资助。中学毕业后，傅连暲考取了汀州福音医院的亚盛顿医馆，5 年后以优异的成绩毕业，1918 年被推举为汀州红十字会主任医师。翌年被赖查理聘为“亚盛顿医馆”教员和福音医院巡回医生，兼任省立七中及汀州女子师范学校校医，出诊于汀州所属八县。

1925 年五卅运动爆发后，慑于中国人民的反帝威力，亚盛顿医馆的外国人纷纷离开汀州，亚盛顿医馆被改名为福音医院，曾通电反对英、日帝国主义的傅连暲被推举为该院院长。当时的国民党政府想让他管理军队医院，并委以少校军医处长，被他严词拒绝。

1925年底，傅连暲出诊连城时认识了邓子恢，并受到邓的启发，“对于国家前途，民族命运，不能不管”。此后，傅连暲不断接触革命书刊，开始倾向革命。

1927年8月，八一南昌起义军挥戈南下途经长汀时，傅连暲不顾个人安危，收留起义军陈赓、徐特立等三百多名伤病员在福音医院治疗，夜以继日地医疗救护起义军伤病员。特别是由于他采取了“保守疗法”，保住陈赓因受伤而面临截肢的左腿；陈赓大将直到1961年去世前夕，还叮嘱家人每年中秋节不要忘了给傅医生祝寿。

1928年8月，周恩来率领被国民党钱大钧、黄绍竑部打败的南昌起义残部撤到汀州后，傅连暲收留了三百多名伤员。周恩来发现他书生气十足，便给他讲人道主义有两种，资产阶级的和无产阶级的。由于傅连暲是基督徒，周恩来花了一整天时间给他讲共产党是赞成宗教自由的，傅连暲听后大为感动。从此以后，中共地下党趁机渗透福音医院，傅连暲的学生中很多都是中共党员。这期间傅连暲还利用和福建省第二混成旅旅长郭凤鸣有交往这一关系，帮助地下党组织在国民党眼皮底下创办培养共产党干部的“训政人员养成所”。

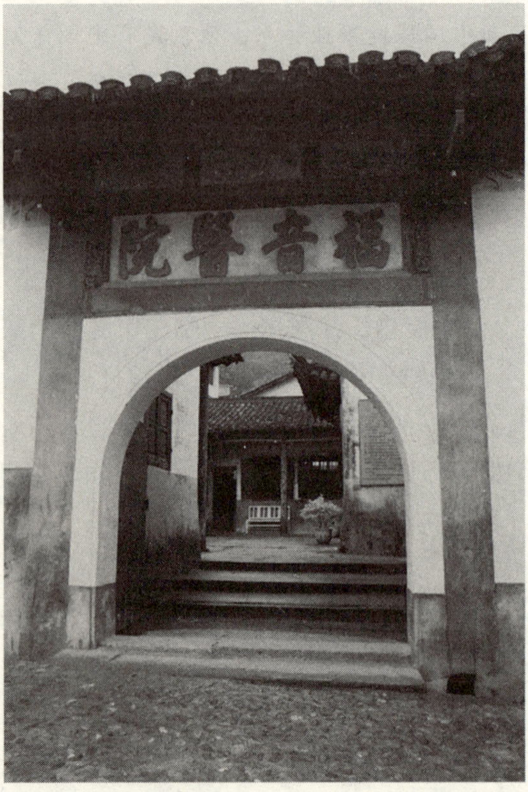

早期的福音医院

1929年春，毛泽东、朱德率领红四军从赣南转战闽西，解放了汀州城。傅连暲率全院医务人员为首次入闽的红四军两千多人种牛豆，防止了天花在军中蔓延。在国民党对苏区实行残酷的军事围剿和严密的经济封锁时期，傅连暲还遵照毛泽东的指示，以福音医院的名义订阅一些白区报纸，为毛泽东了解情况、科学决策提供了重要依据。

1932年1月，傅连暲创办“中国工农红军中央看护学校”，培训六十多名红军医务人员。同年秋，应毛泽东建议，将福音医院改名为中央红色医院。

1933年初，为了革命工作，傅连暲举家与福音医院一起迁往瑞金，并改名为中央红色医院。傅连暲正式加入红军，出任该院院长，并兼任中央红色医务学校校长。他把自己价值两千大洋的药品全部捐献给了党和红军，用个人多年积蓄的4千多块银圆，到白区购买了当时苏区急需的物资。傅连暲一到瑞金就赶上中共的“肃反”，清除所谓“AB团”。结果他的两个十分宠爱的学生被枪毙，傅连暲本人也是在被押往刑场之前几分钟被张闻天的一个电话救下来。紧接着，一位红军赤卫队长负重伤，傅连暲的女儿傅维莲和女婿陈炳辉奉命治疗，但因伤势过重，没有救活这位队长。社会部立即把他的女儿、女婿当作反革命抓起来，就地枪毙。傅连暲悲愤之余，依然表现出对党的忠心。鉴于傅连暲的革命行动和奉献精神，中央授予他红匾，并在自办报纸上称赞他为“苏区第一模范”。

长征前夕，毛泽东患恶性疟疾高烧不退，傅连暲三天内手到病除。病愈之后的毛泽东对工作人员说：“我们现代也有华佗，傅医生就是华佗。”在红军时期，傅连暲堪称医务界的技术权威，他从生死线上拉回许多干部、战士。

中央红军长征出发前，傅连暲的身体并不好，十分瘦弱。组织上多次劝说他留在汀州，但他坚持要求随军长征。一路上，他白天冒着危险行军，夜间背着药箱巡诊，靠着精湛的医术和细致入微的耐心，医治抢救了无数指战员，其中包括像毛泽东、周恩来等中央领导同志。红军长征路上，傅连暲被大家亲切地称作“红色华佗”。

缺医少药，是红军长征中面临的一大难题。傅连暲利用其基督教徒的特殊身份，在沿途的教堂中找药材，多次缓解了红军用药的燃眉之急。在西药短缺的情况下，他还动员指战员就地取材，在沿途的山林和草丛中挖中草药，并教会他们对伤病员进行简单的止血、消炎和去毒等医疗方法，在很大程度上减少了红军伤员的死亡率。

1934 年 10 月，红军到达延安后，傅连暲担任了中央总卫生处处长兼陕甘宁边区医院院长、中央军委总卫生部副部长。在那里，他结识了国际主义战士白求恩，两人成为密友。延安时期，在中共中央的领导下，傅连暲先后创建了边区医院和中央医院。为了发展边区卫生事业，他和李富春等同志倡导开展了边区防疫卫生运动，树立了杨家湾卫生模范乡，使陕甘宁边区卫生面貌得到很大的改善和发展。

1938 年 9 月，傅连暲正式加入中国共产党，完成了一个基督教徒向共产主义战士的转变。在入党问题上，傅连暲早在福音医院工作时便向组织申请过，鉴于工作需要，组织上劝其暂留在党外；在瑞金时则因“AB团”事件被搁置；在延安，他的入党问题起初因张国焘事件受阻。直到 1938 年 9 月，在毛泽东的支持下才光荣入党。白求恩大夫知道傅连暲入党后颇为惊讶：“啊，教徒成了共产党员，有意思。”毛泽东和中央组织部长陈云亲自作了他的入党证明人。在这一年，延安保育院的儿童流行百日

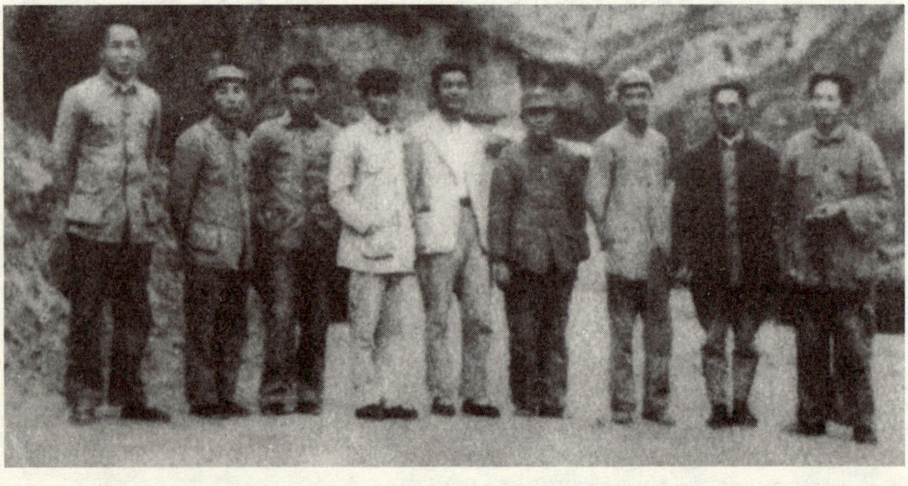

1941 年，傅连暲陪同毛泽东在延安中央医院看望病员后合影。右一为毛泽东，右三为傅连暲

咳，傅连暲每天为患病儿童治疗，结果自己也被感染；但他为了心中的神圣工作，把自己的生死置之度外了。朱德总司令在边区群英会上为傅连暲题词："模范妇孺工作者。"

1944年中秋节，中共中央在延安破格为傅连暲举行祝寿大会。周恩来代表中央在祝寿会上发言："傅连暲参加革命队伍，加入共产党，这是党的胜利。我们之所以给他祝寿，是因为他是有功之人。这样的同志，我们应该永远记住他，感谢他。"徐特立则赋诗赞曰："南昌暴动时，连暲工作始。当时非党员，工作不懈弛。党外拥护党，连暲是典型。精神在实际，作风师列宁。虽无赫赫功，积累等长城。"虽然毛泽东那天因为工作忙未能参加祝寿，但第二天看到傅连暲时，他紧紧握住傅连暲的手说："祝贺你五十大寿。"

1945年，中央军委总卫生部成立，傅连暲出任副部长；也就是在这一年，毛泽东在一个场合回顾了傅连暲的革命历程，肯定"他对红军的卫生事业是有功的"。

解放战争时期，傅连暲创建了朱壕医院，为西柏坡一带军民的医疗和卫生防疫工作而任劳任怨。1949年下半年，经中共中央批准，傅连暲着手组建中央保健办公室，这标志着新中国保健事业的开始。他亲手制定了一整套保健工作制度，规定重要处方须由他审查，新中国成立前后一段时间里，中央保健委员会使用的

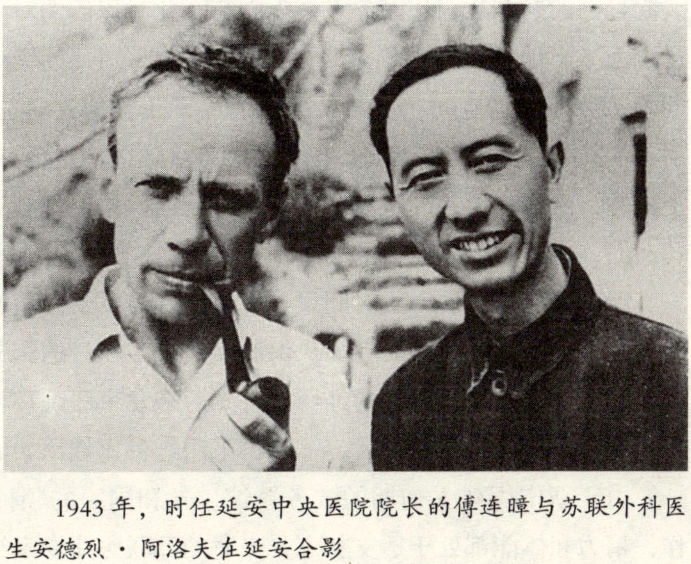

1943年，时任延安中央医院院长的傅连暲与苏联外科医生安德烈·阿洛夫在延安合影

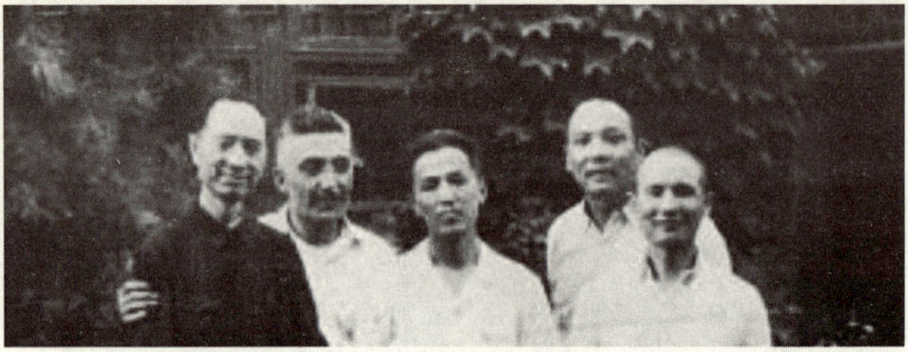

1949 年，傅连暲、马海德、黄树则、姜济贤、叶青山（从左至右）在北京合影

所有药品，都要经过尝药这么一道程序，一些新药须经傅连暲亲自试用。

新中国成立后，傅连暲主要负责中央保健工作和中华医学会工作。傅连暲在主持中央保健委员会工作时，所有新到中央保健委员会的医务工作者第一次去保健首长家，都是由傅连暲亲自带着去的。首长健康问题，或遇到什么问题，保健医生都要及时向傅连暲汇报。

1949 年，北平和平解放初期，一些脱离了国民党部队的散兵游勇混迹于社会，还有国民党的潜伏特务。在这种背景下，刚刚从街上私人药房里新买回来的药，怎么敢直接给党和国家领导人吃呢。于是，傅连暲就沿袭起自己的老办法，让医务人员先尝药。此时保健的对象也多了，用药的量也大了，他一个人尝不过来了，他就动员部下也参与这项特殊的工作。药片买来了，傅连暲等人先吃；针剂买来了，傅连暲先在自己的身上注射；许多保健大夫也是如此，自己的保健对象要用的药物，先在自己的身上检验，观察几天，确定没有毒，没有问题，再给保健对象用。小药房的司药们，也参与了这项特殊的工作。

新中国成立前后一段时间里，中央保健委员会使用的所有药品，都要经过尝药这道程序，那时在中央保健委员会工作过的医务工作者，也都因此而有了这么一段不寻常的经历。直到后来北京医院在计苏华院长的领导下，建立了药品检验室以后，才不再采用这种比较原始的检验方法了。

由于新中国建立初期的政务繁忙，党和国家的领袖们夜以继日地工作，精力和体能都处于透支状态，当时的苏联医疗专家给中共的领导人查体后，几乎给每一个人都提出了这样的忠告："注意劳逸结合。"同时还向中央保健委员会提出了一些好的建议：例如建立党和国家领导人的定期休假制度，在一些自然环境和条件比较好的地方，兴建疗养院。他们的这些好的建议，都被中央保健委员会采纳了。后来中央保健局成立时，还专门增设了疗养科，负责中央首长到外地疗养事宜。1950年1月，傅连暲出任中央军委总卫生部第一副部长、中央卫生部副部长；8月，当选为中华医学会会长，此后三届连任会长，直至"文化大革命"开始。

1950年10月27日，任弼时因病去世，他也是建国后去世的第一位党和国家领导人。作为一起革命、风雨同舟的战友，周总理内心是非常难过的。悲痛之余，他想得更多的是怎样从此事中吸取教训，做好中央领导同志的保健工作。就在任弼时去世不足半月后的11月7日夜，周总理起草了一封给中央书记处的信。在信的开头是这样写的："为从弼时同志死非其时的沉痛损失中取得教训，并接受同志们的建议，我提议在中央书记处下成立中央保健组……"然后他又详细地草拟了保健组的组成人员和负责人名单以及负责保健的范围、工作职责。不仅如此，信中还对地方的保健工作提出了实施意见。9日，在京的中央书记处成员一致赞成周恩来的建议，同意成立中央保健组。只不过，后来成立的机构名称被定为"中央保健委员会"，而没有叫"中央保健组"。

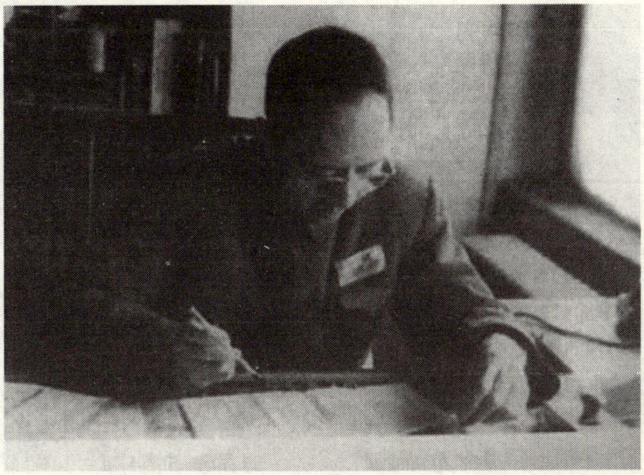

傅连暲在工作

周总理在信中提出的中央保健组的成员名单为：杨尚昆、罗瑞卿、安子文、贺诚、李克农。而中央保健委员会成立时，组成人员中没有李克农。当时的保健委员会，由中央办公厅主任杨尚昆、中央组织部副部长安子文、公安部部长罗瑞卿、军委总干部部部长赖传珠、解放军总后勤卫生部部长贺诚、副部长傅连暲组成。

当时的中央保健委员会，还有一个牌子“中央军委保健委员会”，实际上人员还是那些人员，只不过“一个机构两个名称”罢了。中央保健委员会成立后，陆续从各地医疗单位及医学院校调入了一些医务人员，担负中央领导同志的卫生保健工作。直到今天，中央保健委员会仍然发挥着重要的作用。

抗美援朝战争时期，傅连暲发动中华医学会会员组成首都志愿手术队奔赴朝鲜战场。在粉碎美国入侵者发动罪恶的细菌战中，中华医学会派出一批优秀专家做了大量艰苦危险而卓有成效的工作。傅连暲领导举办了“反细菌战展览会”，在维也纳世界人民保卫和平大会展出后产生了极大的影响。

当时在中央保健医生的工作中，许多事都要医生自己做。譬如打针，在医院里这都是护士的事，可那时都是医生的事。为了检验医生们的注射技术是否过关，傅连暲曾要求保健医生先在他身上练，直到他认为可以了，才让保健医生给保健首长注射，这让保健医生们很感动。

1954年春季，中央保健局正式命名。此前，这项工作虽然一直由中央保健委员会和中央军委保健委员会负责，但实际做这项工作的人员，都直接归属傅连暲领导。也许是由于中央保健委员会和中央军委保健委员会的成员都是地位比较高的领导，具体的医务工作人员以这样的名称介绍自己的单位总觉得又高又空又不简便，于是就有了“傅连暲办公室”的内部叫法。

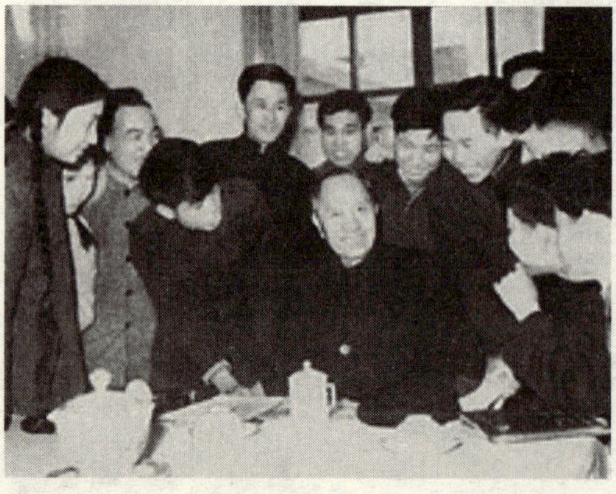

1963年，傅连暲（前排中）与清华大学学生在一起

1955 年，傅连暲被授予中将军衔。并被选为中国人民政治协商会议第二、三届全国委员会常务委员，中国共产党第七次全国代表大会候补代表，第八次全国代表大会代表。

1961 年，中华医学会与中央人民广播电台开播《讲卫生》节目，傅连暲任主任委员，亲自参加写稿和审稿工作。他还经常在《人民日报》、《光明日报》、《新观察》、《新体育》、《药工建设》、《科学大众》等报刊上针对群众关心的医药卫生保健问题撰写文章，普及科学知识。

1964 年傅连暲 70 寿辰时，郭沫若赠诗："医国先着鞭，从军四十年。长征随领袖，劭德重劳谦。桃李神州遍，刀圭亦代传。古稀今不鲜，攀上九重天。"就是对他的贴切评价。1966 年，傅连暲顾全家乡建设大局，同意迁祖坟，更是传为佳话。

"文革"开始后，傅连暲受到林彪、"四人帮"一伙的残酷迫害，于 1968 年 3 月 29 日在狱中含冤而逝，终年 74 岁，且尸骨全无。而制造这一冤案的罪魁祸首就是林彪。1950 年，朝鲜战争开始，中共中央决定派林彪当"志愿军总司令"，林彪以身体有病为由拒绝率兵出征，中央不得不另派彭德怀。1953 年战事结束后，毛泽东请傅连暲组织专家给林彪会诊。傅连暲从上海、天津和北京等地调来各种医学专家，由萧华代表党中央亲自坐镇，成立了林彪会诊小组。林彪十分慌张，在会诊前让老婆叶群找傅连暲说情，要求开一张林彪确实有病的假证明，被傅连暲拒绝，并在会诊结论上说林彪身体很好，只不过要注意两件小事：多吃蔬菜和戒掉毒瘾（林彪因病长期吸吗啡）。林彪大怒，但又不敢发作。自此，林彪对傅连暲怀恨在心，暗暗埋下了杀机。

1960 年，林彪全面主持军委工作，遂开始找茬整傅连暲。"文革"开始后，林彪亲自下令批斗傅连暲。在 1980 年 12 月 10 日，特别法庭第二审判庭审问邱会作时，审判员问他："你为什么要批斗傅连暲？"邱会作答："第一次对傅连暲批判，主要是因他说了林彪没有病。我是拥护林彪的，那么我就反对他。"面对批斗，傅连暲请求毛泽东保护。毛泽东说："傅连暲不是当权派，应予保护。"可是保了没几年，林彪便派人于 1968 年 3 月 14 日秘密逮捕了傅连暲，并立即投入秦城监狱。十五天后傅连暲即被整死于狱中。早在1940年和1947年，傅连暲曾两次表示，死后将遗体捐献给学校供教学之用，可林彪、“四人帮”一伙却丧尽天良的毁尸灭迹。

1975年5月17日，在傅连暲被害死的第七个年头，毛泽东在一份中央军委关于贺诚任职的请示报告上批示：“傅连暲被迫害死，亟应予以昭雪。贺诚幸存，傅已入土。呜呼哀哉。”周恩来总理作了重要批示，对傅连暲进行了赞扬和肯定，并指示为傅连暲和夫人陈真仁恢复名誉。

1975年9月20日，中国人民解放军总后勤部政治部与中央卫生部在八宝山革命烈士公墓礼堂举行傅连暲同志安葬仪式。但是，傅连暲的骨灰早已荡然无存了，有的只是他为人民服务的工具——听诊器和体温计，成为莫大的遗憾。

1978年11月，经中共中央批准，解放军总后勤部在北京首都体育馆召开万人大会，公开为傅连暲平反昭雪，恢复名誉。傅连暲的骨灰盒里却没有骨灰，也没有珍贵的殉葬品。1994年秋，傅连暲诞辰100周年，首

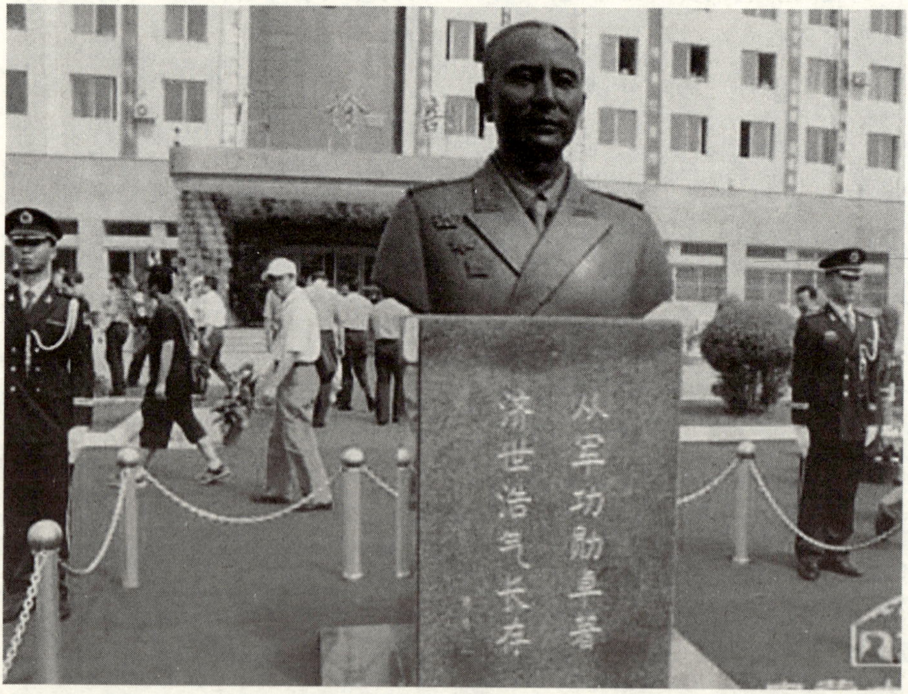

2009年8月15日，傅连暲塑像落成典礼

都医务界为他开了纪念会，不少领导同志和医学专家、医务工作者怀着敬佩的心情题写悼念的诗词和纪念文章。薄一波提笔写下："功勋卓著，精神永存——为我党我军医疗卫生工作的创始人傅连暲同志诞辰一百年题"。陈敏章题写了"济世救人历尽艰辛赤心不变，高风亮节身虽离去浩气长存"的挽联。

2009年8月15日，傅连暲塑像在解放军第253医院（原陕甘宁边区医院）落成。全国人大副委员长乌云其木格，自治区党委书记、自治区人大常委会主任储波，自治区党委常委、内蒙古军区司令员郑传福等有关领导以及傅连暲之子傅维暲参加活动，并为傅连暲塑像揭幕。

傅连暲一生著有《养生之道》、《肺结核病的疗养》、《我热爱自己的医生职业》、《中央红色医院的创立》等著作。他是解放军卫生工作创始人之一，在发展中西医，普及祖国医学，培养医学人才等方面做了大量工作，为解放军和人民卫生事业做出了重要贡献。对中央领导的保健工作立下了不朽的功绩。傅连暲是中国人民解放军和中华人民共和国医疗卫生保健事业的重要开拓者。

新中国第一批海归专家——计苏华

1935年，18岁的计苏华进入上海医学院，日本帝国主义的步步逼近激发了每一位年轻人心底蕴藏的拳拳爱国之心，计苏华也不例外，他开始不断在校外参加进步活动。1937年7月7日，卢沟桥事变的消息传来，举世哗然，抗战由此全面爆发。当时中国共产党派遣刘晓来上海恢复和重建党组织，于11月正式成立了中共江苏省委，并在学生系统成立了学生运动委员会，领导党的建设和群众工作。1938年，计苏华加入了中国共产党。

1939年1月，计苏华参加了支部书记训练班，参加的有上海医学院、麦伦中学、清心女中、青年会中学四校地下党支部负责人，听取了党的领导人刘晓、陈修良的报告。1939年4月，计苏华发展王士良入党。同年7月，由龚普声联系，在中共江苏省委的领导下，上海医学院第一届党支部

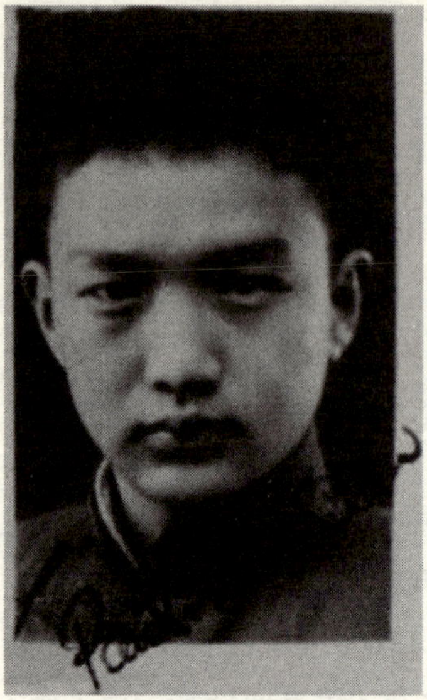

计苏华留存不多的照片
（照片下方是他的亲笔签名）

正式成立，共有党员三人，计苏华任中共上海医学院地下党第一届支部书记。

1939年夏，随着形势的不断变化，学校决定内迁昆明，这使三位地下党员与上级党组织失去了联系，于是，三人分头寻找党的关系。不久，计苏华去贵阳参加美籍华人林可胜教授组织的医疗队，并于1942年春与组织重新接上关系，由周恩来同志的秘书龚澎直接联系。自医疗队回来的计苏华传达了周恩来副主席的指示：在重庆要长期隐蔽，等待时机，不能急躁暴露，目前不要发展党员，不要活动，但要做好交朋友工作，团结一批人。此后，三位地下党员把工作放在交朋友上，先后团结了一批积极分子，其中不少人以后都加入了党组织和参加了革命军队。

1943年和1944年，周恩来、邓颖超同志先后两次约见计苏华，与他进行了长谈。周恩来精辟地分析了国内外形势后，着重指出工作的重点：第一，要充分做好知识分子特别是上层知识分子的工作，知识分子有自己的弱点，但革命却不能没有他们，今后解放了全中国，需要他们发挥才干，建设新中国；第二，黑暗过去就是光明，我们不仅要打破这个黑暗，还要想到为迎接光明的到来，应该做些什么工作。党不仅需要政治家，也需要自己的科学家，而且从现在起就要注意培养。周恩来高瞻远瞩、语重心长的教诲，给计苏华和上海医学院的党员以深刻的启示，在严峻的革命斗争的同时，努力团结知识分子，为新中国准备人才。

1945年，随着日本无条件投降，抗战宣告胜利。然而与此同时，蒋介石的内战部署也悄然展开。为了争取调兵遣将的时间，蒋介石于当年的8月14日、20日、23日，三次致电毛泽东，邀请毛泽东速到重庆“共定大计”，虽曰协商，但谁都知道，此行危险重重。8月25日，中央政治局鉴于形势的发展，紧急决定派毛泽东、周恩来、王若飞为代表，立即赴重庆同国民党进行谈判，为了保卫毛主席的安全，周恩来接受龚澎同志建议，调政治可靠、医术过硬的计苏华执行任务。在没有任何检测设备的条件下，在重庆谈判的43天里，计苏华全神关注着主席的一餐一饮，甚至亲口试吃，以保证安全。

1946年，计苏华等三名党员随上海医学院重庆部分迁回上海，在中国红十字会第一医院工作。

1947年，上海医学院民主人士沈克非教授推荐计苏华去美国留学，他请示党组织，得到周恩来同志亲自批准后进入美国芝加哥大学毕林氏医院进修，后被聘为博士后进修生，在导师的指导下参加毕林氏医院外科的临床及研究工作。1948年9月，国际外科学会授予他外科博士学位。在美国时，计苏华除了认真学好医学技术外，还积极做好留美知识分子的工作，在新中国成立前，动员了一批科技专家回国参加建设。

1949年3月，计苏华回到祖国，成为新中国第一批胸外科专家，并参加中华自然科学工作者协会筹备工作。同年9月到山东济南任省立医院医务主任和山东医学院外科教授兼教务长。11月调任卫生部北京医院任副院长。

1952年，因中央领导保健工作的需要，经周总理特批，计苏华担任了北京医院副院长和中央保健局副局长的职务。在他担任中央领导人的保健医生期间，对保证毛泽东、朱德、刘少奇、周恩来等老一辈中央领导人的身体健康，倾注了全部的心血和智慧。他的尽心尽职，他的细致入微，他的超凡医术，赢得了中央领导的赞赏。计苏华工作作风也颇像傅连暲，被人称为“第二个傅连暲”。十几年如一日，不管什么时候，看病随叫随到。新的药品，不论别人说效果有多好，计苏华都要在自己身上试验过，直到确认没有副作用，才给首长使用。

一心扑在工作上，潜心医术、尽心公职、豁达人生的计苏华以为，他的道路、他的人生能这样平静、安宁地走下去。然而世事有着无常的变数，计苏华做梦也没想到，一场灾难降临到了他的身上。“文革”风暴一开始，像北京医院这样理应受到保护的重要单位亦未能逃脱这场劫难。进驻北京医院的军代表带头与造反派一起开始残酷迫害计苏华。其实他们的目的是逼计苏华交出中央领导的医疗健康档案，这其中就有江青的病历档案。但不管造反派怎么逼问、拷打、批斗，计苏华始终就是一句话“不知道”。当时北京医院许多医务人员都见证了这一情景。小药房组长卜兆祥和在后勤部的夫人张元满形容说：那情景真是惨呀。计院长真是坚强，最终造反派也没有得逞。于是给计苏华扣上了“走资派”、“黑帮分子”、“反动权威”等许多大帽子，把他揪出来示众。他的家不知被抄了多少遍。他的脖子上被挂着写有那些显赫“头衔”的沉重大牌子，到处大会斗小会批，白天晚上车轮战。不久，计苏华由于受到了过深的刺激，精神失常，生活不能自理。造反派认为他的威风已被打掉，把他看成是已经定了“性”的一只“死老虎”，被强制到“五七”干校去劳动改造。但他仍要每天与“同伙”出来站成一排亮相，对着毛主席像“请罪”。他白天打扫厕所和院子，虽不再被作为主要批斗对象，但还要参加陪斗。轮番批斗，受尽磨难。

直到1970年的秋天，在周总理直接过问下，计苏华才从那个偏僻的小村落被释放回京养病，那个迫害他的军代表和几个造反派也被判了刑。周总理还派人到他家看望。王震也曾亲自看望，并安慰他好好养病。但此时一切都已改变，计苏华已不是昔日的那个风度翩翩、医术高超、严谨治病的医学专家了。非人的折磨，将他的脑子变得模糊，耳朵掉了一个，目光呆滞，行走不便。所有看到计苏华成了这样的老同志，都会唏嘘不已。1976年10月，粉碎“四人帮”后的第三天，饱经十年摧残已神志不清的计苏华，在欢声雷动、鞭炮齐鸣的喜庆中溘然长逝，年仅59岁。

在计苏华的追悼会上，王震副总理痛心地说：“计苏华是被林彪、‘四人帮’害死的，他是第二个傅连暲。”造化弄人，计苏华与傅连暲的命运有着惊人的相似。同样在保健事业上做出了巨大贡献；同样在“文革”中含冤而死。

中国军医的缔造者——史书翰

史书翰，1909年生，原名史众服，山西省沁源县城关镇城北村人。幼读私塾，后入县立小学读了3年高小。1924年至1927年，在河南开封一家私立医院当学徒。1929年考入山西省立川至医学专科学校，1933年毕业后留校任助教。1935年被派往日本留学，入东京帝国大学医学部专攻人体解剖学，1937年毕业归国。途经天津时正值抗日战争爆发，史书翰随即到太原后方医院任医务主任，参加山西抗战。同年11月与妻子范坤贤同往洪洞参加八路军。在八路军卫生学校任教，进行战地救护、教学和宣传工作。1938年3月任校教务主任，并于10月加入中国共产党。1939年8月任八路军总医院医务主任。1940年3月，学校迁至延安柳村店后改名中国医科大学，史书翰任总医院副院长兼中国医科大学教育长。1942年秋改任中国医科大学副校长，此时的史书翰既是医学教育领导者，又作为教员，主讲解剖学，兼内科、外科、皮肤科课程，同时还为中央领导诊治疾病。1947年中共七大后，随贺龙转战华北、西北，先后任晋绥军区卫生部副部长兼军区卫校校长（政委刘庆珊），西北军区卫生部副部长兼西北人民医学院院长，西北军政委员会卫生部副部长，同时兼任西北军区卫生部驻西安办事处处长兼政治委员。1948年，创办了西北医学院，任院长。

1949年春，平津战役取得决定性胜利。军区卫生部部长贺彪奉彭德怀、贺龙司令员之命来北平筹措后勤物资，筹建西北军区驻北平、天津办事处。贺彪在筹措物资的同时了解到：北平的大中学校大多未正式开课，也未确定招生计划，失业的医生、教授生活和处境十分窘迫。据此，贺彪当即决定在北平“招兵买马”，招收一批高中学生和医生、教授到西北去。史书翰得知后，喜出望外，迫不及待地火速赶到北平。仅用十多天时间，即招收429名青年学生和39名教授、医生，并请这些教授和医生通过各种关系，采购了六百多箱药品，以及教学仪器、设备等。

临行前，作为校长的史书翰特意会见了这39位教授和医生（如郭文宗、苏成芝、李继硕、于清汉、侯锐、杨为松等人，他们后来大都是桃李满天下，被医学界所熟知的专家教授），并与他们倾心交谈。

侯锐教授回忆起当年从北京出发前，同史书翰会见的情景：我们一行39人就要到西北去了，虽然对西北地区的荒凉落后和学校工作条件的简陋有一定的思想准备，但还是顾虑重重。因为看到大批青年知识分子纷纷投身革命阵营，有的报名参军随部队南下，有的报考求职是大城市的学府和医院，而我们去贫瘠、闭塞的大西北会是什么前景呢？就在这时，史书翰校长跟我们大家会面，坦诚交谈。他身着干净的灰布军装，头戴布军帽，消瘦的面庞，和蔼的音容，讲起话来，虽轻声细语，却句句扣人心弦。他对西北艰苦的生活条件和学校工作的简陋条件，毫无掩饰，坦率真诚。他鼓励大家到比较落后缺医少药的西北地区，为创建解放军一流的军医院校做贡献。他为学校建设求贤若渴的迫切心情，情真意切，感人肺腑。

1949 年 5 月西安解放后，史书翰率西北医学院迁至西安。1950 年，西北医学院更名为中国人民解放军第四军医大学，继续兼任该校校长。1952 年参加朝鲜停战谈判代表团。翌年，荣获朝鲜民主主义人民共和国二级红旗勋章。1953 年至 1958 年，历任中国人民解放军总后勤部卫生部教育处处长、训练局局长，中国人民解放军总后勤部学校管理部副部长兼卫生部训练局局长，负责全军的医学教育训练工作。1955 年 9 月被授予军医大校军衔，荣获二级独立勋章、二级解放勋章。

1957 年起，史书翰任国家卫生部保健局局长，负责中央领导的医疗保健工作。北京医院的第二保健办公室，是由为中南海里的党和国家领导人服务的医务人员组成的，他们实际上并不在北京医院上班。这个办公室的主任是马苏高，副主任有李志绥、卞志强、钱贻简。主管这两个保健办公室的就是中央保健局局长的史书翰和副局长黄树则。1965 年中央撤销保健局，史书翰改任卫生部副部长。

1966 年“文化大革命”刚一开始，史书翰就首遭厄运，受到林彪、“四人帮”迫害，起因是严慰冰（陆定一夫人）“匿名信案”。这些自 1961 年以来写的几十封匿名信，其中百分之九十是写给叶群一家的。公安部经过长期调查，搜集了许多人的笔迹，确认这些匿名信是严慰冰所写。其中一封被认为是“最恶毒的匿名信”，严慰冰先寄给上海，再由曹荻秋（时任中共上海市委书记、上海市市长）转，是有心让林彪自己看见，气他。当时，党中央指派彭真与陆定一谈话。陆定一说：严慰冰之所以要写匿名信，是精神有毛病。并提出可由给严慰冰看过病的精神病医生做证明。医生们的诊断书上写道：严慰冰具有神经性的偏执特征，但不具典型的精神分裂病症候。严慰冰于1966年4月28日关进北京市看守所。后来陆定一曾进一步说明："严慰冰的这种病的原因，是由于受到迫害"，"她本来没有精神病。1952年'三反'、'五反'时，上面派人背着我在中宣部找'大老虎'，他们企图把严慰冰和徐特立（当时任中宣部副部长）的儿媳打成'大老虎'……"这样的刺激，使严慰冰害了精神病。而作为主持严慰冰诊断的史书翰因此而受到牵连。

1966年8月25日，史书翰不堪凌辱服安眠药自尽，8月27日，经抢救无效不幸逝世，终年57岁。1975年9月，中央在八宝山革命公墓礼堂为其举行了骨灰安放仪式，王震副总理出席。1979年6月，中央卫生部又为其举行了平反昭雪追悼会，叶剑英、陈云、汪东兴、聂荣臻、徐向前、王震、陈慕华、彭真、张鼎丞、康克清等送花圈，国务院、中共中央组织部、卫生部等也送了花圈。余秋里、李井泉参加了追悼会。

追悼会由卫生部部长钱信忠主持，卫生部副部长王伟致悼词。悼词给予史书翰高度评价：……几十年间，史书翰同志在医疗卫生战线上先后担任过教育、行政方面的领导职务，经历抗日战争、解放战争、抗美援朝战争、社会主义革命和社会主义建设时期的斗争考验，一贯兢兢业业，埋头苦干，谦虚谨慎，艰苦朴素。他善于团结干部和广大知识分子，为革命培养了大批医务工作干部。他在担任卫生部保健局长时，十分关怀党和国家领导人的健康，工作做出了成绩。史书翰同志的逝世，是党的一个损失，是我国卫生事业的一个损失。

老年保健医学事业开创者——黄树则

黄树则，1914年出生在天津市一个职员家庭，从小生活条件不很富裕。小学时退学在家由他的父亲教他读书，一直念到了中学。黄树则聪明好学，深得父亲的喜爱和器重。在此期间，他还学习了书法，撰写并发表了一批小说及散文作品。不久，他考取了天津理工大学，由于工科专业不能引发他的学习兴趣，便在学习一年后退学，考取了北平大学医学院就读。黄树则与他的表兄梁波关系很好，在梁波那里他受到了进步思想的影响，于是在北平大学医学院读书期间，参加了“一二·九”爱国学生运动，加入了中国共产党的秘密外围组织“中华民族解放先锋队”，1939年成为中国共产党党员。在此期间，他和马旭分别担任学生会主席、副主席职务，并投身到抗战中。1937年黄树则以优异的成绩毕业，毕业后他们依然希望能够参加到抗日救国的工作中去。

1938年黄树则来到了当时的武汉国民党后方医院，为抗日工作服务。一年后，黄树则参加了八路军，并转到了八路军驻武汉办事处参加国共联合抗日。同年8月，黄树则到达革命圣地延安，在离开武汉国民党后方医院去延安之前，他以他亲身感受写了一篇题为《岳王镇没有好风景》的小说，揭露了当时国民党节节败退，不真心救国，国民党军官克扣伤兵治疗费，伤员没人管的消极腐败现象。

到达延安后，黄树则先后任八路军第二后方医院医生、八路军卫生学校内科教员。许多来自红军时期的将军都在那里接受过专业培训，学校为八路军培养出了大批的医务人员。1939年5月，黄树则任延安白求恩国际和平医院医务主任、教员，因工作成绩突出被评为“陕甘宁边区甲等劳动模范”。

在延安期间，由于黄树则同志在医学界和文学界都很有名望，不断地发表文章，有人污蔑他散布小资情调，在康生搞的整风运动中他受到了批判。那段时期他很苦闷，白天治病救人，晚上接受批判。万幸的是，他的文章被毛泽东主席看到了，是毛泽东为黄树则同志说了公道话，才结束了他那段艰难的日子。

1945年8月，黄树则出任延安白求恩国际和平医院院长。白求恩国际和平医院原为1938年11月创办的八路军军医院。1939年12月，为纪念诺尔曼·白求恩大夫以身殉职，改名为白求恩国际和平医院，院址先后驻拐峁、柳树店。苏井观、鲁之俊、黄树则先后任院长，汪东兴、刘新权先后任政委。医院分设内科、外科、小儿科、妇产科等，共有病床两百多张。刘伯承、贺龙、陈毅、徐向前、关向应、王稼祥等都曾在此住院治疗。1947年初，医院迁往华北解放区，与晋察冀边区的白求恩和平医院合并成石家庄白求恩国际和平医院。

1946 年 3 月，黄树则出任陕甘宁联防军卫生部副部长，1947 年 3 月，任第一野战军卫生部副部长，1947 年 6 月，任中共中央直属卫生处处长。

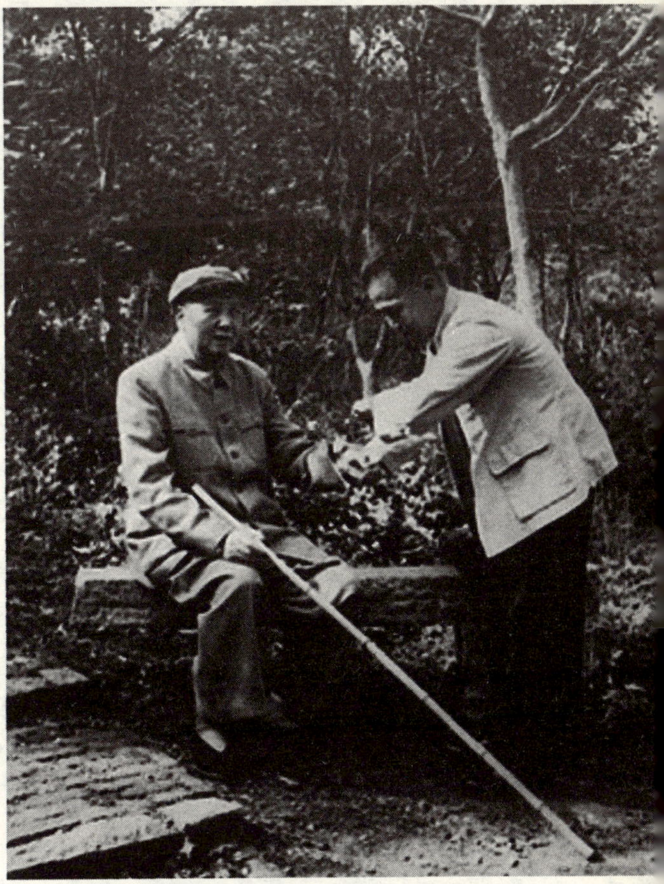

1959 年，黄树则陪同毛泽东在杭州玉皇山疗养院

由于黄树则的医学专家和作家的双重身份，他在文学创作中独特的表达方式无不透露出那特有的灵感。他在《跟随毛主席在陕北》一文中，对当时敌人占领空城延安时的描写是这样的："敌人像阿米巴变形虫似地伸出了两只假足，一只伸向东北，一只伸向正北。毛主席获悉了敌人的行动之后，伸出右手的食指弯成一个钩状，笑着说：'很好，现在我们把敌人钩住了'"。描写的是非常形象、贴切。

建国后，黄树则历任北京医院院长，总后勤部卫生部教育处处长，1952 年 6 月，任中央爱国卫生运动委员会办公室副主任，兼任人民卫生出版社主要领导，并负责中央领导的保健工作，1954 年 11 月，任卫生部保健局副局长。

1957 年 11 月 2 日早晨 8 点半，毛泽东率中国党政代表团乘坐由苏共中央派来的"图—104"专机从南苑机场起飞，赴莫斯科参加十月革命 40 周年庆祝活动，并出席各国共产党和工人党代表会议。时任国家卫生部保健局副局长的黄树则全面负责毛泽东的健康保健工作。

"文革"中，黄树则也没能躲过这场浩劫。在部级干部中他受到的批判是比较严重的。其中一个重要的原因是：他保管着中央首长原始的保健资料，属于国家绝密情报。造反派抄家时强行让他交出，而黄树则舍身保住了全部资料免遭遗失，为国家立了功。后来多亏有周恩来总理出面才幸免于难。

1967年3月24日，周总理在卫生部党组成员和四个造反派组织代表的会议上说：卫生部几个部长是我叫人从医科大学要回来到国务院休息的。钱信忠、崔义田、黄树则、张凯、贺彪等暂时在国务院写材料。卫生系统今后要约法三章，不要随便抓人了。由于有了周总理的保护，黄树则才得以安身。

1973年，黄树则终于回到了工作岗位。他长期承担着中央领导的保健工作，建立健全了医疗保健机构和干部保健制度，经常不分昼夜地组织会诊、探望病人，表现出了一位高级领导干部的高度责任感。

1982年4月，68岁的黄树则转到二线工作，担任卫生部顾问。但他仍然关心着国家卫生事业的发展，一直从事老年医学方面的工作，担任着中华医学会老年分会的主任委员和《中老年保健》杂志顾问、特邀编审等职务。除此之外，他还是中国作家协会会员、中国书法家协会会员，发

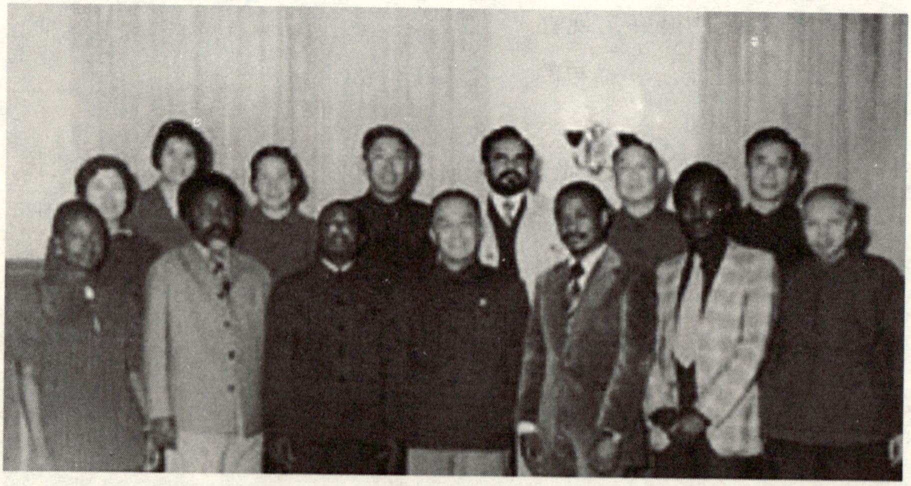

1978年，时任卫生部副部长的黄树则（中）接见参加国际针灸班的国际友人

表过多篇专著，有大量的文学作品问世，经常在《人民日报》、《光明日报》、《北京日报》等报刊发表医学科普文章；他的书法作品非常受欢迎，并被毛主席纪念堂所收藏。

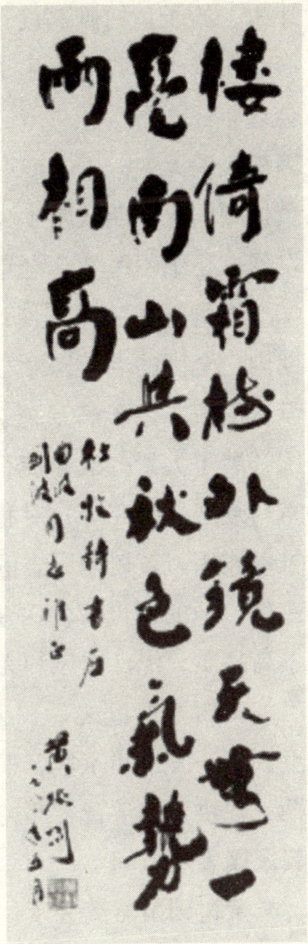

黄树则的书法作品

黄树则还是一位很有建树的作家、诗人、书法家。他的文字中寄托着他对伟人、战友和同事最质朴的情义，记录着那些年代的风雨历程。在他的作品中有怀念伟人、名人的篇章，也有记述曾与他一起战斗过的专家和国际友人。他用他的智慧、才情和对这个世界的真诚，以他固有的爱心和热情去颂扬、讴歌一个时代和站在这个时代前列的人们。黄树则除工作的交往之外，与周围多是平淡的君子之交。只有逢年过节时，他去老帅们家里礼节性地看望，平时很少有私人交往。虽然他写过一批记述军界将领的随笔，比如纪念贺龙、彭德怀等老帅的文章，但他通信最多，来往最多的还是些儒将和像丁玲、舒群这样的文学大家，而且多是作品上的来往。黄树则平时最喜欢去的是商店里卖文房四宝的地方和荣宝斋，看字帖、字画和笔墨纸砚。他最得意的是把省下来的钱买一方最好的砚或一支上好的毛笔。闲暇时，他会铺好宣纸，备好笔墨砚台，摆好了茶水和瓜子，和黄胄共同完成一幅作品。

黄树则一生著作颇丰，著有《和青年医务工作者谈修养》、《春晖寸草集》、《深藏在心中的记忆》，短篇小说《病理学的一课》、《岳王镇没有好风景》、《深藏在心中的记忆——为老一辈革命家当保健医生》等书籍；主编有《老年保健顾问》、《当代中国的卫生事业》及许多回忆文章、诗歌等。

2000 年，黄树则走完了他光辉的一生。3 月 15 日《人民日报》刊出讣告，给予黄树则高度评价：中国共产党优秀党员，久经考验的忠诚的共产主义战士，我国卫生工作的优秀领导干部，卫生部原副部长、中华医学会老年医学分会第一、二届主任委员、第三届名誉主任委员黄树则同志，因病医治无效，于2000年2月25日13点03分在北京逝世，享年86岁。黄树则同志长期从事中央领导的保健工作，非常关心我国老年医学事业的发展，是中华医学会老年医学分会的创始人之一。他十分重视中华老年医学杂志的筹建工作，使该杂志得以在1982年学会成立之初创刊。在他任期内，全国的老年医学分会纷纷成立；全国性和区域性及省内的老年医学学术交流、老年病专题学术会议、国际老年医学学术交流都很活跃；在全国开展了大量的老年流行病学调查；还开展了老年医学的基础、临床及长寿与衰老的研究等，对我国老年医学研究水平的提高与发展起到很重要的推动作用。黄树则同志的一生是革命的一生、战斗的一生，为人民服务的一生。他的逝世，使医学界失去了一位好领导、好专家。他的革命精神、崇高品质、优良作风和无私奉献精神，永远值得我们学习。

黄树则逝世之后，朱镕基、胡锦涛、李岚清、李铁映、曾庆红、万里、薄一波、邹家华、王光英、吴阶平、彭珮云、叶选平、赵朴初、习仲勋、谷牧、洪学智、邓力群等以不同方式对黄树则同志逝世表示哀悼，对其家属表示慰问。

黄树则虽然离去了，但他的思想、为人、品德、才华和他在医学界为祖国为人民做出的贡献以及他的文学思想将永远留存下来，激励后人。

神秘而特殊的群体

——新中国第一代中南海保健工作者

特殊群体的形成

中央和军队的高级领导保健工作，早在战争年代就已经出现。但由于当时的环境条件的局限，还没有形成一套完整的保健机构。在延安，只是以傅连暲为首的一批医生零散的为中央领导担任医护工作，而且大都是兼管的形式。虽然有些所谓的中央领导的专职保健医生、护士，但也都是一些中央领导个人行为。如：傅连暲的女婿和延安中央医院外科主治医生周毅胜先后担任过毛泽东的保健医生；马海德也曾兼过此职，他同时还负责中共中央政治局委员、中央军委副主席兼总政治部主任王稼祥的医疗；任玉洪也曾担任过中共五大书记的保健医生。当时新中国还没有诞生，中央高层领导的医疗保健工作就由中央军委卫生部负责。主管这方面工作的，是红军时期就担任医务领导工作的军委卫生部副部长傅连暲。

新中国成立后，中央政府进入北平，继而中共中央机关和五大书记，以及一些中央最高领导迁进了中南海。随着新中国各个机构的成立，中央成立了中央保健委员会，不久又成立了中央军委保健委员会，这两个机构实际上是一套人马，两块牌子，地点在北京城东的弓弦胡同 2 号。由党中央和中央政府的五个部门多头管理。中共中央组织部、中央军委总干部

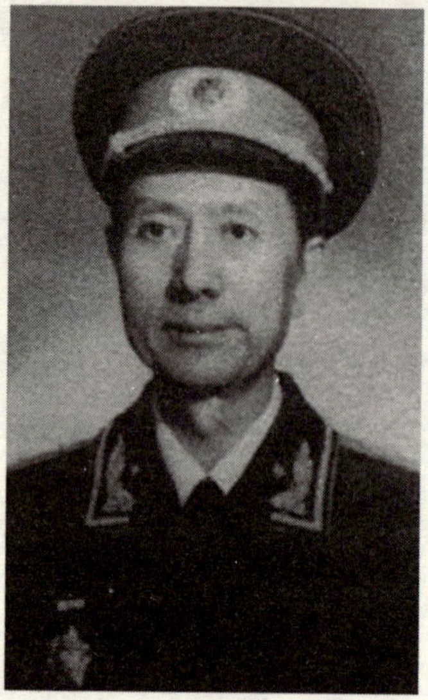
1955 年，傅连暲被授予中将军衔

部、公安部、卫生部和中共中央办公厅各出一位领导人挂名：组织部是部长安子文、中央军委总干部部是部长赖传珠、公安部是部长罗瑞卿、中央办公厅是主任杨尚昆、卫生部是副部长贺诚和傅连暲。各个部门的职责明确：组织部和中央军委总干部部负责发调令调人；公安部负责政治审查；卫生部负责提出具体要求；日常管理则由中央办公厅负责。中央保健委员会的第一任领导是傅连暲。中央保健委员会成立时，医疗保健对象总共 93 人，包括：全体中央政治局委员、中央委员；在第一届全国人大召开前的中央人民政府副主席、全国政协副主席、政务院副总理、最高人民法院院长、最高人民检察院检察长；团中央书记等。

虽然有了机构，但由于是建立初期，人员相对匮乏，除王鹤滨担任毛泽东保健医生同时还兼任其他四位书记的保健医生外，从事中央党政军领导人医疗保健工作的，就是由傅连暲亲自带领的，被外界称为“傅连暲办公室”的那么几个人，包括：何慧德、力伯畏和郑学文等。

傅连暲办公室人员日常做的工作，主要是保障党和国家领导人在健康的状态下工作，随时掌握他们的身体情况，对偶发的一般病情进行诊治。另外，就是进行常规的保健护理等。而一旦发现有什么先兆，要及时报告，协助傅连暲安排有关专家诊断或治疗。

在延安时期，是很难请到国内著名专家的。1949 年中央进入北平后，党的领导人患病可以请到一些在北平的著名专家来问诊治疗。但那时请专家和现在有着很大的不同，因为多数名医和专家是党外人士，且都在各大医院一线坐诊。那时，北平的医院还都没有接管过来，当时的北京医院还称市立北平医院，新中国成立后改名为北京医院，黄树则任院长。1950 年 2 月，毛泽东为北京医院题写了院名。1953 年 4 月，北京医院归属中央卫生部后，成为以党和国家领导人为主要医疗对象的医院。也作为中央保健工作培养人才的基地，许多保健人员都有过在北京医院工作的经历。

在这以前，请专家给中央领导人看病的大致程序是这样的：军委卫生部认可后，力伯畏、何慧德就根据这位领导人的症状，通过她们自己的亲属、朋友、老师和同学的关系，了解相关医疗专家的医术及个人情况。经过了解，确定请某位专家后，力伯畏她们就向这位专家打招呼。这种打招呼要辗转好几道，先是同学找同学，再是同学找老师，又由老师找专家，最后才能预约门诊时间，但并不告知被诊人的姓名，而且预约的时间，也是在医院下班之后，毛泽东、周恩来和李克农都曾在协和医院看过病。

1950 年 10 月 27 日中午 12 时 36 分，中共中央书记处书记任弼时与世长辞。他是新中国成立后逝世的第一位党内最高领导人。为他送葬时，毛泽东亲自扶柩，刘少奇、周恩来、朱德等为之执绋。任弼时的逝世引起了中央的高度重视，在中共中央办公厅警卫处下新设置了保健科。这个保

2010 年春，毛泽东的保健医生、秘书王鹤滨挥毫

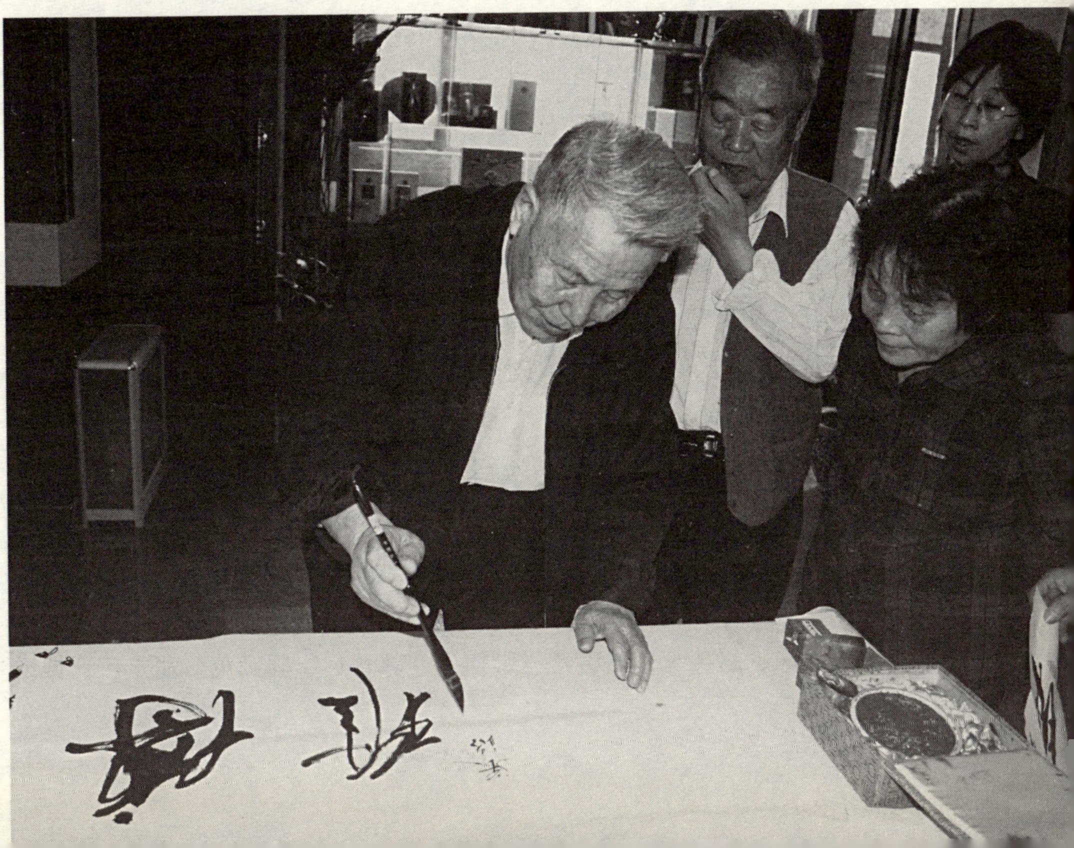

健科在业务上仍受中央保健委员会领导，由延安时期在中央从事医疗保健的徐福静任科长，王鹤滨、王力平任副科长。并为中共中央五大书记，同时还包括年事已高的林伯渠和董必武，其他的领导那时还没有配备专职的保健医生。王鹤滨担任毛泽东的保健大夫，1954 年，周泽沼接替王鹤滨；王力平担任刘少奇的保健医生，继任者是顾承敏；周恩来的保健医生是周尚珏；朱德的保健医生是翁永庆，后由顾英奇接替；徐福静任陈云同志的保健医生。此外，给董必武配了王醒医生；给林伯渠配了李天庆医生。为了更好地展开医疗保健，除了这些保健医生外，还将周瑾、杨全成、朱宝贵、郑淑云、焦纪壬、张淑明等医护人员调到保健科工作。1954 年，中央办公厅的警卫处和行政处合并为中央办公厅警卫局，保健科升格为保健处。中南海里涉及保健的事务，由汪东兴负责领导。到此时，真正形成了中南海第一代保健工作者这个群体。

作为中央保健事业的开创者，傅连暲对保健工作要求很严格。每当有新到的医务人员，他都要亲自与之谈话，把特殊纪律、保健工作的基本要求、保健对象的基本情况，都交代一遍。作为傅连暲的得力助手的何慧德与力伯畏则负责接待被选调来的医生，每一位进入中南海担任保健医生第一面见的都是她俩人。

1964 年，按照毛泽东“应该撤销专门的保健部门”的指示，中央保健局被撤销，中南海保健办公室也随之消失，在中南海的中央保健人员都离开了中南海，转到了北京医院，成立了第二保健办公室。虽然名义上是在北京医院，但这批人依然负责中南海的保健工作。

从建国初期建立的中南海保健组到 1964 年中央保健局撤销，先后有五十余位医务工作者在中南海工作过，他们是：

（以姓氏笔画为序）丁文琴、力伯畏、卜兆祥、马苏高、卞志强、王鹤滨、王敏清、王凤生、王蔼君、王星明、刘锦葵、帅云翠、朱宝贵、李天庆、李秀湘、李志绥、许奉生、许佩珉、员林爱、肖清俊、张林、邹进、陈家顺、陈藻凤、宋雅美、巫鸿坤、吴旭君、汤毓琴、项文芳、郑淑云、周尚珏、岳辉南、耿德章、顾英奇、顾承敏、倪华明、徐福静、徐涛、姚龙珠、赵芙蓉、赵夷年、姬德生、郭普远、郭勤英、翁永庆、钱贻简、曾熙媛、程美英、魏琳、魏坚、殷曼丽、韩定昌。

一个具有高素养的群体

能进入中南海为中央高层做保健工作，是每一位中南海保健工作者都引以为自豪的。他们都是经过许多方面层层的严格考察，才能进入中南海的。正如主管中央保健工作的傅连暲所说：这是一项光荣的工作……不是任何一个人都能做得了、做得好的；也不是组织上任意找个人来做；挑选你们做这项工作是组织上对你们的信任，也是党中央对你们的信任。

因为从事的是中央最高层保健这样一个特殊的工作，政治上要绝对可靠。可以说，这个群体的所有人员在政治素质上都是经得起考验的。

毛泽东的保健医生王鹤滨，从十几岁就参加了革命，并在延安时期就参与了中央的医疗保健工作；朱德的保健医生翁永庆，毕业于北京大学医学院，是新中国第一批大学毕业生。早在大学期间他就加入了中国共产党，在校园里从事地下工作；“文革”后担任中央保健局局长的王敏清，延安时期的红小鬼，是在解放战争的枪林弹雨中成长起来的优秀保健工作

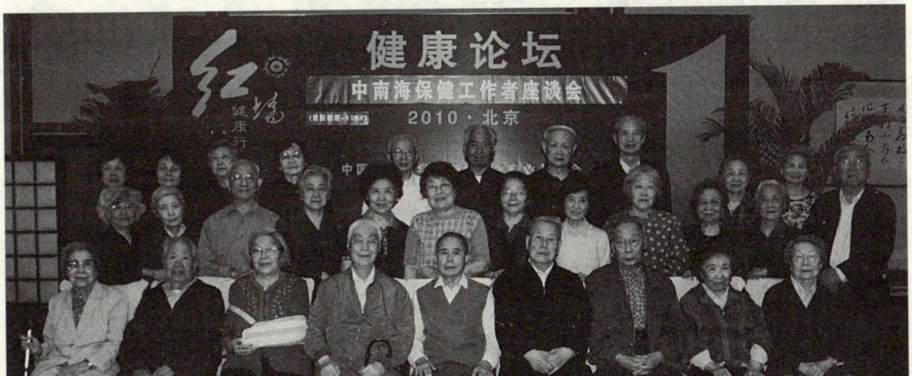

2010 年 4 月，中南海老一辈保健工作者齐聚一堂

者；周恩来的保健医生周尚珏，曾因搞学运被国民党通缉；周恩来保健护士王星明，曾经是抗美援朝战场上的一名战地护士；朱德的保健医生，后来担任卫生部副部长的顾英奇，在大学期间就是新民主主义青年团哈尔滨市委候补委员、中共哈尔滨医科大学内科学院总支委员会委员、团总支书记。而在专业业务上他们同样是当时的佼佼者。如中南海保健组主任马苏高、王敏清、顾英奇、翁永庆等都是一些知名的医学院校尖子学生，他们被当作优秀人才或留校任教，或被选送赴苏留学，或已经被知名医院接收。在没有被选调到中南海前，他们的理想都是要在医学领域有所建树，成为一名医学专家、教授。还有一些同志当时已经是知名医院的医疗骨干。如：卞志强、钱贻简等。担任护理工作的人员也都是从各个护士学校或军队中选拔出来的。并且还要在北京医院工作一两年，熟悉各科护理工作，增加临床和操作经验后才能进入中南海保健组

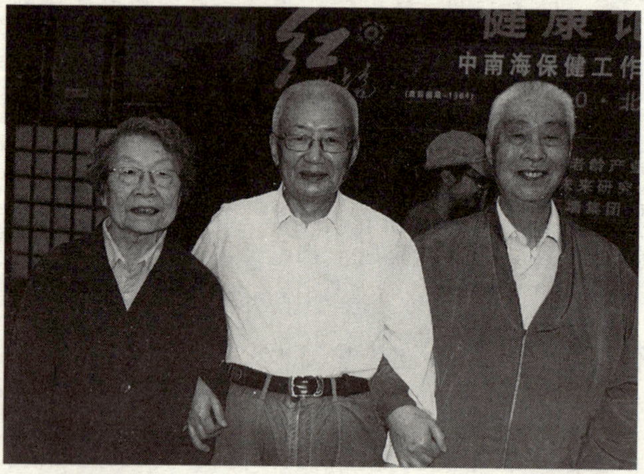

刘少奇保健医生顾承敏（左一）、朱德保健医生顾英奇（中）、翁永庆（右一）

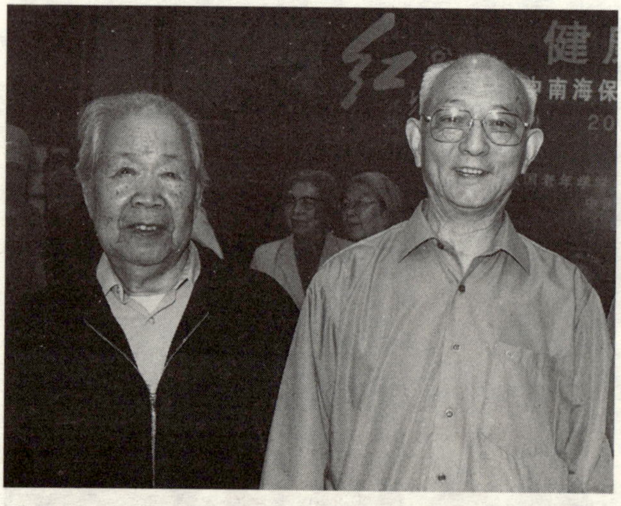

“文革”后第一任国家卫生部保健局局长王敏清（右一）、林伯渠保健医生李天庆（左一）

工作。

一个无私奉献的群体

在与许多中南海老保健医接触的过程中，每时每刻都能感觉到他们对党和国家无比的忠诚，对保健工作极强的责任感，严谨的工作作风，严于律己和忘我的敬业精神。

在中南海，保健工作的规矩和纪律严格而细致，方方面面都涉及了，甚至有许多是和医疗保健专业无关的。所有的医务人员都牢记保密守则。诸如：不该问的不问，不该说的不说，不该去的不去，不该看的不看等等。而作为当时保健工作的总负责人，傅连暲强调得最多的，就是要保守秘密。仅保守秘密这一项，就包括了一系列的“不允许”。要求担任首长医疗保健工作的医务人员，尽量不写信，更不允许在信件中提及自己的工作情况；不允许工作人员之间交流各自保健对象的情况；不允许和与工作无关的人员来往；不允许私自到保健对象家去串门；保健对象改变后，不允许私自再与原对象联系等。

所有的保健医务人员都忠实坚守着保密原则。许多保健人员的家人只知道他（她）是在从事医务工作，但具体的工作性质、服务对象等却一概不知。像保健人员随首长到外地或出国访问，家人只知道是出差，至于去哪里？与谁去？什么时间回来，这些保健人员从不透露半点消息。像朱德的保健医生顾英奇每年随朱总司令在外地调研考察，一走就是大半年的时间，最终导致婚姻解体。与顾英奇一起为朱德服务的护士郭勤英也是如此。身为

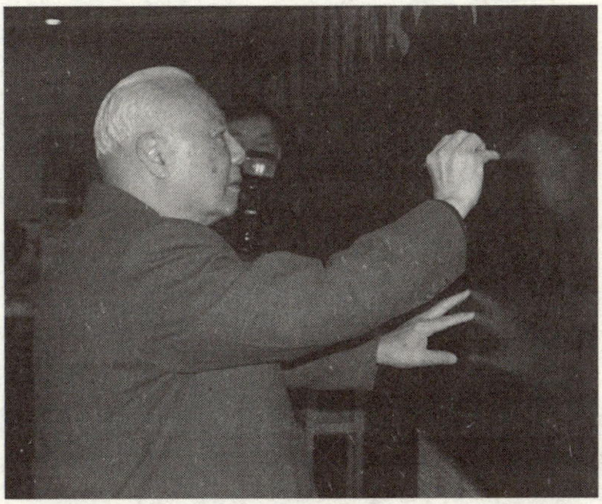

毛泽东、江青保健医生徐涛

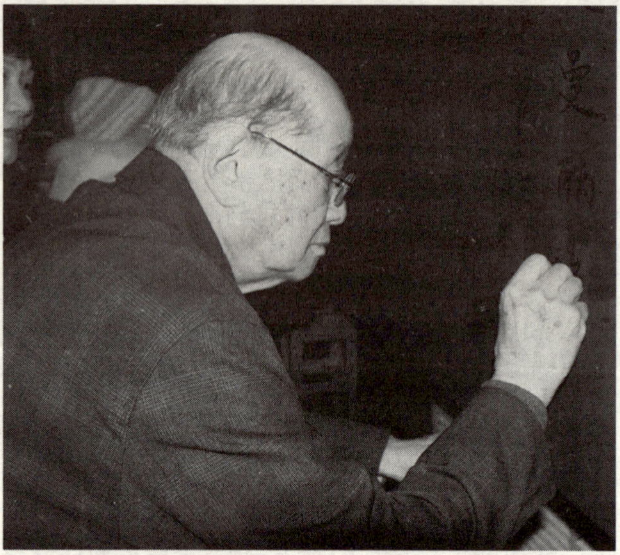
中南海保健医生钱贻简

母亲的她，不能照顾幼小的孩子，家里的一切就全交给丈夫，以至于到现在，已经做了父亲的儿子与郭勤英在感情上，也不像大多数家庭那样，母子关系非常亲近。

那时的保健人员，不仅为工作会舍弃小家，甚至会冒着付出生命的危险。在20世纪50年代初发生的“克什米尔公主号”事件前，已经登上飞机的周总理的保健医生周尚珏，如果不是周总理三次把他从飞机上叫下来，恐怕随着“克什米尔公主号”飞机在太平洋上的爆炸，他已经成为烈士了。保健人员魏坚，在随刘少奇出访前，为防不测，毅然留下了遗书后随刘少奇出访。

在早期的中央保健工作中，严格的规章制度与严谨的工作作风在这些保健人员身上体现得非常充分。服务的首长健康上一些细微变化，都会引起他（她）们的重视。在为中央首长保健过程中，所有保健人员的工作都是零失误，从没有出现过哪怕一点点小的纰漏。仅这一点，即便是当今的医务人员也是无法企及的。

作为中央最高层领导身边的工作人员，在为首长服务的过程中，老一代革命家的高尚品德也感染着他（她）们。每一位保健人员与他们服务的中央首长都结下了真挚的感情。在采访这些老保健工作者们的时候，每当回忆起首长的音容笑貌时，他（她）们都会饱含热泪，声音哽咽。

中央保健工作对目前我国中老年保健的启示

革命战争年代的战争环境、生活质量、缺医少药等因素导致中央首长的健康都有问题。新中国成立后，尽管经济状况有限、医疗资源不足，但仍然建立了国家党、政、军高级领导健康保健体系及制度，享受专职医疗保健也是工作的需要。在国外，国家元首都有专职保健医生，说明专职保健是一种普遍待遇，同时也是一种健康的需要。

中央首长保健医生的条件：业务技术强，知识面广；工作认真负责；医德医风好，有良好的品行修养；身体、政治方面的条件好，了解首长的历史，培养对首长的感情，得到首长的信任。首长保健医生的主要工作：保证首长的健康，首先要非常了解首长的性格、生活习惯及健康状况、做到有病早发现、早治疗，无病早预防；和首长及其周围人员要关系融洽，相互沟通，及时了解首长生活起居及身体情况。所谓周围人员，包括秘书、警卫员、公务员、专车司机；和家庭成员有着良好的关系，但又要有

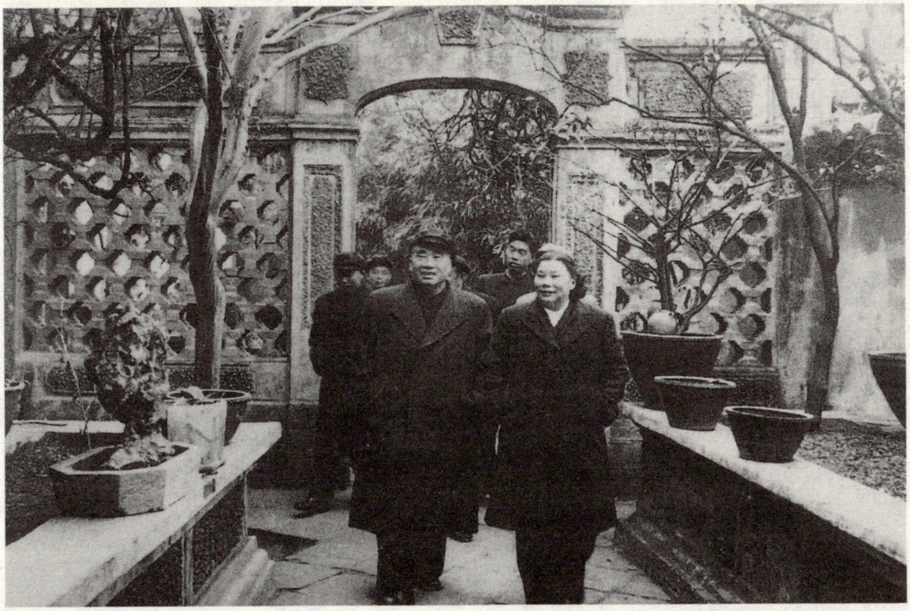

1957 年 2 月，保健医生顾英奇（左后二）随朱德回到他的昆明故居

一定分寸，自己认真工作又不卑不亢，以取得他们的配合和支持。

在保证中央首长的健康措施方面，当时的保健工作也有一套完整程序。一、健康计划从体检开始。体检是衡量自身健康状况的一把尺子。体检要高标准、高层次进行。多名专家对一名首长进行会诊或评估有其特殊的意义，主要是防止片面或疏漏，力求客观、科学，确保制定合理的健康管理计划；要全面复习首长病历，将新近检查的数据与过去的指标进行比对，以便进行动态追踪观察；体检要每年进行一次或多次，而且检查相同的项目，便于年度比较。遇有指标不正常或可疑的项目要复查，重点项目定期或不定期检查；体检一般是住院进行，而且在同一个医院，防止因检测方法不一致或检测仪器型号有别而出现误差，造成分析判断上的失误。二、体检中的问题要向首长公开、透明。从法律角度：保健对象享有知情权。保健医生有告知权；从保健角度：存在的问题需追踪复查时，能给予积极配合；从心理角度：他会认为你认真负责，对你产生信任感；从后果角度：发生预想不到的情况时，你不负有医疗或保健方面的责任；从医疗角度：及时详尽的病情记录，将体检综述、健康评估等详细情况都有文字记载，以备上级保健机构查阅、指导。三、健康计划细致、周密。制定保健计划后，请上级主检医师协助修订，尽可能完善；健康计划出台后要利用巡诊时间，与保健首长进行交流，以取得认可与配合；健康计划的实施尽可能向首长交代，让首长深刻领会“最好的保健医生是自己”的理念；健康计划同时要同警卫人员交流，以便得到他对首长的提示，甚至是督促；健康计划还要交代给家属和秘书，以便得到他们的理解和配合；健康计划还要上报有关保健部门，听取他们的指导意见。

从事保健工作的人员，要有强烈的责任感，更要有任劳任怨的精神，深刻理解职责之重大，时刻鞭策自己；宣传健康的基本知识，掌握保健首长的心态，适时调整方法；膳食干预、适度运动是最好的保健良药，有利于控制亚健康，达到保健的目的。

新中国第一位领袖保健医生

——毛泽东保健医生、秘书王鹤滨

王鹤滨，14岁参加革命，经历了战争的洗礼，在革命斗争中成长为一名医务工作者。在延安时期，他就曾为许多中央最高层首长诊治和保健。新中国成立后，他成为毛泽东的首位保健医生和秘书。他是新中国最早的留学生，在医学领域颇有建树。他多才多艺，书法、绘画屡屡获得殊荣。他是一位精神矍铄的老人，耄耋之年仍耳聪目明，步履稳健，谈笑风生。

烽火少年投身革命

王鹤滨，1924年出生在河北省保定地区安新县白洋淀东南的北冯村。当时王鹤滨的家里很穷，母亲织苇席，父亲靠给人家打长工、短工养家，虽然父亲是文盲，总感觉自己辛辛苦苦还是没吃没喝，就是吃了没有文化的亏，所以父亲不管再苦再累也一定要王鹤滨和哥哥上学，起码认识几个字，至少将来能当个学徒，总比农民生活要好得多。王鹤滨知道父母供养自己上学不容易，所以学习很努力，成绩在班里总是前一二名。

在1935年至1937年的三年里，王鹤滨的家庭非常困难，农村没吃的，自己种的麦子舍不得吃，拿去换小豆、高粱、玉米等。最困难的时候吃棉籽，小孩吃后大便拉不出来。王鹤滨上学回来到野地里挖野菜、拾柴，还到河里摸鱼虾。后来父亲穷得把家里的大门、锅都卖了，换粮食吃。

1938 年，14 岁的王鹤滨高小毕业后就参加了抗日工作，在专署做一名勤务员。王鹤滨说起年轻时也像现在的年轻人一样赶时髦。当时王鹤滨的小学老师刘亦英介绍他去抗日政府工作时，见王鹤滨是短打扮时就说：鹤滨同学你回家换件长袍来上班吧。当时在农村中，很少有穿长袍的，好像是只有书香子弟才能享有的“专用服装”。王鹤滨家里自然没有长袍，母亲便去借了一件，因王鹤滨个子太小，母亲只好把长袍的下摆折上几寸缝上。穿上长袍的王鹤滨看上去像个“小先生”，他心里也感觉自己已经脱离了农家子弟的行列。可当王鹤滨到专署上班后才发现，上到专员下到勤务员都是身着长袍，就连小学看大门、上课摇铃的校工也是一身长袍。

王鹤滨当时所在的地方是国民党统治的薄弱区域，也是日本法西斯侵占后形势最残酷的地方。随着日本鬼子扫荡，专署也转移到了雄县和任丘。当时形势十分严峻，专署缩编后，有约一多半的人员被劝回家，等形势好转再回专署。王鹤滨就和哥哥一起回到家乡。15 岁那年，王鹤滨又进入了县政府工作。先是做油印员，后来调到秘书室当书记员，主要是为领导和机关工作起草文件。此时 15 岁的王鹤滨成了一名排级干部。1940 年，王鹤滨考进华北联合大学学习，被编在教育学院，校长是成仿吾。那时王鹤滨年仅 16 岁。

1941 年，随着敌人的扫荡，斗争形势越来越残酷。王鹤滨所在学校初中部也转移到阜平、平山一带的大山里，他们在山里随农民一起生活、劳动，生活非常艰苦。

王鹤滨回忆起当时转移的情景：当时我们一个小分队要去和联大的中队会合，小分队就派我和另一个同学去与学生会主席带领的中队联系，我们趁着晚上，借着微微的月光向山里走，爬上山梁的时候遇到了中队的一位同学，就把小队带到了中队里，快中午的时候，中队长派我和另一个同学去找吃的，我们来到一个被敌人放火烧过的村子，许多房子还在冒烟，我们从火堆中找到一些玉米粒，碾碎后开始煮粥。很快，生火冒出的烟引来了敌人，放哨的同学就喊：“赶快跑，敌人来了。”刚吃了一口，我们就开始跑，敌人在后面打枪，等我们爬到山头时，看到很多华北联大的同学牺牲了。我们的中队向着山沟走去，经过几天的寻找，终于在山沟里的一个村子里找到了联大校部。天快黑的时候，校部交给了我们一个任务，去背粮食。我当时什么也没想，空着两只手，什么装备也没带就去了。到了一个村庄里，看见院里堆着一堆玉米粒，这时才想起用什么装玉米呢？好在有老同学曾来背过玉米，只见他们把裤子一脱，两个裤腿一绑，就往两个裤腿里开始装玉米。好在那时没有女同学，大家也都脱了裤子，每个同学身上都背着装满玉米的“褡裢”。回来的路上，在皎洁的月光下，只见一队清一色光着屁股的队伍在山里走。直到返回驻地后，把粮食从裤腿中倒出来，大家才穿上裤子。现在想起来当时的样子还觉得非常可乐。

到了 1941 年下半年，学校开始往靠近山西的灵寿县转移，进入 11 月份，天已经很冷了，粮食短缺，而敌人扫荡却越发疯狂，同学们在山里生活非常艰难。面对这种情况，在中队集结到一起后，指导员宣布：“华北联大现在办不下去了，同学们可以选择两个去处，一个是到军工厂当工人，一个是到白求恩医校学习。”从小就喜欢学习的王鹤滨怎么能放过这个机会，他毫不犹豫地选择了白求恩医校，为此，指导员还在会上表扬了他。

1941 年 11 月份，经过考试，王鹤滨被分到了高二级，所谓的高二级实际上相当于现在的大专班。虽然同是在高二级，同学们文化程度却参差不齐，有像王鹤滨这样小学毕业，只上了一年多一点华北联大的，也有已经是大学二年级的学生，做老师都有资格的同班同学。高二级学制是三年，学习期间非常辛苦。当时日本鬼子包围、扫荡实行三光政策，没有粮食吃，师生们就吃马料，吃黑豆、吃野菜。由于营养极度缺乏，王鹤滨患上了夜盲症。学校准备了生猪肝能治同学们的夜盲症，王鹤滨就领来猪肝片生吃。还别说，这方法还真灵验，王鹤滨的夜盲症还真就治好了。那时期，艰苦的环境还让王鹤滨得了疟疾，治疗疟疾要静脉注射，学校的医疗室把水烧开了，倒在碗里，把奎宁放进去一晃，待奎宁溶解后，就成了注射剂，校医用针抽进溶液，然后注射，治好了王鹤滨的疟疾。王鹤滨现在回想起来，当时的医疗条件真是很差。

王鹤滨进入白求恩医校时，白求恩大夫已经牺牲了，柯棣华医生还在。王鹤滨还记得，柯棣华的中国话学得很快，1942年“三八”节时，柯棣华讲话，他总是把“妇女”发音成“妇牛”，说：“中国有两种‘妇牛’，一种是小脚‘妇牛’，一种是大脚‘妇牛’。大脚‘妇牛’就代表解放的‘妇牛’”。后来，男同志见了女同志就开玩笑：“‘妇牛’来了”。

当时白求恩医校的教师都是非常优秀的教师。殷希彭副校长教病理解剖，他是留日的医学博士；张文奇是留日眼科医学博士。在医校的教师中有很多是俘虏的日本军队中的医生和国民党的医生。2009年国庆60周年时，在人民大会堂举行的“万岁筵”上，王鹤滨还遇到了他在白求恩医校时的老师康克，老先生已经106岁高龄了。

1942年7月，王鹤滨加入了中国共产党，那也是党最困难的时候。1943年“三八”期间，组织上决定医校大部分同学迁往延安去。当时延安有的地区是解放区，有的还不是。王鹤滨和同学们翻山越岭，穿过平型关封锁线，经过了同蒲路国统区，渡黄河，经历了很多困难，路上一共走了3个月，到达延安已经是7月份了。经过解放区岢岚县时，在城门口受到了当地人民的热烈欢迎，人们吹打着乐器，一边唱一边跳，非常热闹。从参加革命后，王鹤滨还从来没经历过这样的场面。

由于路上的艰苦和疲劳，王鹤滨到达绥德后出现了神志恍惚的现象，进而导致突然昏迷，医生看过后也没有查出是什么病，只好给他注射了一针吗啡。在昏迷了两天后的第三天，王鹤滨终于苏醒过来，他这条命算是保住了。在绥德，王鹤滨参加了第一次考试，到延安后又考了一次，王鹤滨勉强通过，进入延安中国医科大学学习。

初次见到毛主席

1943年9月，毛泽东来到延安中国医科大学的驻地，在医大礼堂为全体师生作了一场极其生动的报告。听说毛主席来做报告，王鹤滨和同学们都非常兴奋。当时王鹤滨就坐在毛主席演讲的书桌旁，王鹤滨几乎伸手就能触到桌腿。毛泽东那伟岸的身躯，宽阔的前额和深邃的目光，让年轻的王鹤滨印象深刻。尤其是毛泽东身穿与普通战士一样的褪了色的灰色军装，更是让他至今难以忘怀。当时毛泽东所穿的军裤的左右膝部，各有一块长方形用灰色旧布补的大补丁，补丁虽然也是灰色的，但明显要比裤腿新一些。而随来的卫士也穿着同样的灰军装，腰间束了一根不宽的皮带，小腿上打着绑腿，但军装上却看不到一块补丁。

毛主席所做的报告，深入浅出，风趣幽默，讲小米加步枪战胜敌人的飞机大炮。那次讲话对王鹤滨思想提高起到了关键作用，让他明白了许多道理。

从1943年到1946年的初冬，王鹤滨都是在延安度过的。他们烧过炭，搞过生产，还参加了整风运动。1945年王鹤滨进入附属医院实习,5月份，校长和副校长就派王鹤滨给叶剑英看过眼疾。1945年8月日本宣布投降，王鹤滨和同学们就准备下山了，军委卫生部的戴正华科长调王鹤滨和另一个同学到军委卫生部当科员，因为军委卫生部和中央门诊部同在一处，而且当时中央门诊部没有一名眼科医生，因此王鹤滨还兼任了中央门诊部的眼科和耳鼻咽喉科医生。

在延安期间，傅连暲副部长就带着王鹤滨给毛主席检查过眼睛；为徐向前治过眼病；傅连暲带他去保健过关向应、蔡畅等领导人。在这个时期，王鹤滨的工作开始与保健工作有了联系。后来成立了中央门诊部，王鹤滨就留在了中央门诊部。解放战争中，中央门诊部随中央机关撤退，先撤到瓦窑堡，后又撤到山西临县的三交镇，中央门诊部也称三交门诊部。那时的中央分三部分，前委、工委、后委。王鹤滨所在的中央门诊部在后委，以叶剑英为主，还有杨尚昆等领导。在中央门诊部王鹤滨还当过指导员。

1946年的夏天，傅连暲带王鹤滨专程去枣园，看望任弼时同志。当他们爬上沟的北坡时，看到了一排向阳的土窑洞，紧靠着羊肠小道的西侧，有矮土墙相隔的两个窑洞，这便是任弼时同志住宿和办公的地方。当任弼时的夫人陈琮瑛看到傅连暲与一个年轻人走进院子，便从靠东侧的窑洞走出来，站在窑洞口和他们打招呼：“你二位进窑洞坐坐吧，弼时同志不在家。”傅连暲听后，微微地笑着说：“琮瑛同志，我们不去了。”便告辞了。此时的王鹤滨才知道任弼时与毛泽东住邻居。西侧土墙小院的三孔窑洞住的就是毛主席。

中央门诊部在进入北平城后改叫香山门诊部，主任王晖毕业于燕京大学，是著名文学家周而复的夫人，支书兼副主任是邓子华（是位红军干部）。这时，王鹤滨才知道爱人叶阿莉已先于他在此。不久，邓子华回了他的家乡江西，王鹤滨接任了支部书记兼门诊部副主任。

出任主席的保健医生

1949年8月，王鹤滨奉命到毛主席身边做保健医生。去前，傅连暲副部长语重心长地对他交代任务说："鹤滨同志，派你去给毛主席做保健医师，责任重大，出不得半点差错。工作中不能粗枝大叶，遇到问题要和我多联系、商量。目前，担任中央首长医疗保健工作的同志还很少，你还得兼管其他几位书记的保健工作，以后再配人员。"因此王鹤滨那时同时还兼任其他四位书记的医生。任弼时同志去世后，中央每个书记都派了一个保健医生，同时还包括年事已高的林伯渠和董必武也派了专职医生，其他的领导那时还没有配备专职的保健医生。

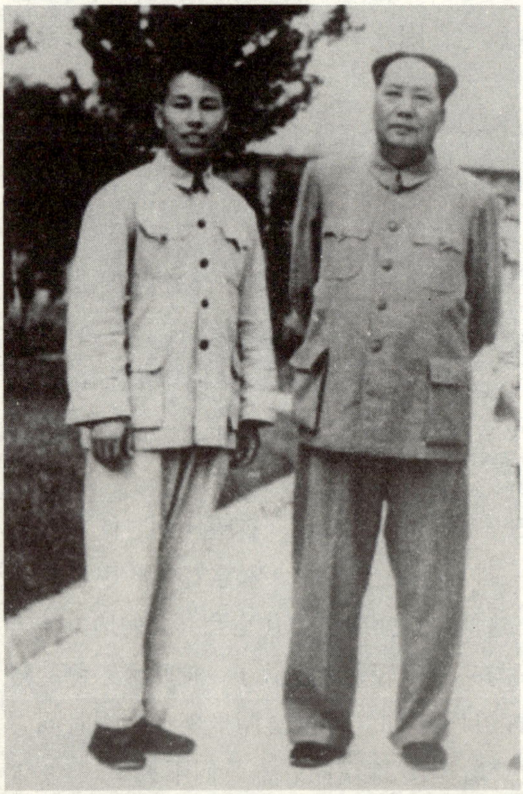

建国初期，王鹤滨陪毛泽东散步时的合影

来到毛主席身边工作以后，王鹤滨兼任他的行政秘书，并兼一组组长。由于保密等原因，中共中

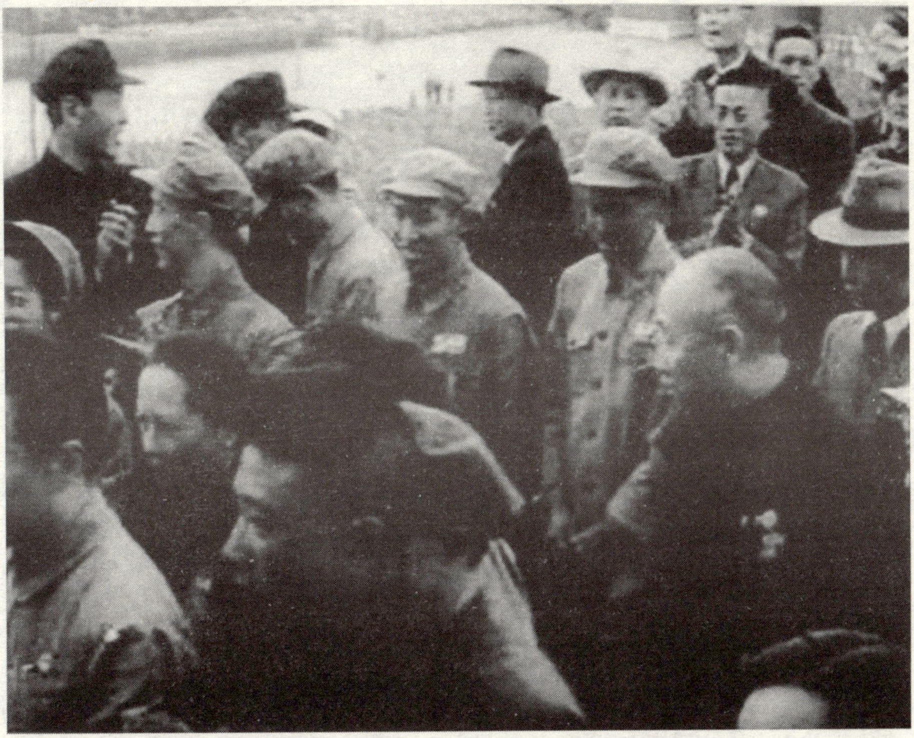

在开国大典上，参加观礼的各界人士正步入天安门观礼台（左三为宋庆龄，右二为董必武，中间穿军装者为王鹤滨）

央五大书记身边的工作人员都有一个群体，这个群体被统称为组。一组是毛主席；二组是刘少奇；三组是周恩来；四组是朱德；五组是任弼时，以后是陈云。

一组成员包括内勤副卫士长李银桥，卫士张宝全、赵鹤桐、马武义、李家骥、张仙明和李连城；外勤有副卫士长孙勇、卫士王振海、李德华、柴芳和（负责烧锅炉）。

医务人员有：医生王鹤滨、护士朱宝贵；负责江青的医务人员，医生徐涛和护士高云清。

服务人员包括：专职司机周西林、管理员安克兴、摄影侯波和吕厚民、厨师廖炳福和侯贵友、理发师王惠。

王鹤滨是一组组长，兼任行政秘书（中央办公厅任命）。王鹤滨那时技术级别很高，为一等二级，相当于现在的二级教授，公安部任命王鹤滨为检验室主任。

红墙大院——中南海

被红墙围起来的中南海，是毛泽东进驻北平后的主要居住和办公的地点。毛泽东居住在中南海的一所普通的四合院内。与他相邻的是中共中央、政务院（后改为国务院）、中国人民解放军的重要机构和众多的高层领导。这些领导人与普通的工作、警卫人员一样，过着供给制的生活。

在中南海的红墙大院内，主要建筑集中在南海的北岸或者说是中海西岸的联合海岸。中南海的南门是新华门，是建国初期中央人民政府的大门。进入此门，隔海相望首先看到的是丰泽园大门。从丰泽园大门进去，再穿过垂华门，迎面就是颐年堂了。

从丰泽园门前经过，向东走百十多米便是勤政殿，大门向南开着，直对着瀛台，瀛台曾是慈禧囚禁光绪的地方。走进大门是一个院落。建国初期，这里在夏季曾做过露天舞场，每周六的晚上都在此举行交谊舞会，毛泽东、朱德、刘少奇、周恩来都在这里跳过舞。院子的西侧是一排四间房子，南侧一间王鹤滨曾经住过，北侧一间曾是摄影师侯波和他的爱人徐肖冰的宿舍。穿过这个院子是勤政殿的第二个大门，进去就是勤政殿的主建筑了。高而宽长的过厅，铺着红地毯，两侧立着一些大的玻璃立橱，里面陈列着古瓷器和古铜器；过厅的尽头是大厅，这里是外国驻华大使呈递国书的地方；过厅两侧有些较小的厅，是可供几十人开会的会议室。

从勤政殿向东是政事堂，是当时的警卫处（后改为局）驻地。其中的空房子用来接待兄弟党来宾，越南共产党主席胡志明曾住过。过了政事堂再向东，一南一北有两座小石桥，桥下南海与中海相通。经过南侧的小桥就是“流水音”和“东八所”，后者是中央办公厅行政处和警卫处的一些科室驻地。

丰泽园大红门的西侧便是“静谷”，王鹤滨进入中南海做毛泽东保健医生第一年就住在这里。

菊香书屋

菊香书屋是丰泽园内稍东侧靠南的一所四合院的名称。这里最早住过林伯渠，后来他让给了周恩来。毛泽东进入中南海时，周恩来又把它让出来供主席居住和办公。

菊香书屋是一所典型的四合院，具有明、清建筑风格的院子四周都是五开间。匀称和谐的空间序列，使人产生方正、庄严、稳定的感觉。灰瓦卷棚硬山顶，飞檐翘角，若飞鸿腾空，彩凤翱翔。每年夏秋季节，毛泽东总是在院内的苍柏树旁，坐在藤椅之上，手持一册书卷。菊香书屋的环境正适合读书成“癖”的毛泽东。王鹤滨在主席身边的数年里，这里的代号是“一组”，既是指这所院落，也指在毛泽东身边工作的人员。

菊香书屋的北方有五间，中间一间是过厅，大门上悬挂一块木质牌

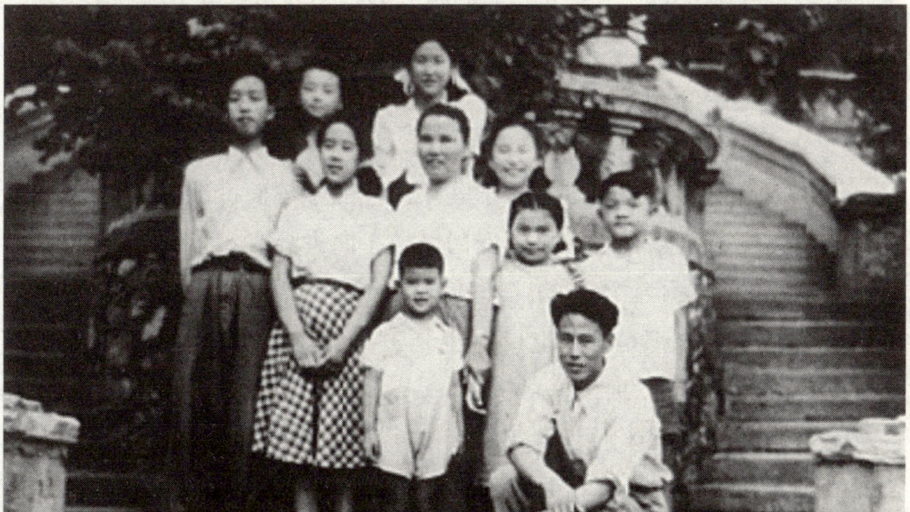

王鹤滨（蹲者）与毛泽东的两个女儿，李云霞和她的儿子，毛泽东的侄儿，叶子龙的两个女儿，诗人马凡驼的两个儿子在香山别墅.

匾，上书“紫云轩”三个大字。东侧两间通间就是毛泽东的起居室。毛泽东在进入中南海后，直到“文革”前，大部分时间都是在“紫云轩”度过的。所以后来连同这座院落被定为了毛泽东故居。

王鹤滨在毛泽东身边工作期间，毛泽东也曾在万寿路的新六所或玉泉山居住过，但都是暂时性的，而且住的时间很短。他更喜欢住在“紫云轩”，因为有家的感觉。因此，王鹤滨曾称毛泽东为“紫云轩主人”。菊香书屋的东厢房，毛泽东的办公室占据了北侧的三间。东厢房中间一间是过厅，是毛泽东用餐的地方，也用来招待国内客人用餐。

菊香书屋的南厢房名为“松寿斋”，它的主人是江青。东厢房的南院是“云山画”，那里是毛泽东子女们的集体宿舍，住着毛泽东的女儿李敏、李讷，儿媳刘思齐、侄子毛远新和江青的姐姐李云露及其儿子王博文。因为孩子们上学都是住校，但只要孩子们一回来，“云山画”就是整个“菊香书屋”大院里最活跃的地方，总是唧唧喳喳笑个不停。经常来“云山画”的小客人是叶子龙的两个女儿，大的叫燕燕，小的叫丽娅（利亚）。

本色毛泽东

开国大典前夕，毛泽东新做了一双褐色的牛皮面、软橡胶底的皮鞋。毛泽东就是穿着这双鞋登上了天安门城楼，向世界宣布了新中国的诞生。之后，这双鞋就成了毛泽东的“礼鞋”了。有什么重要的会议、会见和外交场合，他老人家都是穿着它。这也是王鹤滨在主席身边的四年多时间中，所见到的毛泽东的唯一一双皮鞋。

一次，毛泽东起床后，准备去接见外宾，王鹤滨走进他的起居室时，只见副卫士长李银桥正蹲在毛泽东的床铺前，手持猪鬃刷子，认真地刷着主席的“礼鞋”。听到王鹤滨的脚步声，他抬起头向王鹤滨说：“王秘书，你来看看。”看到李银桥严肃的表情和庄重的语气，王鹤滨感觉到像是有什么重要的事情，就紧走两步来到李银桥面前，弯下腰问他：“怎么了？”听王鹤滨这么一问，李银桥把他正在擦的一只皮鞋送到王鹤滨的眼前，激动地说：“你看看，毛主席这双鞋穿了多久啦！都穿成什么样了。”他又翻过鞋，指着鞋后跟:“都磨成什么样子啦!”王鹤滨在李银桥面前蹲下，仔细查看。只见皮鞋的前脸上已经出现了许多的折纹，鞋帮内侧靠近后跟处有铜钱大小的面积已经磨的褪了色。李银桥擦了两次鞋油，也染不深褪色的部位。再看鞋后跟的外侧，已经磨掉了差不多一公分；因为是软胶底，根本没有办法用鞋钉补。穿着这样的鞋走路，一定是非常别扭的。那另一只的状况不看也知道是个什么样子了。

李银桥一边擦鞋，一边对王鹤滨说:“我说给他老人家做双新的吧，可主席总是说:‘还能穿嘛!’”接着他把自己的右脚伸到王鹤滨的面前，感慨地说:“主席的皮鞋可比咱们的旧多啦。”

王鹤滨看了看李银桥的皮鞋。那是一双黑色的包头皮鞋，擦得锃亮，连紫云轩南窗的影子都映在上面。再看主席的那双皮鞋，简直有天壤之别。

见王鹤滨没有什么表示，李银桥加重了语气:“党和国家的主席啊!”从李银桥的表情和语调里，王鹤滨明白了李银桥对他这个“甩手”组长和秘书有意见了。那意思是说:“我们让毛主席穿这样的皮鞋，不失职吗?这样的皮鞋穿在党和国家主席的脚上，不有损身份吗？作为管理主席行政事项的秘书怎么不去劝劝主席做双新的皮鞋呢。”

王鹤滨的眼睛一直盯着那双“礼鞋”，这双鞋给他印象太深了。因为毛泽东曾对王鹤滨说过:“这双鞋穿起来很舒服，虽然旧了，但我很喜欢它。”是，毛泽东很喜欢这双鞋。穿着方便，脱也容易，鞋脸上的鞋带松松地系着，脚一伸就可以穿上，轻轻一甩便可脱掉。正是知道毛泽东想法，王鹤滨没对李银桥的话表态，也没有劝说毛主席做双新皮鞋。

王鹤滨说到主席的这双鞋，直到现在，仿佛那双褐色的旧皮鞋就在他的眼前，那鞋帮上的折纹、褪色的皮面和磨薄的鞋跟都清晰可见。他还为主席的“礼鞋”赋词一首：

《仙吕 · 一半儿》

主席礼屐老像生，可见鞋儿损不轻。春去秋来又一冬，鞋已旧，一半儿磨损，一半儿倾。

1952年深秋，王鹤滨随毛泽东视察黄河即将结束时，登上了邙山。

也许是登山步行有些疲倦，毛泽东就在邙山的一堵土坎上席地而坐，与在田间劳动的农民没有区别。

拒绝特殊的毛泽东

20世纪50年代初，有关领导考虑毛泽东的居室“紫云轩”和办公室光线不足，不利于工作和健康，就想改造一下，但毛泽东始终不同意改建中南海的建筑物。现在看来毛泽东那时就有保护古建筑的意识了。可后来行政部门还是改建了“紫云轩”。那是在毛泽东一次外出工作期间，由于时间比较长，有关部门在没有请示毛泽东的情况下（怕请示后不同意），自作主张改建了毛泽东的起居室和春藕斋。虽然没有大的破坏，也基本保持了原貌，但毛泽东回来后发现木已成舟，非常气愤，他一怒之下搬出了“紫云轩”，住进了游泳池。毛泽东所住的是游泳池的附属房间，那是他更衣和休息的房间。虽然不便于生活和工作，可毛泽东一住就是几年。

虽然住在游泳池有些不便，但却便利了毛泽东游泳锻炼身体，对舒缓疲劳，增强脑力也有许多帮助。几年后，毛泽东的怒气逐渐消减，才回到“紫云轩”居住，直到逝世。

毛泽东曾在玉泉山的一所房子住过。当时为了毛泽东锻炼身体的需要，在他的住室旁，未经他的同意，建了一个游泳池。毛泽东知道后，感觉把他特殊化了，因为住在玉泉山的其他书记的住处并没有游泳池。毛泽东的抗议方法与“紫云轩”时如出一辙，离开了玉泉山。

不知道毛泽东的生日

毛泽东的饮食习惯带有浓重的湖南农民和陕北农民的特点。

1952年12月26日，主席醒来后，吩咐值班卫士把王鹤滨叫来陪他吃饭。与往日一样，餐桌上已经摆好了几碟小菜，那是每餐都必不可少的酱菜、辣椒、腐乳，还有一碟酱牛肉，这些都是厨师老廖按照湖南口味制作的。可唯独缺少了每餐必备的米饭和炒菜。取代的是餐桌中央放着一个小搪瓷盆，里面盛的是热气腾腾的面条汤，桌子两旁还各放了高脚酒杯，里面已经斟好了多半盅葡萄酒。因为平时主席的主食都是米饭，今天面条成了主食，这种情况王鹤滨还是第一次遇到，当时王鹤滨还纳闷：怎么主席要换换口味。

毛泽东从起居室来到大厅，照例用手势招呼王鹤滨坐在他的一旁。王鹤滨刚一落座，主席就举起酒杯，愉快地说："王医生，来，干杯。今天是我的生日。"主席微笑着把酒杯伸过来与王鹤滨碰杯。

王鹤滨震动了一下，急忙站起来，双手举起酒杯与主席碰杯。由于激动，王鹤滨的手微微颤动了两下，险些把酒溢出杯口。

"祝主席身体健康长寿。"王鹤滨说完，把杯中的葡萄酒一饮而尽。

其实也难怪王鹤滨不知道主席的生日。那时王鹤滨在主席身边工作已经三年多了，从没见过主席有任何的祝寿活动。

主席喝了一口酒，幽默地说："王医生，咱们不祝寿，但可以吃汤面的，是吧。"说完就把王鹤滨面前的小瓷碗拿了过去，要给王鹤滨盛面。王鹤滨急忙站起身，接过主席手中的碗和勺子，先为主席恭恭敬敬地盛上面条，然后才为自己盛上。

主席边吃边风趣地对王鹤滨说："做寿是不会使人长寿的，对吧。"接着又微笑着补充道："人活百岁就不得了喽，哪里有什么万岁呀。"这大概是在国庆群众游行时，他听到人们自发地喊出"毛主席万岁"后发出的感慨吧。

"人的正常寿命应该在一百岁，或者更长一点。"王鹤滨答道。

"是吧，人是不能活到万岁的。"主席肯定了王鹤滨的说法。

王鹤滨边吃面，边在心中默默地祝福他老人家健康长寿。那一年毛泽东59岁。

毛泽东对祝寿也有自己的观点。叶子龙曾就兄弟党和外国首脑发来的祝寿电报向主席请示。主席明确指示道："收下吧，都不见报。如果人家问，为什么没有在报纸上发表他们的电文，就说这是我们国家的习惯……"

夕餐菊英

1950年深秋，王鹤滨陪主席吃晚饭，对主席来说应该算是早餐。

餐桌中央放着一个火锅，木炭已经将火锅中的水烧的滚沸。而吸引王鹤滨的是，桌上的各种蔬菜中竟然有一盘洁白如雪的长长的菊花瓣，这对王鹤滨这个北方佬来讲真是新奇。他暗想：菊花瓣也能吃吗?

主席见王鹤滨像孩子一样盯着菊花瓣，就对他说：

“王医生吃吃看，咱们不赏菊啦，来吃它吧。”

王鹤滨夹起一箸花瓣，在沸水中一蘸，花瓣立刻就软了，放到嘴里嫩而爽口，清香中略带着甜中有苦的菊香药味。

“王医生，怎么样，还可以吧。咱们的老祖宗在很早以前就知道吃菊花了。”主席边说边把涮过的菊花放在嘴里细细品味。

“王医生你知道屈原吧，他就是‘朝饮木兰之坠露兮，夕餐秋菊之落英’，那个时代吃菊花，大概寓意着高洁、清贫之举。我们也来个夕餐菊英；这花瓣是工人同志们从栽培的菊花上特意采下来的，咱们也来个清贫之举。”说完，主席又夹起菊花浸入沸汤中……

毛泽东的酽茶

中国是茶饮之邦，人人都喜欢饮茶，毛泽东也是如此，尤其是酽茶。王鹤滨来到主席身边工作后，看到主席为了提高脑力劳动的效能，经常喝很浓的龙井茶。毛泽东的茶杯中（瓷缸子带盖），三分之二是茶叶。看到这种情况，作为主席的保健医生王鹤滨也有些担心，于是他查阅了许多资料来印证大量饮茶是否有损健康。一份美国的医学资料统计显示，过多饮用咖啡可使心脑血管疾病发病率增加；而大量饮茶则未见此种现象。而且王鹤滨认为，饮茶的习惯同时可以摄入较多的水分，这对毛泽东的健康是非常有益的。

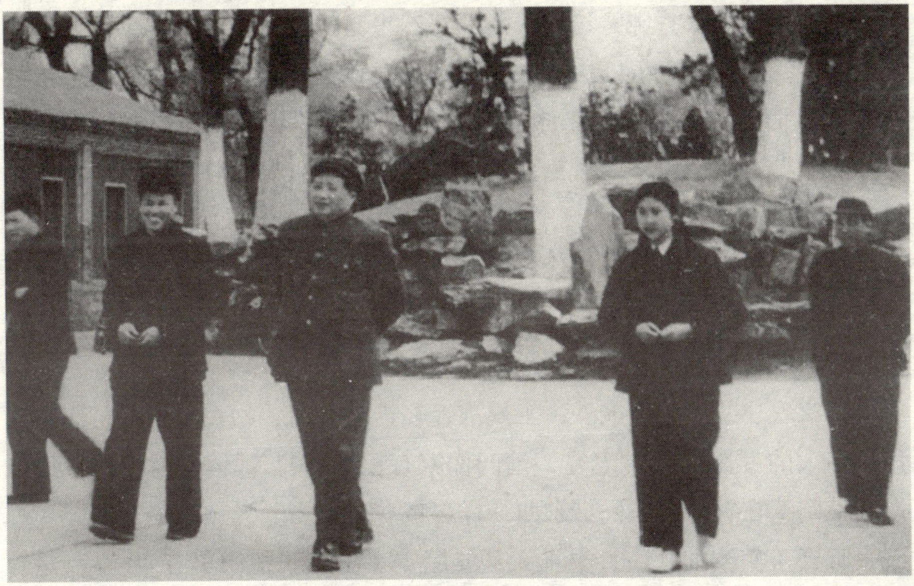

1953 年 3 月 1 日，陪同毛泽东在中南海散步（左二为王鹤滨）

吃粗粮的毛泽东

1951 年秋天，正是新稻米进仓的时候。一天，主席进餐时用筷子指着碗中的白米饭对王鹤滨说：“王医生，不要老是给我吃细米饭呀，搞点粗米来做饭吃吗。”说罢，用眼睛瞄着王鹤滨。见王鹤滨没有立即回答，主席又说：

“从你们医生的观点来说，粗大米不是更富有营养吗？是吧？”

王鹤滨未加思索地便从医学的营养卫生的角度回答道：“是的主席，粗大米中含维生素乙的量最丰富。”其实还有一个好处王鹤滨没有说。因为粗大米中含有大量的内皮，有利于通便，对长时间从事脑力劳动的主席是大有好处的。

听到王鹤滨这样回答，主席便用命令的口气对王鹤滨说：“那好嘛，你给我搞些粗米来吃嘛。”

这可难坏了王鹤滨。机关里没有粗大米，城里的粮食供应点也没有粗大米，这可上哪去找呢？这时王鹤滨忽然想起住在香山时，看到玉泉山一带有不少稻田。王鹤滨随主席去双清别墅时就曾看到过秋风吹起的金黄色的稻浪。而且据说京西的稻米还小有名气呢，可与天津的小站稻米相媲美。想到此，王鹤滨决定去京西的产稻区，位于玉泉山脚下的一个村庄碰碰运气。

这是一个不大的郊区村庄，就在玉泉山附近的东北侧。王鹤滨来到村庄后，就一家一家挨门挨户打听谁家有粗米，功夫不负有心人，王鹤滨终于在一家农户看到了希望。

这家农户的大门虚掩着，王鹤滨轻轻推开大门，站在院子里，向着北房用不大的声音喊道："老乡，请问你家有粗米吗？"那情景就像抗日战争期间王鹤滨在农村向农民借东西一样，喊着"老乡"。

听到王鹤滨的呼声，男主人从北屋走了出来。他约莫有40岁，穿着黑色的秋装，短夹上衣，长筒裤，连鞋和布腰带都是黑的。见到王鹤滨的到来，男主人笑着说："要什么粗大米呀，你怎么没去粮店看看。"

"粮店没有，我要的是碾得很粗的大米，只要刚刚褪下来外壳就行。"王鹤滨向男主人说明所要大米的规格。

"你真找的巧，我家还真的碾了点粗大米。"男主人笑着说。

王鹤滨听到他的话，真是喜出望外，终于找到了粗米。他用近于乞求的口吻说："卖给我一些行吗？要不，我用细大米换你的粗大米也行。"

男主人见王鹤滨着急的样子，不解地说："这粗大米是我们留着自己吃的，你要买这粗大米干什么？你们吃得下去吗？"

"你们吃得下，我们也能吃得下，咱们不都是一样的嘛。"王鹤滨一面与男主人拉近乎，一面在想：老乡呀，你还不知道这粗大米买回去是给谁个吃的呢。

"请你拿点你们家的粗大米给我看，行吗？"王鹤滨担心不是他想要的那种粗米，想先验验"货色"。

男主人从屋里捧出一捧粗大米，伸到王鹤滨面前："就是这样的粗大米，你看看吧。"王鹤滨把头凑过去仔细查看。见这大米米粒很大，个个完整，没有碎米，甚至连缺尖少角的都没有，个个米粒带着胚芽，还粘着内皮（细糠）。这米加工的真够巧的，不能再粗了。

“行、行。太好了。”此时的王鹤滨只怕老乡不卖，自己完不成任务。连声说“行”道“好”。

最后，王鹤滨按细米市场的价格买了下来，整整买了一大袋粗米。

回到中南海，王鹤滨向主席汇报：“主席，粗大米买回来了，是玉泉山附近产的。”

听到王鹤滨把米买了回来，主席也很高兴：“那很好，今天就给我做来吃。”

王鹤滨把粗米扛到厨房，交给了厨师老廖，并叮嘱他马上给主席用这粗米做饭。

饭蒸好了，可廖师傅却没让卫士马上端走，而是把王鹤滨叫到厨房。他操着浓重的湖南口音，指着刚蒸好的一碗米饭说：

“王秘书，你看看，这是啥子米哟，不成个饭样子。”

王鹤滨一看那饭是一粒一粒的合拢不起来，并且饭里带着稀汤。倒像王鹤滨在北方农村吃过的用大麦粒做成的饭。从廖师傅那愁眉苦脸的样子不难看出，他是担心这样的饭主席如果不喜欢吃，那他厨师的脸可丢大了。

见老廖着急的样子，王鹤滨安慰他道：“廖师傅，这是主席指示要做的粗米饭，你就把饭送过去吧。”王鹤滨虽然嘴上是那么说，可心里也在犯嘀咕：主席是不是真的喜欢它呢。于是王鹤滨就留在菊香书屋，生怕主席这顿饭吃不舒服。直到值班卫士把碗筷撤回值班室后，王鹤滨走到主席身边，试探着问道：

“主席，粗米饭好吃吗？”

主席微笑着说：“很好嘛。”

此后的一段时间，主席几乎天天吃这样的粗米饭。

赶上了周总理的生日

在王鹤滨最初进入中南海的日子里，等于是住在中南海里的中共中央几位书记的保健大夫。在为这几位党的领袖服务的过程中，王鹤滨留下了许多有意思而难忘的记忆。

王鹤滨第一次为周总理看病，是刚进中南海不久。那天，傅连暲带着金茂岳和王鹤滨一起给周恩来检查身体。周总理那时经常流少量鼻血，这虽然不是什么很大很痛苦的毛病，但天长日久总是一种折磨，他也没有更有效的办法，就用盐水棉棒擦洗的方法，来减轻这种折磨。经过检查，王鹤滨发现周总理鼻中膈左侧的黏膜上，有麦粒大小的浅表性溃疡面。王鹤滨把自己检查到的情况，向周总理、傅连暲和金茂岳讲了，周总理问："如何治疗呢？""可以用硝酸银轻轻地腐蚀一下，以促进溃疡面的愈合。"王鹤滨认为处理并不难。周恩来听后，带着微笑表态说："那好啊！就试试看吧！"可金茂岳当即表示反对："不行！不要把鼻中膈腐蚀穿了！"王鹤滨觉得金茂岳是妇科专家，这方面的治疗可能没有经验，但他是位老大夫，革命的资历也深，王鹤滨觉得不好与他争论。傅连暲没有表态，这等于是把王鹤滨的治疗方法否定了。许多年后，王鹤滨回想此事时说，如果他那时就达到后来具备的业务水平，一剂中药便可以把这点小病治好，就不会提出让两位医学前辈担心的方法了，也可使周恩来一生免除受此小病的拖累了。

那个时候的保健大夫，除了照顾自己的保健对象外，也要连带照顾保健对象的家人，因此王鹤滨到西花厅不光是探望周恩来，同时也照看处在更年期的邓颖超，落实医疗专家们为她制定的医疗方案。

一次，当他到西花厅时，邓颖超一见面就说："鹤滨同志，听说你的父母来北京了，这是 50 元钱，送给你的父母。也算是我做了点群众工作。"王鹤滨听了很纳闷，因为自己并未向什么人透露过父母来京的消息啊。邓颖超又说："收下吧，鹤滨同志，这是国家每个月给我作为人大代表用于做群众工作的费用。这个月的就给你的父母啦，请代我向老人问好。"

1950 年 3 月 5 日，王鹤滨给邓颖超进行治疗后正欲离开，邓颖超说："鹤滨同志，今天是恩来同志的生日，就在这里吃了饭再走吧。"王鹤滨留了下来，这是他第一次和周总理夫妇一起吃饭。

那天王鹤滨被邓颖超安排在了她自己和周总理的对面。王鹤滨后来才知道，他坐的是主客的位置。王鹤滨的右边是著名演员金山，左边是周总理和邓颖超的养女、金山的妻子孙维世。邓颖超一直忙活到饭菜都齐了，才来到餐桌前。她带头举起酒杯，祝周总理健康长寿，王鹤滨等也站起来，举杯祝贺周恩来生日。周总理很高兴，谈笑风生。

大概是因为王鹤滨在场的缘故，周总理把话题转到医疗上来。“对专家要相信，但是不能迷信。”周恩来说道，继而以他自己的亲身经历为例：“1939 年，在延安时，因骑马，我跌伤了右臂，去延安中央医院诊治。一位年轻的外科医生，也是位 X 射线技师，他认为是骨折，应该按骨折处理。而另外一名知名的专家，则认为不是骨折，是软组织损伤，按一般方法进行治疗即可。结果，我当时听了专家的意见，遗留下了残疾。”由于错误的治疗，使周总理深受臂伤痛苦，后来不得不专门赴苏联去诊治。经仔细检查这才发现，在延安的那位专家的诊断是错误的，不是软组织损伤，而是骨折。

后来王鹤滨又了解到周恩来当时摔伤手臂的真正情况。1939 年 7 月

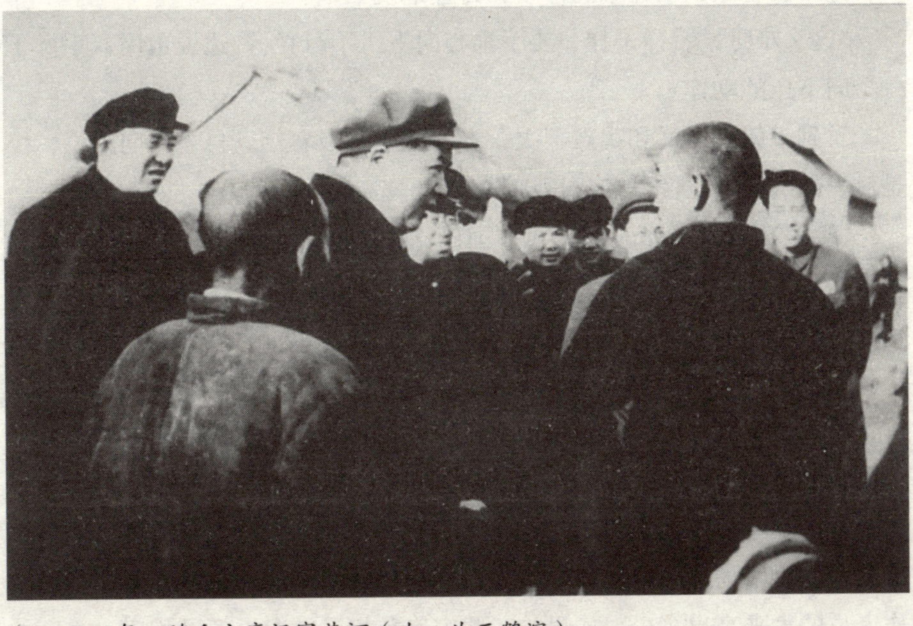

1952 年，随毛主席视察黄河（右一为王鹤滨）

10日，周恩来去延河对岸的中央党校作报告，江青也骑马同行。江青骑的是贺龙送给毛泽东的马，比周恩来的马高大。过河时，跟在后面的江青所骑的马一跳跃，溅起水花，周恩来的坐骑受到惊吓，狂奔起来，他被重重地摔在满是石头的河滩上……但周总理在讲述自己的臂伤时，并没有提到江青的名字，也没讲摔伤的经过。

与江青发生冲突

1953年夏天，主席正坐在菊香书屋院子的树荫下专注地看书，王鹤滨走到他的身旁，想了解一下主席的健康情况。主席见状示意王鹤滨坐在他身旁的另一张空藤椅上，自己则放下手中的书，点燃一支香烟深深地吸了一口说：

“怎么样，王医生，你把伙食费用开支压下来多少?”

王鹤滨向主席具体地汇报了伙食开支的情况后解释道：“我想了一些办法，但还是没降多少。”

主席看着王鹤滨为难的样子，打趣地发话道：

“这么难呀，看样子你非要下狠心向下压不行啦。”边说边用双手做了一个向下压的动作。

看到王鹤滨迟疑和犹豫不决，主席缓缓地吸着烟，目光飘向远处，像是对王鹤滨说，也像是在自言自语：

“第一次国共合作时期，我在国民党中央宣传部里当一名部长，当时家里共有四口人，我和爱人杨开慧，还有一个孩子（毛岸英），后来又请了一个保姆。那时候，我的官没有现在大，薪水也没有现在多，但是生活还是蛮不错的呦，每个月还有结余……现在呢，周围工作的同志都是国家管，汽车是国家派的，房子是国家供应的，再花那么多钱就不应该了。”

听完主席的一番话，给了王鹤滨勇气，对，应该努力把费用压缩下来。王鹤滨心里开始盘算着，该从哪方面压缩呢：主席一家八口，比当初国共合作时增加了一倍，如果按人口平均伙食费开支计算，并不比我们工作人员的水平高出多少。如果与一些家庭负担轻的中央领导相比，主席的生活水平还要低一些。

为完成主席布置的任务，王鹤滨还是想出了办法。他首先向卫士们传达了主席的决定，而后宣布了具体措施，压缩开支先从孩子们吃水果着手。由以往水果随便吃的方式，改变为定时、定量。因为那时水果比粮食和蔬菜贵很多。

王鹤滨压缩开支的第一步措施刚一实施就引起了轩然大波。宣布措施的第二天，王鹤滨刚走进菊香书屋的过厅时，看到江青早已等在院子里，她面带“杀气”，气鼓鼓在院子里来回走着。看到王鹤滨走到院子里，脸色铁青的江青挡住王鹤滨的去路，劈头盖脸发起飙来：

“王医生我问你，水果对身体有没有好处？”

“有好处。”王鹤滨还不知道江青的气从何来，嘴里却在应付着。

“既然你知道水果对人有好处，为什么不让卫士给孩子们吃。”江青此时已经不顾事实只顾发泄。

王鹤滨此时完全明白了江青发火的原因了。他心平气和地解释道：“不是不给吃，而是定时定量地吃。”同时还把主席降低生活开支的事向她叙说了一遍。

“不行。”江青武断地说，看得出来她是真生气了，连声音都有些发抖了：“你为什么不去限制那些卫士们，他们都是随便拿水果吃的。”

王鹤滨沉默了，心里也在后悔自己不会做事。像这样限制吃水果的事，事先应该找江青商量，不应该擅自做主。而且王鹤滨没有理由去指责卫士们，他并没有看到哪个卫士吃主席家的水果。

就在同一天，中共中央办公厅主任杨尚昆来向主席汇报工作，在他将要离开时，王鹤滨抓住机会向他汇报了这次风波。听王鹤滨说完经过，杨尚昆略微思索了一下，对王鹤滨说：“主席的伙食标准不能再往下压了，如果出现超支现象，我来想办法。”首长的一番话让王鹤滨总算摆脱了两头为难的窘境。

这场风波王鹤滨没敢向主席汇报，更没有说与江青打“嘴仗”的事，怕引起他们的争吵；而且杨尚昆为自己解困的事也没有讲，同样怕主席知道后不同意。

由于与江青的冲突，1953 年 11 月，王鹤滨提出继续学习深造的请求，在得到毛泽东的认可后，他来到北京俄语专科学校进修。

那个时候王鹤滨还不谙世事，主席对王鹤滨好，他是非常感慨的，也非常感动。王鹤滨跟主席要求去学习时，主席一连说三次："我需要你。"他问王鹤滨要学多长时间，王鹤滨说从大学学起，他说太长了，王鹤滨说那我就去做研究生，研究生三年多，本来是三年，后来呆了三年半。王鹤滨当时想，我是不是有点背叛主席？主席对你那么好，你就忍心这么走了。最后，主席看王鹤滨打定了主意，才同意他走的。1954 年王鹤滨赴苏联读研究生。1956 年放暑假王鹤滨回来，在北戴河看望了主席。1958 年 6 月学成回国，王鹤滨被安置在北京医院工作。1959 年 3 月至 6 月，彭德怀出访亚欧 9 个社会主义国家，作为唯一一名非军事人员、访问团医生，王鹤滨一直陪同。

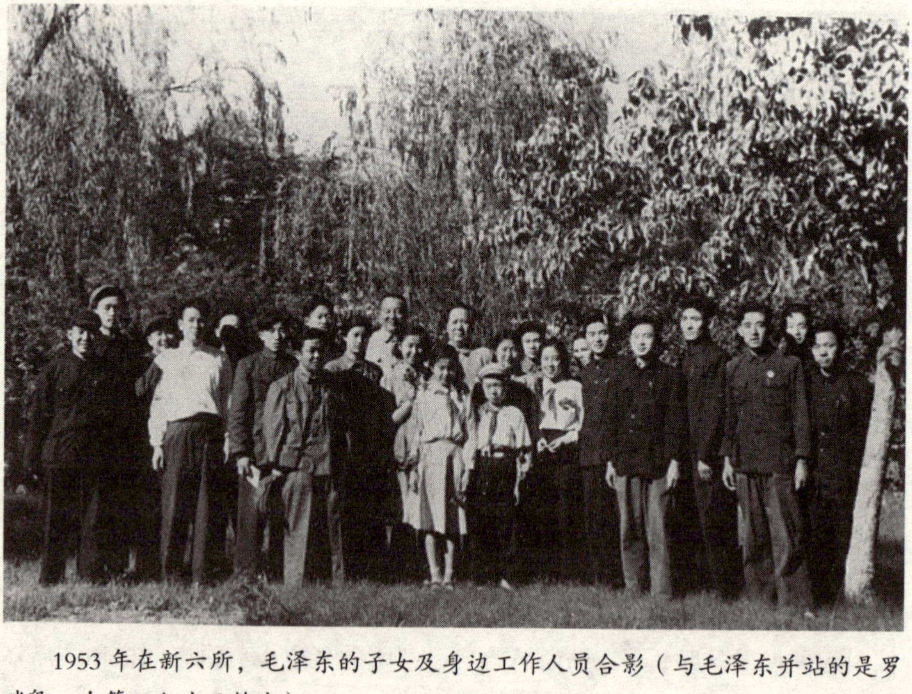

1953 年在新六所，毛泽东的子女及身边工作人员合影（与毛泽东并站的是罗瑞卿，左第四人为王鹤滨）

红烧肉的“传说”

主席吃肉是多样的，王鹤滨见到主席吃猪肉通常是肉丝炒竹笋或是肉丝炒青菜、清炖肘子等。

说起著名的“毛氏红烧肉”，不少人见到王鹤滨都问这样一个问题：听说毛主席喜欢吃红烧肉，经常吃红烧肉？话外的意思是：你是主席的保健医生，怎么能让主席吃那么肥的肉呢？每当这时，王鹤滨总是不厌其烦地解释道：“我在他老人家身边工作的时间里，很少见他吃红烧肉，甚至记不得主席是否吃过红烧肉。”

据王鹤滨回忆，他曾建议主席少吃动物油和肥肉，主席也从未向他提起想吃所谓的红烧肉。

王鹤滨也思索过关于“毛主席爱吃红烧肉”的传说，或许有几种可能。也许主席在战争年代吃过红烧肉，提起那些惊心动魄的岁月，能吃上一顿红烧肉也是难以忘怀的。可能他曾向身边的工作人员回忆过当年吃红烧肉的感受，或提过想吃的要求；也可能在王鹤滨离开主席身边后，他大开“吃戒”也说不定，因为有不少人在回忆文章中都提到主席喜欢吃红烧肉。但有一点可以肯定，“毛氏红烧肉”说法是在主席去世后才叫出来的。

20世纪60年代初，时逢三年自然灾害，主席甚至连猪肉都不吃了。1962年春节，王鹤滨一家去中南海看望主席，主席留王鹤滨吃晚饭。卫士李银桥把饭菜端上来时说：“为还苏联的债，猪出口了。毛主席指示，不要给他吃猪肉。所以你们也没有猪肉吃，但你们要吃好啊。”

春藕斋的舞会

新中国成立后，春藕斋算是中南海大院的居民们的游艺场所。每到周六晚，在春藕斋都要举办交谊舞会，有时也放一些电影。舞会的伴奏水平也是一流的，他们都是来自总政文工团，有时也从文工团带一些舞伴来，其他的舞伴都是中南海内机关的职工们。

主席进舞场则常是被动的，“请”或“拉”去的。“请”即他身边的工作人员以劝他做体力活动的名义去跳舞。实在请不动，则由主席的两个女儿李敏、李讷把主席“拉”到舞场活动。

在王鹤滨的印象里，主席是跳舞时间最短的一位。常常是迟到早退，跳几场应付一下就退场了。

主席的舞姿如同他的书法一样，跳舞时似在挥毫泼墨，随意挥洒，毫无矫揉造作，任其自然，这样一来他的活动量是很大的。虽然时间短，但也同样达到了体力活动的目的。

在五大书记中，朱德总司令是坚持时间最长的。常常是来得最早，走得最晚，而且几乎是场场必舞，连续不断地跳，很少歇场；刘少奇的住处与春藕斋仅一墙之隔，但他也很少能跳到终场；周恩来总理并不经常参加舞会，一是他住的离春藕斋最远，二是他也是工作最忙的一个。但周总理在舞会上却是少有的一流交际舞家。一次他与著名影星白杨共舞，优雅的舞姿立刻引得全场的目光全部集中到他们身上。

午夜北京街头散步

在王鹤滨的记忆里，主席的一次午夜散步让他记忆犹新。

那是一个初冬的夜晚，值班卫士王振海突然闯进王鹤滨的寝室，用一个大手电筒照着王鹤滨，一边推着他，一边小声而急促的叫道：

“王秘书，起来，主席要去散步。”

王鹤滨从睡梦中醒来，急忙穿戴整齐向外面走去，借着路灯灯光，王鹤滨看了一下手表，指针指向的是凌晨一点多。

寝室外，汪东兴、叶子龙已经站在了主席的左右。主席面带微笑，能感觉到他很惬意。王鹤滨想：大概是抗美援朝的前线传来了什么大好的消息，也可能是取得了什么战役上的重大胜利，使他轻松了一些，想活动一下筋骨，松弛一下紧张的神经了。主席见王鹤滨出来，就径直向丰泽园大门走去。主席的司机周西林已经将车停在了丰泽园大门的东侧，车头对着东面，这表明行车路线是要出中南海东门——西苑门。汪东兴、叶子龙、

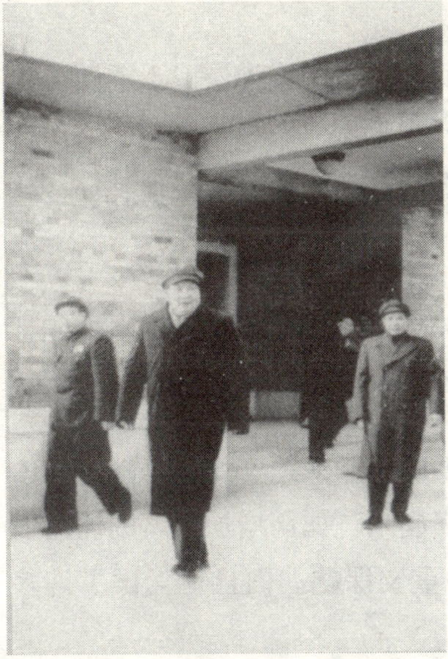
毛泽东及其随从人员在新六所。（左一汪东兴、右一叶子龙、右二王鹤滨）

王鹤滨和两位卫士随主席一起挤进“七人房”（主席专车的别称。是斯大林送给主席的防弹车，因可以坐七个人，主席在诗词中称它为“七人房”）里。

汽车出了西苑门向北驶去。深夜的北京夜深人静，人们早已进入了梦乡。街道上只有两辆黑色的轿车在缓缓地行驶。主席透过车窗饶有兴致看着眼前的街道、店铺及各式各样民居。

汽车沿景山东街开到鼓楼，然后折向西，最后拐进通往什刹海的一条斜街上。这斜街虽然很短，但却很宽，它的西端便是什刹海的北岸。主席示意周西林停车，一行人走下车在这短短的胡同中散起步来。主席兴致勃勃，谈笑风生。但怕惊动了睡梦中的市民，大家只能放轻脚步，低声说笑。主席踱着平缓的步伐，有时将双臂倒背，有时又将双手指头展开，边说边比划着。那晚主席散步的样子，真像是儿童在做一个简单的游戏，一个简单的动作，他可以重复许多次，而且仍乐此不疲。

天高气朗，月光皎洁，万籁无声，只有几人在低声笑语，那随着轻轻的脚步声晃动的长长的身影在胡同中游曳。这影子也是当时主席与身边工作人员之间关系的真实写照。

主席所选择的行车路线，把他曾经居住过的三个地方连接了起来：在丰泽园的大门口上车，出中南海的东门（即西苑门），向北行经北长街时，他座位的右侧，透过车窗可以看到曾经住过的福佑寺。当汽车到达北长街北口向右拐，没有走景山西街，而是向东经过景山公园北门，向北拐入景山东街。这样主席又可以通过车窗看到他曾出入过的三眼井吉安左巷。汽车到达鼓楼时，也是他所熟悉的地方。那是主席住过的杨昌济老先生的寓所，鼓楼后豆腐池胡同9号（现为15号）。

王鹤滨推想：主席散步的斜巷子（经考这个胡同称为侯卫士胡同）也可能是他所熟悉的地方，因为离豆腐池胡同很近。

是夜散步，也许是主席对年轻时代革命行踪的一次愉快的巡礼……

主席的被动锻炼

主席久坐办公室，加上习惯卧床读书，体力活动太少。进入北京后，饮食结构也发生了变化，相对少了战争时期的粗茶淡饭，尤其是缺少体力活动。因此，主席进城没几年，体态就丰满起来。如何增加主席的体力活动成为王鹤滨和主席身边工作人员面临的重要课题。而且也尝试了许多方法。

主席也打乒乓球，但可以说是百日难遇；跳交谊舞，可顶多是每周末一次；散步也是偶尔为之。

面对这些现状，怎么办？王鹤滨与其领导傅连暲研究，最终想到了一种最可靠的办法，采取被动性肌肉运动或锻炼，即所谓的保健按摩。

于是，从北京医院请来了高级护理师王力。王力毕业于香港大学护理专业，是周总理的保健医生周尚珏的夫人。王力先教内勤卫士学会按摩技法，再由卫士在主席睡前为他按摩。按摩一方面增强了肌力，弥补了一些运动的不足；另一方面按摩下肢和腹部，导致按摩部位的充血，相对的脑部的血流量减少，达到减少大脑的兴奋度，容易诱导入睡。按摩的效果非常好，主席也乐意接受这种被动的锻炼方法。直到后来王鹤滨发现了主席年轻时喜爱的运动——游泳。而且在王鹤滨看来，游泳是一项非常好的运动。

王惠的豪语：理发时毛主席也得听我的

提起主席的建国初期的发型，就不能不提到主席的理发员王惠了。王惠是位“三八”式的老革命了，他当时的行政级别是十四级，这在中层干部中是最高线，再升一级就是所谓的“高干”了。王惠那时有五十多岁，在一般工作人员中算是比较年长的，所以王鹤滨和同志们都称他为“老王头”。老王头有一句“名言”：理发时，主席都得听我的。为验证老王头的话，王鹤滨还亲历了一次他为主席理发的全过程。

理发的地点就在紫云轩的穿堂屋里。主席坐在藤椅上，老王头帮主席揭开衣领卷进衣领口内，然后将他带来的一块用过多次，已经不是太白的白布单罩在主席的双肩后搭在胸前。老王头个子不高，即使主席坐着，他理起发来也是费劲不小。不过也有好处，不用弯腰了。理发时，老王头站得很直，将剪刀举到齐眉的水平操作。当剪到头顶部时，他还必须微微仰着脸才能看得到。老王头剪得很仔细，动作很慢，根据进度和修理的程度，围着主席转。将要理完时，他会停下来左右地观察端详，当他认为满意了，将剪刀一放，然后莞尔一笑。毛主席在建国初期的留影、工作照和标准照，那发式都是王惠的劳动成果。

幽默诙谐的毛泽东

幽默是主席减轻精神压力的一种非常好的方法，他的语言丰富、生动，幽默感很强。正如作家韩素音所说：毛的幽默感来自辩证法。在任何情况下，他都能一眼看到事物的对立面，正是这一点成了他的语言特点。

在主席身边工作的时期，王鹤滨经常陪他吃饭。有时党内领导人向主席汇报工作或找他们谈话后，主席留他们吃饭，也让王鹤滨作陪。每当这时，主席除了要照顾客人，还要照顾王鹤滨。

有一次，来的是北京市副市长、法学家张友渔，吃饭时，王鹤滨陪同一起吃饭。第二天，主席在丰泽园门外的南海北岸散步。汪东兴和王鹤滨相差几步跟在主席的身后。这时，汪东兴突然诡秘的笑着对王鹤滨说：

“王—大—夫（把王大夫三字拖长声音是汪东兴和叶子龙对王鹤滨的戏称），你陪主席吃饭时，不要只顾自己埋头苦干呀。”说完，他就咯咯地笑起来，样子非常开心，连鼻尖都笑得有些红了。

“什么埋头苦干呀？”王鹤滨一时没明白。

“我是说，你陪主席吃饭时，不要只顾自己吃，还要主席照顾你呀。”汪东兴边笑边说。

“我明白了。”王鹤滨这时才明白埋头苦干的意思。

“主席对我讲了，你陪他和客人吃饭时的情况。说你是在革命队伍中长大的，不懂得待人接物那一套。”汪东兴解释道。

王鹤滨恍然大悟，原来“埋头苦干”的发明者是主席呀。想到这些，王鹤滨自己也笑了，这个场面被摄影师侯波捕捉到了。照片上主席在前面倒背着双手，汪东兴与王鹤滨笑着跟在后面。以后王鹤滨再也没干过“埋头苦干”的事情。

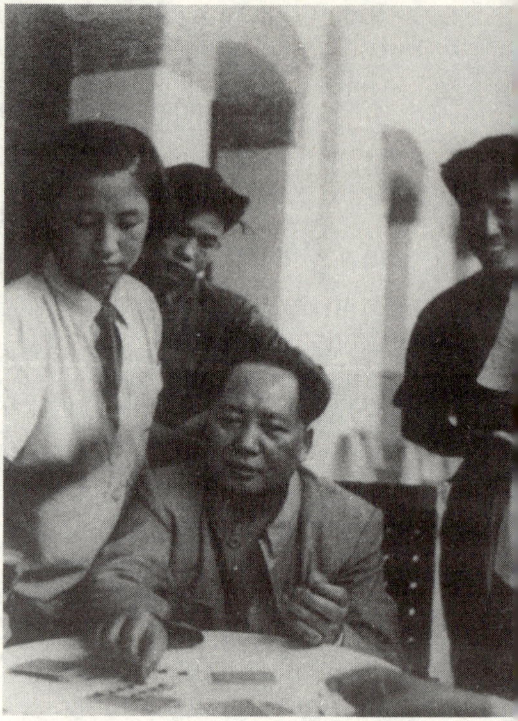

毛泽东与罗瑞卿玩扑克（右二为王鹤滨）

主席经常要求工作人员学习，还时常检查卫士们的作业本。

说起学习，王鹤滨讲了一个有趣的故事。

一天，卫士封耀松从业余学校回来，主席要看他的作业本，封耀松急忙把本子递过去。作业本上打着一个大大的“5”字，是满分。主席看到后夸奖道：“嗯，好，又进步了。”听到主席的表扬，封耀松也很高兴。

可主席看着看着，笑容渐渐地消失了：“嘿，你们那个老师也是个马大哈呀。”

封耀松也紧张了，赶紧凑过去看。那是他默写的白居易的《卖炭翁》。

主席用手指在上面一点，问：“这句怎么念？”

“心忧炭贱愿天寒。”封耀松念道。

封耀松念对了，但他写错了，把“忧”字写成了“扰”，竖心旁成了提手旁。

主席说:“你写的是‘忧’吗?哪里伸出来一只手?你写的是‘扰’,怪不得炭贱卖不出去,有你扰乱么。”

封耀松的脸一下子红了。

主席又问:“这句怎么念?”

“晓驾炭车辗冰辙。”封耀松还是念对了。

主席指着“辙”字说:“这是辙吗?到处乱插‘手’,炭还没卖就大撤退,逃跑主义,这是撤退的‘撤’。”主席拿起笔在作业本上写了八个字:虚有5分,名不副实。在主席的笔下,封耀松的5分变成了3分。改完后,主席笑着对封耀松说:“你们的老师也是个马大哈呀。”

留学归来的医学博士

1958年6月,王鹤滨从苏联留学归来,进入到北京医院做了一名主治医师,原来的军职和享受的高干待遇也丢了,从原来的检验室主任变为主治医师。对这些王鹤滨倒也看得很淡,卫生一等二级主任级别丢了;高干待遇丢了(小灶待遇);军籍也丢了。可他想:主席连元帅都不要,我当然也不去争自己的个人利益了。其次,回到国内,原来熟悉他的人都已经调离,新的环境需要他重新熟悉。在北京医院的几年里,他先后陪同朱德、彭德怀、滕代远出访或考察,也担任过徐海东和吕正操的“片医”任务。于是王鹤滨向组织上提出了调离的要求,找个业务上能“公平竞争”的岗位。

1964年,王鹤滨离开了北京医院,来到了二机部(核工业部前身)做科研工作,工作的内容是辐射防护。他决心一切重新做起。从一个科研组长开始做起,一直到在安防卫生局局长的位置上退下来,并享受医疗副部级待遇。这期间,王鹤滨潜心医学的研究,并成功创建了横纹肌学说和“不通则病理论”。

说起创建的横纹肌学说,王鹤滨侃侃而谈:现在医学认为,颈椎病、腰椎间盘突出、骨质增生、椎管狭窄、痛经、口腔溃疡、腰腿酸痛等,绝大多数都是由于横纹肌的非菌性炎症造成的疾病。实践证明,利用这个原

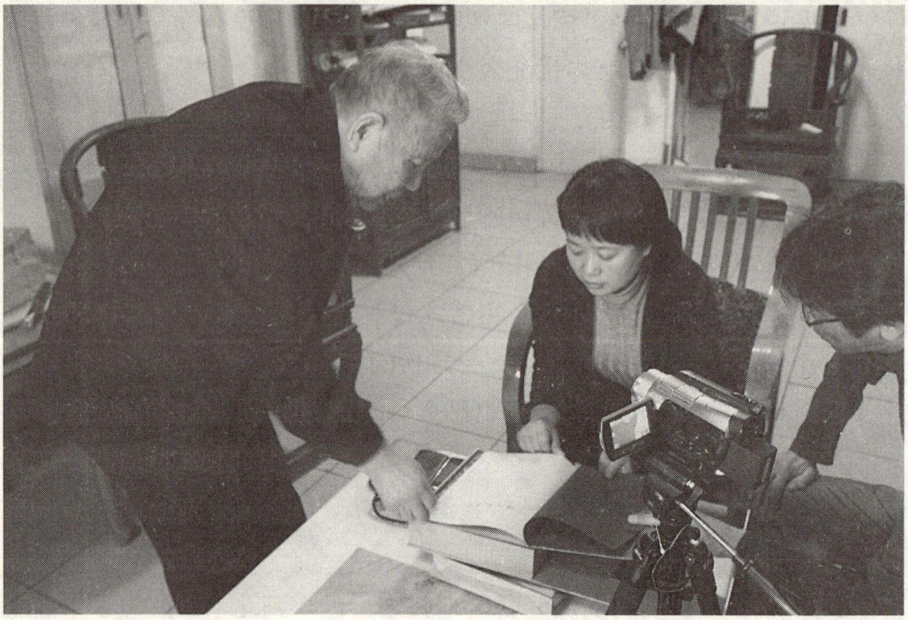

王鹤滨接受采访

理，这些疾病很快就能治愈。

王鹤滨在中医学上的研究也颇有建树。他认为，中国传统医学所说的“不通则痛”的理论有一定的局限，应该是“不通则病”。因为，古人发现了血脉不通会对感觉神经有影响，而王鹤滨在古人的基础上发展了这一理论，他认为：血脉不通不仅影响感觉神经，同时对运动神经、内脏神经、脑神经及大脑、小脑都有影响。他研究的原生态纯生物中药，打破了传统医学的误区，不仅节约了大量的中药资源，而且疗效显著。

对现在的中药王鹤滨也有独到的看法：现在的一服中药由众多的中药组成，而实际有决定性效用的不过一两种中药，其他的大都是出于技术保密的目的而设置的。汉代的张仲景所开的药方基本都是很少的几种。

王老的横纹肌炎症理论获1978年科学大会奖（小集体）。他创立了“不通则病”理论；研制出十多种疗效确切迅速的纯中药粉胶囊和原生态中药粉胶囊；发现了过敏性鼻炎和哮喘的根治方法与药物。

在王鹤滨所著《受寒性肌——神经综合征的临床表现及治疗》及《从肌肉来的疾病》专著中，用注射药剂的方法迅速治愈临床上大量的疑难杂症。如：头晕、头痛、包括偏头痛、舌咽神经痛、三叉神经的眼支痛、晕船晕车、舌僵持、语言不清、末梢神经性面瘫、眼鼻部的疼痛、青光眼、鼻炎、过敏性鼻炎及哮喘，尤其是夜间喘的患者多是一次治愈。

治疗因横纹肌非菌性炎症引起的胸闷、脉频数、频发早搏，胃炎或萎缩性胃炎、痛经等，治疗一两次后均能痊愈；三十余例青光眼，除少数需改善动脉硬化外，经王老治疗都能迅速治愈。

王老所创的中药粉胶囊，因用量很少，节省了大量中药材资源，而且服用方便，是中药服法的创新。

根据王老的“不通则病”的理论，几年来他先后治愈了5例帕金森（3男2女），而且都是治疗一次就有明显的疗效。

20世纪70年代末，王鹤滨即将离休，那时深圳刚刚成为开发区，部里决定在深圳建个医院，时任核工业部安防卫生局局长的王鹤滨被部里委派到深圳指挥建设友谊医院。经过他的不懈努力，美国的民间组织赠送了价值约两百万元的二手医疗设备，那时国内还没有这么先进的设备。同时还与法国、日本建立了相互的医疗关系。王鹤滨说他跟深圳颇有缘分。他算是深圳最早的拓荒牛之一了。而这一“拓荒牛”，由于他一直没有披露，所以还很少有人知道。那以后，王鹤滨从核工业部安防卫生局局长任上退了下来。

长寿老人的养生观

王老是一位随和、面善的长者，虽然已86岁高龄，但依然步履矫健，声音洪亮，反应灵敏、面色红润、思维活跃，真的看不出有这么高龄。

在谈到他的长寿时，他笑称自己是长寿的“优良品种”。他的父亲就活到了99岁，哥哥和姐姐也都是高寿之人。不过，他表示日常保健也非常重要，如饮食就要“粗茶淡饭”，而且是“越粗越好”，再则就是要胸怀开朗。

王鹤滨说自己的很多观点都受毛主席的影响，毛主席的生活非常朴素，平时都是吃粗米而不是细米，经常吃苦瓜、葫芦、豌豆苗等素菜。王鹤滨建议人们多吃粗粮，而红薯更被他推崇为蔬菜中的“抗癌明星”，他笑呵呵地说：“这几年我每天都坚持吃一点红薯，结果从没感冒过。”他还建议多吃圆白菜、芹菜、胡萝卜、蘑菇等。尽量少喝含糖饮料，因为这类饮料可以降低人体的免疫力。绿茶、豆浆、酸奶、蘑菇汤、骨头汤，是王鹤滨推荐的（世界卫生组织推出六种最佳饮料中的五种）最佳饮品。

虽然王鹤滨自己不抽烟不喝酒。但当年没能成功让主席戒烟是他人生的一大憾事。吸烟有害健康，但主席的烟瘾很大，工作人员想了很多办法，包括让毛泽东的女儿在他抽烟时把他的烟拔掉，但最终还是没能成功。主席常喝酽茶提神，且大多是绿茶，这对他的健康很有好处。主席的茶杯中，常常三分之二是茶叶，三分之一是水，“我们对他喝酽茶从来都不阻止”。

有空时，王老就坚持手写回忆录或医学著作。这一坚持就是20年。先后在国内外发表论文30余篇；出版《受寒性肌——神经综合征的临床表现与治疗》等专著及《紫云轩的主人——我所接触的毛泽东》,《伟人毛

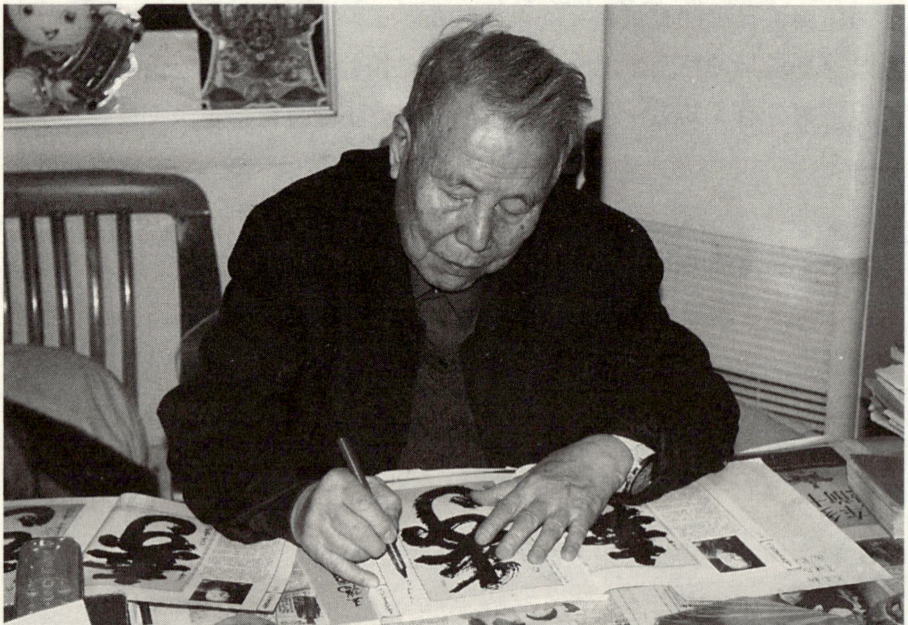

王鹤滨在书法上也颇有造诣

泽东》等书籍 30 部，社科类书籍 10 部，受到各界的好评。

王鹤滨对书画也有很高的造诣。他的作品自成一体，书法浑厚，山水画源于大自然，充满着对自然的憧憬。书法作品获得过金奖一次；国画作品获得两次金奖；作品被许多报刊刊载。被收录于《中国书法家选集》、《中国美术家选集》；获《中国书画艺坛名师证书》、《中国历代书画家及当代名家证书》、《20 世纪中日书画名匠证书》；载入《中国历代书画名家大辞典》、《中国人名大辞典》、《世纪专家》、《世界文化名人辞海》等书籍中。2007 年 12 月 22 日至 2008 年元月 6 日，王鹤滨在北京著名的琉璃厂成功举办了个人书画作品展。

在周总理、邓大姐身边二十八载

——周恩来、邓颖超保健护士王星明

她曾是一名志愿军战士，经历了战争的惨烈。她是中南海保健组护士长，自1961年至1989年的28年中间断担任周恩来和邓颖超的保健护士，这在中央保健人员中实属罕见。老革命家的高尚的品格情操始终影响着王星明，他们的音容笑貌是王星明永远铭记在心的记忆。

战地护士走进中南海

1933年11月21日，王星明出生在重庆。她上中学时的班主任是梁漱溟之子梁培宽，受梁培宽的影响，王星明从小就向往革命。1950年3月4日，15岁的王星明偷跑离家，到重庆合川参军学医。同年12月随中国人民解放军十二军赴朝参加抗美援朝战争，在野战医院做战地救护工作。王星明回忆到，当时赴朝鲜时需要保密，连自己的家人都不知道此时的她已经在硝烟弥漫的朝鲜战场上抢救伤员了。1953年，王星明调到十二军司令部卫生所，工作性质和任务也发生了变化。当时十二军军长是李德生，王星明就负责军首长和司令部机关的医疗保健任务。这可以说是王星明从事保健工作的开始。由于工作上的需要，她和李德生军长相当熟悉，后来在总理身边工作时还有过接触。

1955年4月3日，王星明转业到北京，先后在中央直属机关机动医疗队、卫生部保健局、北京医院工作。1960年3月，王星明在北京医院担任护士长、副主任护师。1961年6月，王星明当时正在北京医院的西山农场劳动。一天，院领导通知王星明立刻回医院接受重要任务——护理邓大姐。听了这个消息，心里既高兴，又紧张。当时邓大姐做妇科手术，住在北京医院（因北京医院当时维修，就借用协和医院五楼病房）。因医院医护人员都要戴上口罩才能进入病房进行治疗，所以邓大姐住院期间未能看清王星明的长相。当王星明第一次摘下口罩，邓大姐便仔细地端详她的模样，风趣地说："小王，回到家这才看清你的真实面孔！"逗得周围的同志哈哈大笑。出院后，王星明又随邓大姐回到西花厅，继续为她进行医疗护理。随后就正式留在中南海保健组，主要负责周总理的医疗保健工作。

王星明现在还清晰记得她第一次直接聆听敬爱的周总理教诲时的情景。1956年冬。当时王星明是作为一名医务工作者随从以周信芳院长为团长的上海京剧院到苏联访问演出。临行前，周总理在首都剧场接见了全团人员。总理对这次访问十分关注，作了很多重要指示，并亲切地对大家说："你们大部分同志都是第一次出国，苏联人吃的是西餐，你们不习惯，可以安排吃一次西餐，先练习一下，学会用刀、叉。"离开时还同大家一一亲切握手，祝此次访问演出成功。过去虽然多次见过总理，但亲耳聆听他老人家的谆谆教诲，王星明这还是第一次，因此心情格外激动，久久不能平静。从那天起，总理的音容笑貌，就深深地铭记在她的心中。

总理住的房子是中南海内的一栋老房子。总理与邓大姐的卧室相邻。由于总理办公时间长，睡得晚，而且在卧室也要办公。邓大姐为照顾他的习惯，就将自己的卧室与总理的卧室互换，把房子腾出来给总理睡前办公用，大姐自己房间既是办公室又是卧室。总理卧室内的陈设很简单，一张用过多年的棕绷床，一个床头柜，两把靠背椅，一个小长桌和一个小方凳。后来多了两个沙发，那是总理生病后，毛主席和汪东兴各送了一个。这座房子由于年久失修，人一走路，走廊的地板就会发出吱吱的声响。每当深夜王星明送总理回卧室休息，总理总是提醒"轻一点，轻一点，不要惊动大姐，影响她休息"。

初到西花厅，王星明难免局促拘谨。周总理对此敏锐地察觉到了，为了改变王星明的紧张心态，总理便以谈家常的口吻，亲切地问她是哪里的人，老家还有什么人，爱人在哪里工作，有几个孩子等等。王星明都一一作了回答，并向总理简单地汇报了自己的工作经历。总理听完王星明的汇报后，非常高兴地说："哦！小王，真不简单，你还是个志愿军哩，是最可爱的人呀！"此时邓大姐也在旁边插话说："小王在这以前，还做过刘帅的医疗保健哩！"一番亲切愉快的交谈，让年轻的王星明一下子放松了紧张的情绪，先前那种局促拘谨的情景早已烟消云散，而且从自己的心底油然升起一种强烈的幸福感。从此以后，王星明就经常出入西花厅，为敬爱的周总理和邓大姐的身体健康竭智尽力，做应做的一切工作。

提到总理和邓大姐的平易近人，王星明依然是记忆犹新。1961年5月，邓大姐得知王星明要利用休假的时间，去部队和爱人团聚。碰巧总理和邓大姐也要去南方，一定要王星明搭乘他们的专列去。邓大姐说："没关系，这是顺路，你到徐州下车，再换汽车就到了。到了部队后，不要忘记问你爱人好，代我和总理向部队的同志问好，一定要向部队的女同志和家属问好！"1962年夏，王星明的爱人从部队来北京休假，邓大姐派车把他接到西花厅，共进晚餐。邓大姐还以抱歉的口吻对王星明的爱人说，今天本来是总理请你吃饭的，因总理临时有事，不能共同进餐。临别时，邓大姐再三交代："回部队后，一定要把总理问候部队同志的话带到。"此后，王星明的爱人还常常谈论这次幸福的会见和共进晚餐的往事。

总理和邓大姐没有子女，但两位老人家非常喜欢孩子。1962年王星明的大儿子吴毅三岁，平时就送到中南海幼儿园，星期六下午接回家。一次，王星明由于给总理治疗没有结束，第一次把孩子带到西花厅。总理和邓大姐看到孩子非常高兴。总理抱着小吴毅，大姐拿来糖果给孩子，两位老人和孩子玩得很开心，不时发出朗朗的笑声。

1962年王星明第二个孩子出生时，家住在地安门，当时她爱人在外地部队工作不在身边。邓大姐百忙中抽出时间来亲自到王星明家探望。当她发现室内阳光不太好时，仔细地从房内看到房外，十分关切地说："小王，这房子比较潮湿，又没有充足的阳光，对婴儿的生长发育有影响。为了第二代，你要调到向阳的房子里去。”王星明看出邓大姐很爱孩子，不禁问大姐：“听说您生过孩子?”“1927年我生过一个很大的男孩，那时条件不好，产钳夹了孩子的太阳穴，孩子死了。——孩子如果活着，比你还大呢。”邓大姐回答得很平静，但王星明能体会得到大姐是很想念孩子的。

王星明休完产假又回到总理身边。一天，总理风趣地对王星明说：“小王，你有两个男孩了，但品种不全，没有女孩，还想要第三个吗?”总理又语重心长地说：“一个不少，两个孩子正好。”王星明当时毫不犹豫地对总理保证：“不要了，响应计划生育号召。”王星明回忆说：说心里话，我真想第二个孩子是女孩那该多好呀。看到周围同志有女孩的真羡慕不已。在“文革”中，当我发现怀孕后，想到总理对计划生育工作抓得很紧，而且我也向他保证过绝不要第三胎，我不能食言。当时我爱人还在外地“五七”干校，我赶紧去信和他商量，他同意后，我下决心做了人工流产。

许多年来，每当王星明生病在家时，大姐不是托秘书写字条问候，就是叫身边工作人员送一些补养品，还带话给她，叮嘱要“好好养病，病好

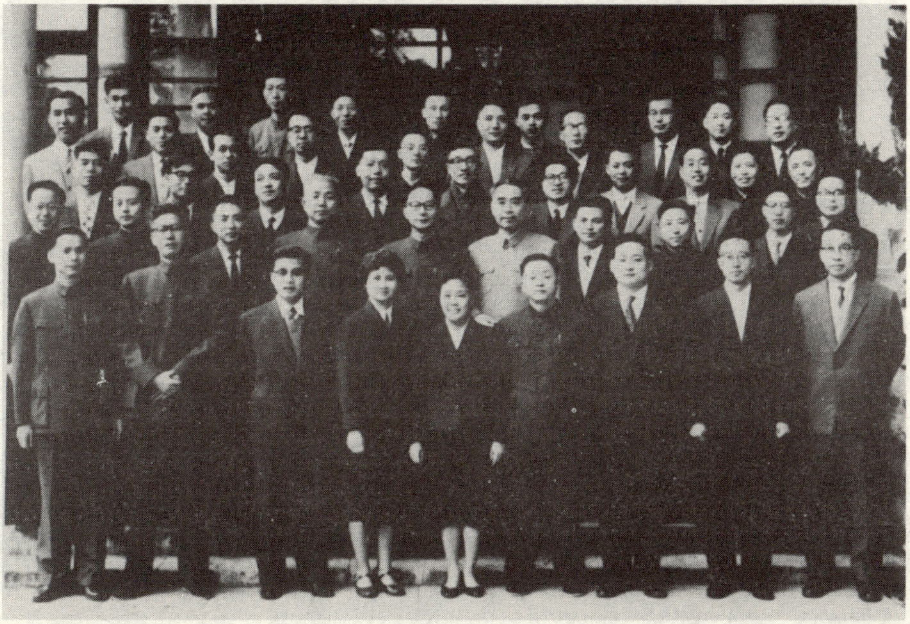

1963年，随周总理出访前，全体人员合影（前排左四为王星明）

了再上班”。她老人家经常告诫身边的保健人员：“要做好医疗保健工作，首先要保健好自己。”知道王星明有胃病，就经常嘱咐她，要注意饮食和防寒。遇上下雪或下雨的天气时，邓大姐一见面就问：“小王，车挤吗？路好走吗？下班时，如果不便回家，让安师傅做点饭吃好了。”记得有一个冬天，气温很低，大姐怕王星明路上受寒，便送给她一条黑呢子裤子穿，这虽然是条旧裤子，但王星明十分珍惜，因为这是大姐送的呀！王星明哪舍得穿这条裤子。

周总理的平易近人，连国际友人都相当敬佩。1963年12月到1964年2月，王星明陪同他老人家出访欧亚非十四国期间，总理常常和工作人员在一个桌子上就餐，边吃边聊天，谈笑风生，没有一点架子。这使外国宾馆的服务人员十分惊奇而又感动地说：“我们接待过许多国家的元首和政府首脑，还从未见过像周恩来总理这样高级的国家领导人同其随行人员一起吃饭的事，真不可思议，周总理真了不起！”

众所周知，总理很注意自己的仪表和衣着的整洁、合体。在国际舞台

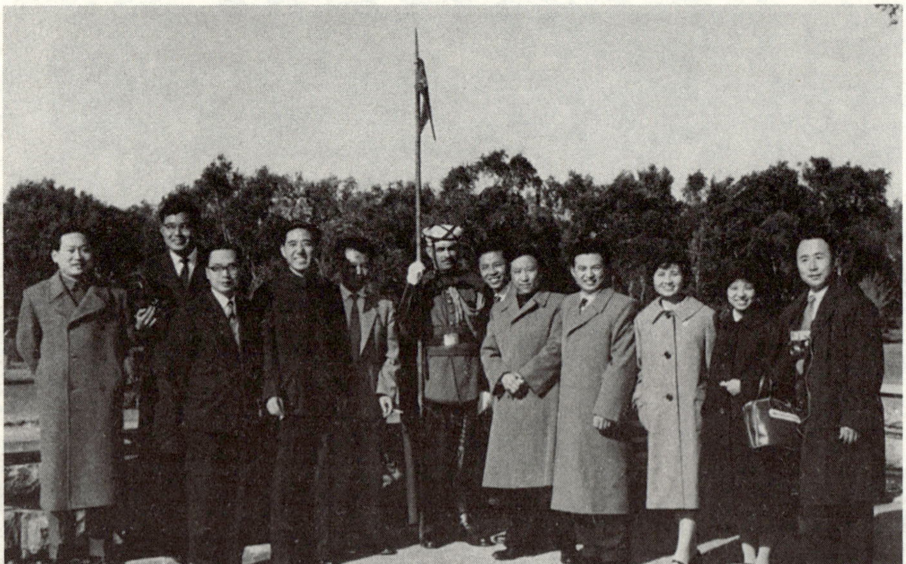

出访期间，代表团工作人员合影（右三为王星明）

上他的举手投足代表国家的形象；在老百姓心目中，他的行为举止和气质风度也是国人的楷模。一般人也许会认为总理的衣着一定非常高档和考究。而在总理身边工作过的人都知道，总理没几套衣服，而且都不是什么高档服装。有的衣服是补了又补。总理有一件衬衣的领子和袖子已经破得不能再补了，工作人员只好将旧衣领和袖口拆掉换成新的。有谁知道，一个泱泱大国的总理就是穿着这件修补的衬衣出访欧亚非十四国的。

1963年，总理出访十四国前夕，在云南昆明做短暂停留。当地的领导为让总理放松一下，组织了一次简单的晚会。这天晚上，会场气氛特别活跃，文艺工作者表演了精彩的短节目。总理和大家在一起有说有笑，非常开心。当有人提议请总理唱他最喜欢的那首《红湖水浪打浪》时，全场一片欢呼声。总理愉快地离开座位，他边走边说：好，我来指挥，大家跟我一起唱。

在出访欧亚非十四国期间，由于时间长，地域广，气候差异大，加上各国的生活饮食习惯的不同，医保人员担心总理生活上不适应，就随身携带了一些预防性的中药，帮助调节总理的胃肠消化功能。每到一处，王星明首要任

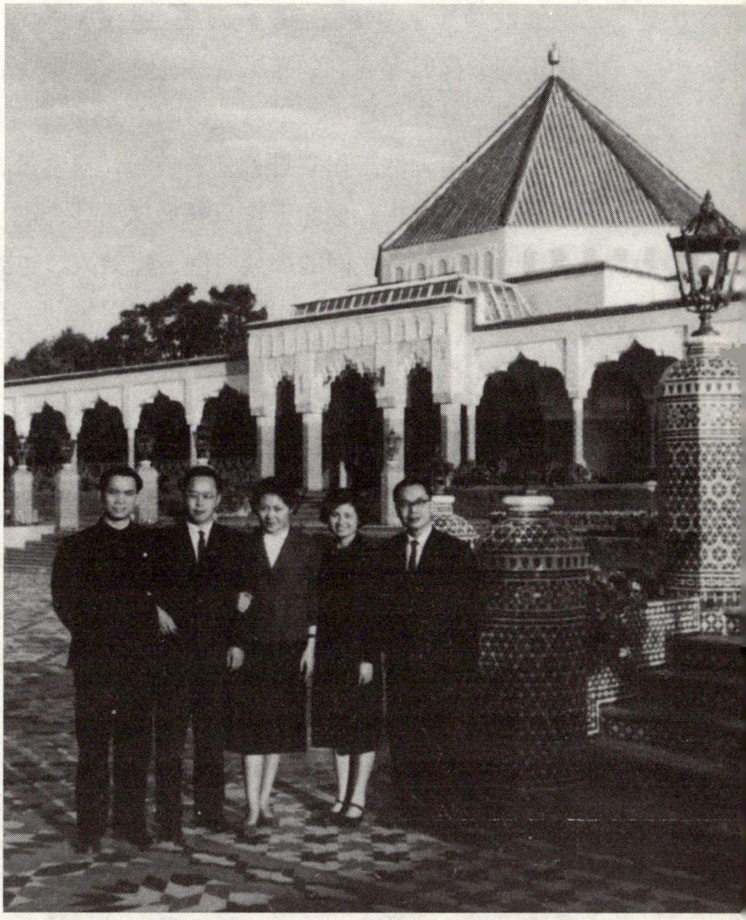

周总理身边工作人员合影（右二为王星明）

务就是到我国驻外使馆为总理煎中药，然后找机会让总理服下。由于出访的活动安排得很满，总理有时连吃中药的时间也没有。有一次，王星明把药加温后，当时总理正在忙于参观，王星明只好看准时机把中药递给总理的随身翻译手中，请他在总理方便时请他服下。有个外国记者看到后，马上追上王星明，问给总理喝什么珍贵的东西，是高级补品还是什么灵丹妙药？王星明平静地告诉那位记者：不是什么高级补品，也不是什么灵丹妙药，而是一些普通润喉的中药水。

非洲的天气特别的炎热，每天冲两次凉，还是一身大汗。有次王星明看到住处有露天游泳池，就同翻译齐宗华商量，准备去游泳，既能冲凉，又能洗澡。总理知道后，就对王星明说："小王，这是在非洲，与我们中国不同，你们女同志到露天游泳池游泳，是否合适，不了解这个国家的风俗习惯，最好不要去，不然会影响不好呀！"

总理每天的工作安排总是满满的，根本没有正常的治疗时间。为保证总理的身体健康，保健工作只好见缝插针，进行必要的治疗工作。甚至在总理起床后到卫生间的那点时间，保健人员也要充分利用起来，记得有次总理在卫生间洗漱时，中医大夫就到卫生间给总理诊脉，王星明就顺便坐到澡盆的边沿上，总理和蔼地对她说："小王，你不要坐在那里，澡盆凉，你们女同志坐了对身体不好。"王星明赶快站了起来，顿时一股暖流涌向心头，流遍全身，由衷地感谢他老人家对自己的一片真挚的关心和爱护之情。王星明刚到西花厅工作时，一次总理到卫生间经过走廊时，见到窗台上有一层浮土，他就和蔼地对王星明说："小王，你看窗台上有一层浮土，叫服务员擦一擦。"总理住所的清洁卫生工作本来是由王星明负责督促检查的，窗台有浮土，说明工作不细心，没有检查到。总理对此并未正面地批评，而是委婉地提醒，说明他对身边工作人员要求严格，然而又非常尊重。有一次王星明在工作中不慎将自己的右手背烫了几个小水泡，用纱布包了包。晚上在给总理治疗时，她还格外地小心，生怕总理发现。不料次日邓大姐却问起王星明手的事，说总理告诉了她，让她关心一下小王的手怎么啦。

1964 年 8 月，总理因病需要进行一次小的手术治疗，王星明先陪同他到解放军总医院。总理走进医院的高干病房，巡视病房的设施，并很高兴地和那里的医护人员亲切握手闲谈，了解医院的情况，关心他们的工作和学习。医院给总理安排的病房其设备条件都是上等的。但总理对此并不感兴趣，后来他考虑再三，最后决定离开解放军总医院，让医务人员把他送进北京医院，住进一间面积不足 17 平方米的普通病房里，才同意接受手术治疗。作为党和国家的主要领导人，生病后，理应住进设备条件较好的病房里，然而周总理在生活待遇和物质享受方面总是低标准，严要求，怎么不令人由衷地敬佩和爱戴。

“潜伏”回西花厅

1964 年，王星明暂时离开总理身边到北京第二医学院深造。学习结束后又参加了四清工作队，不久就重新回到了总理身边，但这次她的工作却是“隐蔽”的。

王星明谈起这段经历，就不由得提到当时给总理的一张“大字报”。“文革”初期，正当王星明要重返西花厅时，正赶上机关精简机构，总理带头精简自己身边的工作人员。身边只保留了一个秘书、一个医生和一个护士。当时总理由于过度疲劳，心脏时有异常现象。经邓大姐同意，组织上决定让王星明留在总理身边，但又怕总理知道不高兴，于是王星明只好“隐蔽”的工作。1967 年 2 月 3 日，总理和邓大姐身边的工作人员看到总理拼命的工作，全然不顾及自己的身体，都为他的健康担心。于是大家联合写了一张大字报，贴在了总理办公室的门上，大字报的内容是请求总理注意休息。随后邓大姐在大字报下边又补充了 5 条建议。当时在西花厅的工作人员都在上面签了名，甚至来西花厅向总理请示工作的陈毅、叶剑英和李先念等也在上面签了名，但唯独没有王星明的签名。原因是当时的王星明还是在“隐蔽”期间。王星明感慨地说：“大字报”代表了我们每个人的心声，当时我是多么想在上面签上自己的名字呀！但为了“不暴露”自己，还是压抑住自己的感情，继续“潜伏”。

说到“潜伏”的经历，王星明还说到她和邓大姐的一次巧妙的配合。

一天，总理和邓大姐一起散步，王星明听见总理径直向警卫值班室走来，王星明一下子慌了，生怕被总理发现，情急之下，她赶紧躲到一个桌子后面。过了许久，就听邓大姐在外面叫她："小王呀，出来吧，总理已经走啦!"王星明这才敢从桌子下面探出头来。

然而，最终王星明的"隐蔽"工作还是被总理发现了。"文革"期间，总理几乎天天到人民大会堂，不是接见外宾、开会，就是接见两派群众组织的代表，苦口婆心地做两派矛盾的化解工作。当时总理在大会堂都有护士跟随，当轮到王星明值班时，她只能躲在总理看不到的地方，以免被总理发现。一次，总理在大会堂开会，在座的聂荣臻元帅突然心脏病复发，紧急情况下，王星明只好在总理面前现身去抢救聂帅。虽然被总理发现，但王星明的工作却从"隐蔽"转为公开了。

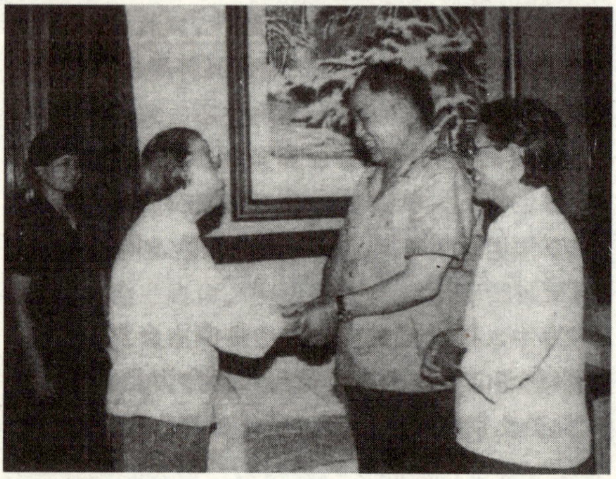

1985年8月13日，李德生、曹云莲夫妇看望邓颖超（左一为王星明）

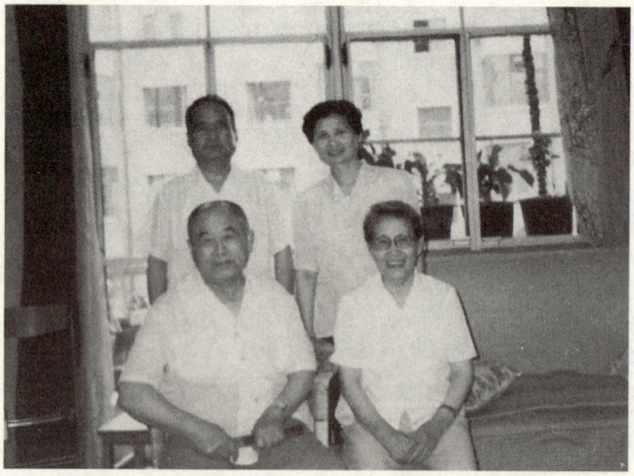

王星明夫妇看望李德生夫妇后合影

总理在日常工作中非常注重调查研究和倾听来自基层的声音。1969年，王星明的老军长李德生到中央工作前不久的一天，总理起床后在卫生间洗漱时关切地问王星明："小王，你原来不是十二军的吗？李德生是你们军长，他人怎么样？谈谈你对他的印象和看法。"总理的提问让王星明感到很突然，考虑片刻后，王星明向总理如实汇报了自己的看法："李军长是个好军长，他生活朴素，平易近人，深入群众，一点军长的架子也没有。我给军长做治疗时，他非常和蔼、配合。"总理边听边点点头。后来王星明得知李德生军长到中央担任副主席，她真为李德生军长高兴，也为自己曾是十二军的一名士兵感到自豪和骄傲。1985 年 8 月 13 日上午，邓大姐在大连棒棰岛 5 号宾馆疗养期间，李德生副主席偕夫人曹云莲看望大姐，王星明终于又见到了自己多年不见的老首长，她当时既激动又非常高兴。邓大姐接见了他们，愉快的交谈后还与他们夫妇合了影。

在王星明的印象中，"文革"前，总理的身体还是很好的。他不但重视人民的健康，同时也重视自我保健。总理的工作非常忙碌，睡眠和休息的时间很少，但他总是红光满面、步履稳健、神采奕奕，极少看到总理精神疲惫的时候。在外人看来，一定认为总理一日三餐都是山珍海味和高级补品。其实，像许多老一代革命家一样，总理的生活很淡泊，不求奢华，不食珍品、补品，即使生了病，也提倡吃国产药。总理的健康体魄源于他注重锻炼和良好的生活习惯。

总理平时的重要运动是散步、做体操、打乒乓球和跳舞。总理散步没有固定的时间和地点，他是随时见缝插针式的散步。如外出办公返回西花厅或到北京医院看望病人时，总理总是让车停在大门外，自己徒步走进去。每当办公时间过长，身边的工作人员总是设法陪他到室外散散步，或打打乒乓球。总理无论多忙，始终坚持锻炼，1972 年发现患癌症后依然没有间断锻炼，直到病重卧床才被迫停了下来。晨练也是总理常年坚持的运动。

赴越抢救胡志明

在王星明的回忆中，赴越南参加抢救越南共产党主席胡志明给她留下了难忘的记忆。1969 年 8 月 24 日深夜，王星明接到紧急任务，立即

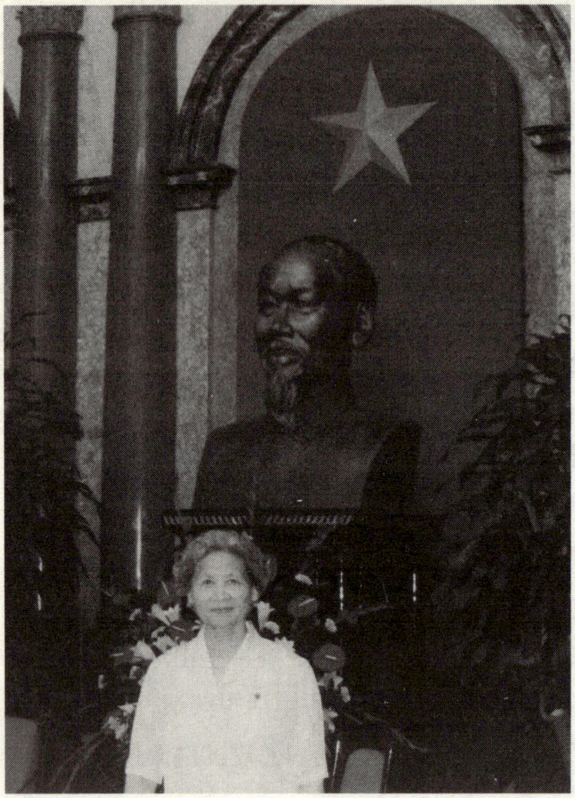

2008年5月19日，王星明受邀赴越南参加胡志明诞辰118周年活动，在胡志明塑像前留念

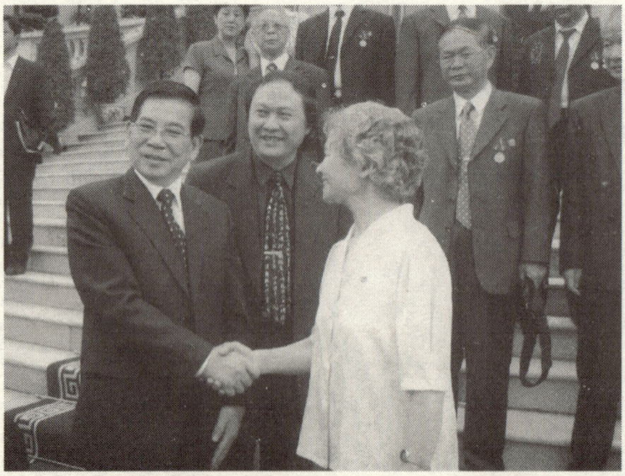

活动中，越南国家主席阮明哲接见王星明

赶到了北京医院，此时医院早已准备了一些外科专用物品。随后，王星明等人带上这些物品，马上到人民大会堂集中。当王星明赶到大会堂时，总理正在与第二批赴越医疗组的专家谈话。王星明这时才知道此行是到越南为胡志明主席治病。总理接见后，医疗组立刻奔赴西郊机场，登上早已准备好的伊尔—18型专机连夜飞赴越南。25日凌晨抵达河内。越方派直升机把医疗组人员送到了河内主席府。当时越南北方正处于战争状态，随处可见被美机轰炸过的残垣断壁。26日第三批医疗组也飞抵河内。

治疗组成员是来自北京、广州的各大医院专家，有老中医岳美中、针灸专家孙振寰、内科专家张孝、传染病专家李邦琦和老麻醉师高日新等。

胡主席的病房很简朴，面积不到20平方米，木板地，设备也很简单。胡志明面容清癯，静静地躺在病床上。王星明来到他的病榻前，心里不免有些紧张。医疗组组长张孝指着王星明向胡志明介绍道："这是北京医院的护士长，叫王星明。"胡志明看了看王星明，轻轻地握着她的手，面带微笑地说："欢迎你，谢谢。"

当时毛主席和中央其他领导十分关心胡志明的健康，尤其是周总理。早在20世纪20年代初，总理在法国就与胡志明相识，结下了深厚的友情。因此总理时刻关注着胡志明的病情。从医务人员的选派，到药品器材的准备，甚至包装和运送都亲自过问。他反复叮嘱工作人员要做到万无一失。

1969年8月31日，总理得知胡志明病情继续恶化，特派著名医学专家吴阶平赴越，并要求当日返京向他汇报。吴阶平带来了总理对医务组的关怀和期望，要求医务组想尽一切办法抢救胡志明。

这时的胡志明病情不断恶化，进食、进水很少，身体非常虚弱。专家们经过反复仔细研究，决定用静脉输液来控制感染并补充营养和水分。但考虑到胡志明平时对打针比较敏感，为了减少他的精神负担，医务组事先制订了一整套实施方案，想方设法分散他的注意力。在征得胡志明同意和越南领导人的准许后，为胡志明进行了静脉输液。当时，越南领导人黎笋、长征、范文同和武元甲都来到病房外等候治疗的消息。由于准备的充分，顺利完成了静脉穿刺。

还是那一天，胡志明的病情突然恶化，已经昏迷不醒。医务组的专家马上进行抢救。来自北京阜外医院的胡旭东医生立刻实施心内穿刺，注入强心剂。抢救成功了，胡志明慢慢地苏醒过来，睁开双眼望着守护在他周围的医护人员，大家都非常激动。张孝组长附在胡志明的耳边轻轻地叫道："胡主席，胡主席，您现在感觉如何？有什么地方不舒服？"胡志明摇摇头，停了片刻说，想吃一点东西。

当天下午胡志明的精神有了好转，提出想听一听中国歌曲，大家一致提议由王星明来唱。于是王星明为胡志明演唱了当时最著名的那首《大海航行靠舵手》。胡志明听了很高兴，微笑着握住王星明的手，还送给她一支鲜花表示谢意。

虽然经医务组专家竭尽全力的救治，但还是没能挽留住胡志明的生命。1969 年 9 月 2 日，胡志明主席心脏停止了跳动。所有的医务组人员都抑制不住悲痛，泪水夺眶而出，列队在胡志明的病榻前鞠躬致哀，向这位越南革命领袖遗体告别。9 月 9 日医务组全体人员参加了越南党和政府在河内巴亭广场举行的胡志明主席追悼大会。11 日医务组离开越南回国。为表示感谢，越南政府为中国医务组全体人员颁发了勋章和证书。

2008 年 5 月 19 日是胡志明诞辰 118 周年，越南越中友好联合会邀请王星明等 50 名曾为越南做出过贡献的老同志出席纪念活动。代表团包括对外友协副会长王运泽、原驻越大使和夫人，而王星明是唯一被邀请的医务人员。越南国家主席阮明哲还亲切会见了代表团全体人员。

陪伴在病中总理身边

王星明长期在周总理身边工作，亲身感受到总理处处关心、爱护和尊重在他身边工作的同志。1973 年 9 月 16 日，总理陪同一位欧洲国家元首游览杭州西湖名胜活动结束后，临时决定把车直接开到西湖边一家楼外楼的饭店。总理亲切地对随行人员说："去看看楼外楼的同志，我请你们吃西湖醋鱼。"但考虑到营业时间已过，怕影响职工们的休息，特地先不下车，让身边的同志去问一下，是否可以，并交待饭菜要简单一些，量少一些。大家上了二楼后，总理笑着说："小王，你坐下，不要你管我，有饭店的服务人员就行了。今天是我请你们，你们的任务是吃好吃饱。"饭后，总理再三嘱咐钱要算足，饭店先是按成本收费，总理知道后，说不行，要和其他顾客一个标准，按市计算，不能搞特殊。

北京医院是为党和政府的领导提供医疗保健的医院，总理非常关心北京医院的建设。随着社会的发展，时间的推移，年老多病的老同志越来越多，北京医院原有的病房已远不能满足需要。为确保得病的党内外的老同志和知名人士都能得到及时治疗，1971 年 5 月周总理明确指示："同意在北京医院建筑一座新楼，要耐用、经济、朴素。"根据总理的指示精神，医院很快组织人力、物力，积极施工建设。一天晚上，总理忽然问王星明:“小王，你们北京医院北楼现在盖得怎么样了？有人向我反映，是否再加高一层（原设计是四层），这样就可以多收一些病人。你明天回医院看一看，回来给我汇报一下。”王星明遵照总理的指示，次日便回到医院，找到管基建的同志，说明了来意，在徐永进同志陪同下，一层一层地查看，详细介绍了施工情况。回到西花厅后，便向总理作了汇报。后来因种种原因，病房未加层。新楼于1975年6月9日建成启用。

“文革”期间，总理每天工作二十几个小时。每分钟对他来说都是宝贵的，常常是边吃饭，边听秘书念文件、听汇报，有时连早点也顾不上吃。工作人员只好带些简便的食品，请总理在车上吃，或者干脆用开水泡几块饼干，在开会时喝下去。

1972年4月2日马耳他总理明托夫访华。4月6日至8日总理陪同明托夫前往南京、广州参观访问后，10日在乘专机返回北京的途中，总理精神很好，提出了与王星明等几个他身边的工作人员照个相。张树迎卫士长告诉王星明，总理叫你去。王星明急忙来到总理身边，得知要同总理合影，王星明兴奋不已。因为在总理身边的工作人员都知道，总理对身边的工作人员要求也是很严格的。身边的工作人员从不敢向总理提出合影的要求。因此，当知道总理要与他们合影时，大家都非常激动地聚拢在总理的周围，留下了一张极其珍贵的合影。这张合影也是王星明最后一次与总理一起照相，王星明至今仍对这张照片格外珍惜。

在总理的一生中，对毛主席的情感是有目共睹的。他始终把主席的安全和健康看作是党和革命事业胜利的保证。对主席要去的地方，总理总是事先亲自安排和了解，对安全问题进行细致地检查。就连地毯平不平、地板滑不滑、电梯运行是否正常，椅子稳不稳等细节，他一定事必躬亲。遇到主席身体不适时，总理在就寝前总是先打个电话，询问主席的情况后才入睡。总理每天睡觉之前，总是提醒身边的工作人员，主席那边有事，一定要叫醒他。一次，总理已经连续工作了二十多个小时，直到第二天上午十一点左右才回卧室休息。可刚入睡还不到半小时，值班卫士就叫醒了总理，告诉总理主席请他去。总理随即起床，很快赶到了主席那里。

1972年5月18日，总理被确诊患癌症，这让王星明和总理身边工作人员的心情都非常沉重、不安。那时总理血尿日趋加重，尿样已经呈黏稠状了。每当王星明见到总理的尿样去化验时，总是禁不住流泪。对于一个七十多岁的老人来说，多么需要休息治疗和疗养呀，但总理一向是不知疲倦地为党和人民工作着，就是因为过度劳累才使病情有所发展。专家多次恳求总理住院治疗，但当时国内外形势复杂，总理惦念着还有许多工作要做，他不同意住院，仍然带病坚持工作。医务人员只好在家里做些必要的治疗。王星明还记得那一天，正在给总理输血，突然接到电话通知，毛主席请总理去开会。怎么办？大家都知道总理的不成文规定：只要主席有事，都得马上告诉他。没办法，张大夫只好轻轻地走到总理的床前，向总理暗示。总理睁开了眼睛，问有什么事，张大夫便将主席请他去开会的事如实报告。这时，虽然输血还没有结束，但总理却果断地说："不输了，把针拔掉。"在场的专家和医务人员闻听都惊呆了，一时不知所措，但又不能违背他老人家的意愿。当王星明拔出针头时，眼泪再也抑制不住：我们的好总理呀，处处想着党和国家的大事，唯独没有他自己。

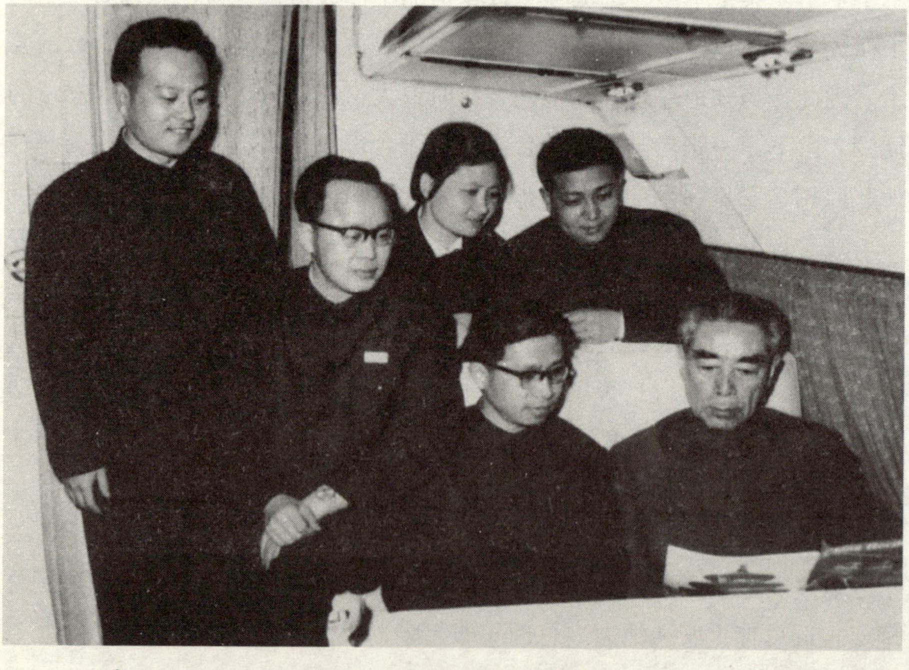

1972 年 4 月 10 日，陪同周总理在返回北京的专机上（左三为王星明）

总理对主席的关心和爱护体现在一点一滴的细节上。毛主席有眼病，总理非常关心，亲自组织专家会诊，制订治疗方案。专家们为主席配制了一种新的眼药水，总理不放心，他要亲自体验新药的感受，王星明在为总理滴眼药水时并不知道总理是在为主席试药。1975 年的一天，总理那天特别兴奋，高兴地对王星明说："小王，告诉你一个好消息，这件事千万不要告诉任何人，连你的爱人也不能说。"总理欣喜地告诉王星明："主席的眼睛可以看报纸了。"王星明这时才如梦方醒。总理就是在病重期间，看到王星明心情沉重，还安慰她："只要主席在，我就放心了。"

1974 年 12 月 23 日，总理带病飞到长沙，向毛主席汇报全国人大四届会议各项工作的筹备情况。26 日上午，总理深情地对身边工作人员说：今天是主席的生日，应该庆贺庆贺。当晚，总理和身边的工作人员一起吃了长寿面，为毛主席祝寿。由于总理重病在身，不能饮酒，特让卫士高振普代他饮，敬祝主席身体健康长寿。

湖南长沙是毛主席的故乡，是主席早期从事革命活动的地方。大家到了长沙，总想去参观游览一番。总理很理解大家的心情，同意大家去转一转。他对许奉生说："小许，你比小王小，参观的事，你以后还有机会，你留下值班，让小王她们去吧。"但王星明最终也没有去参观。她心想，总理在病中，我来的任务是护理好总理，不是游山玩水，虽然也想去参观游览，但实在没那个心情离开总理去玩。其他的工作人员同王星明的想法如出一辙。但在长沙期间，大家谁也没有外出参观，始终守护在总理身边。

1974 年 6 月 1 日，总理住进了中国人民解放军第三〇五医院。中央保健部门抽调有关著名专家及有长期护理工作经验的老护士长组成医疗组，泌尿医学专家吴阶平担任医护组组长。总理尽管住进了医院，仍旧没有休息。与其说是来住院，还不如说总理把西花厅搬到了三〇五医院。照旧要阅文、批文件、开会、会见外宾。

总理病重在 305 医院住院期间，由于医院毗邻北海公园，总理常到北海公园散步。怕惊动公园的管理人员，事先也不打招呼，由身边的工作人员陪同。有次公园的一位女干部知道后，马上跟上来陪总理散步，并连忙端上一把椅子，请总理坐下来休息一下。总理很礼貌地对她说："谢谢你，我不累，还是请你们女同志坐吧！”1975年北海公园的水果丰收，想送一些给总理尝尝。总理婉言谢绝说：“这是国家的东西，我哪能随便吃呀！”同年，一次陪同总理散步后，到了北海仿膳，总理请大家同他一起吃肉末火烧。总理吃得很开心。谁能料到这竟是王星明最后一次同总理一起用餐。

1974年的一天清晨，总理上床准备入睡，王星明在给他吸氧时，总理突然问她：“小王，你的名字是哪两个字呀！”王星明告诉了他。总理以一种关心的口吻说道：“小王，你在这里工作了这么多年，连你的名字是哪两个字我都不知道，我还以为是新民主主义的新民哩，原来是星星的星，光明的明呀！”

总理特别提倡多学习，多读书。在他病重住院期间经常与工作人员聊天。有一次总理突然问身边的人，你们看过《红楼梦》这部小说吗，看了几遍呀？有的回答看过，有的回答看过两遍。总理望着王星明问：“小王，你呢？”王星明回答道：看过一遍。总理语重心长地说：“不行，看一遍太少，吃不透它的意义所在，你们要多看几遍才行呀！”随后，总理向医疗组全体人员每人赠送了一套《红楼梦》，要求大家抽空读一读。

总理不但在生活上关心爱护他身边的工作人员，更在政治上关心她们的成长和进步，经常教导身边的人要读毛主席的书，像雷锋同志那样，全心全意为人民服务，要热爱党，热爱我们的社会主义。在他病重住院期间，了解到与王星明一起工作的一位护士同志还不是党员时，总理就对她说：“小王，你是一个入党多年的老同志了，要关心这位护士同志，多多帮助她，希望她能早日加入党组织。”并亲切地握着王星明的手说：“你要和非党同志搞好团结，多交流思想，团结就是力量，团结就是胜利。”

临终前的嘱托

随着病情的不断恶化，总理的双脚肿得连皮鞋也不能穿，只好临时赶制了一双布鞋，结果又大了，护士长们便在鞋里塞了一些纱布和棉花。1975年4月19日，总理就是穿着这双不合脚的布鞋会见了来访的朝鲜劳动党金日成主席。随后的日子，病情再度恶化，癌症已经到了晚期，总理身体极度虚弱、消瘦，再也无法下床走动了，头发、胡子都长得很长。大家劝总理：“是不是请北京饭店的朱殿华师傅来给您理理发。”总理听后，停顿了一下说：“我病成这个样子，他看了会难过的，还是你们用剪刀剪短一些就行了。”没办法，王星明和张树迎卫士长只好按照总理的意思执行，强忍悲痛为总理理了发，剪了胡须。总理患癌症期间，先后做了13次手术。

对台湾的统战工作是总理极为关心的一项工作，在他病重期间依然关心着对台工作。1975年12月20日上午，王星明值班护理总理。工作人员按照总理的吩咐派车接来了调查部的罗青长部长。见罗青长部长来到总理身旁，王星明于是准备起身离去。总理用微弱的声音叫住了王星明：“小王，你不要离开，留在外屋（小客厅），有事找你。”这段历史在《周恩来年谱》中也有记载：

1975年12月20日上午，体温38.7度。约罗青长谈对台工作问题。询问台湾近况及在台老朋友的情况，嘱咐不要忘记对人民做过有益事情的人。期间，两次被病痛折磨得说不出话来，并进入昏迷状态。最终不得不终止了谈话。这是周恩来最后一次约中央部门负责人谈话。

王星明动情地说，这就是我们敬爱的总理，不知疲倦地为国家统一和人民的利益呕心沥血奉献出毕生的精力和智慧。

1975年下半年，政治形式错综复杂。总理此时已经被病痛折磨得经常无法入睡。一天晚上，王星明不当班，在总理病房楼上宿舍休息。张树迎卫士长到宿舍找到王星明，告诉他总理叫她，王星明赶紧来到总理的病房。看到许奉生、张佐良、高振普和张树迎已经在那里了。总理见王星明来了，微笑着轻声说：“小王来了，她是志愿军。”总理特意让张树迎卫士长到外面看看环境是否安静，似乎是有什么话想说。大家围在总理的周围，三十分钟过去了，总理却始终什么也没说。也许在当时那样的形势下，他老人家真的有什么话想说吧。

总理以惊人的毅力与病魔进行着顽强的斗争。癌症晚期是很痛苦的，他从来没有因病痛而皱皱眉头，也尽量不在医护人员面前呻吟一声。随着时间的推移，总理的病情日益恶化，癌变又有新的转移，守护在总理身边的王星明，心情也随着总理病情的恶化而更加沉重，心情极度不好，不知暗暗地流过多少眼泪。沉重的心情是瞒不过总理的眼睛的。一天，总理突然问王星明："小王，最近你怎么不高兴，眼睛老是红红的，也不爱讲话了，是不是有什么事情瞒着我呀！"王星明回答说："没有什么，我不是和往常一样吗！"这时，王星明再也控制不住沉重的心情，眼泪不停地往外涌。但又怕总理看见了，连忙站在总理的病床头，在他老人家看不见的地方擦干了泪水，急忙又回到总理的病床前，只见总理只是默默地摇了摇头。停了一会，总理又亲切地说："小王，邓大姐很喜欢孩子，你以后要经常带孩子到西花厅玩，一定要照顾好邓大姐呀！"王星明强忍住哽咽连忙回答道："好，总理，请您放心，我一定好好照顾邓大姐，一定经常带孩子到西花厅来玩。"

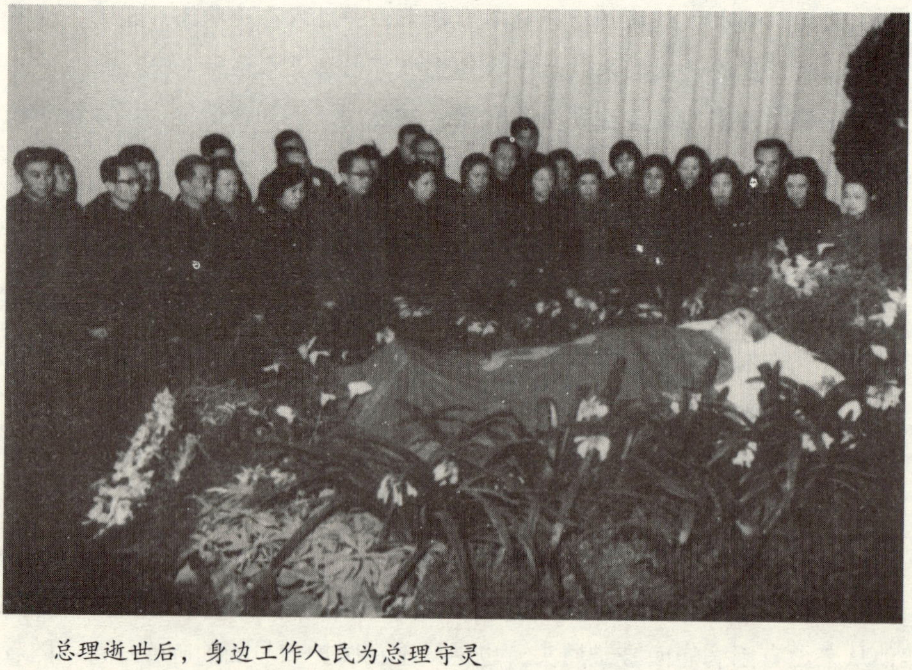

总理逝世后，身边工作人民为总理守灵

送别总理的时刻

1976年1月8日，敬爱的周恩来总理与世长辞，全国人民都沉浸在巨大的悲痛之中。一月的北京天寒地冻，呼啸的北风仿佛也在哭泣。总理的灵车缓缓地驶上了长安街，十里长街两旁挤满了为总理送行的人。有白发苍苍的耄耋老人，有抱着孩子的年轻人，人们静静地肃立在道路的两旁，等待着为他们的总理送上最后一程。当灵车从他们面前经过时，泪水早已模糊了每个人的双眼，抽泣声在人群中弥漫扩散。人们目送灵车离去后还久久不愿离去。那撕心裂肺的呜咽也许是在向总理呼唤，我们的好总理别走，周总理归来吧！

灵车驶入了八宝山革命公墓，安放在玻璃棺中的总理遗体被移送到火化炉前的房间暂停。参加告别的人员很多，把屋子挤得水泄不通，大家都想再看一眼总理。王星明此时和大家一样，挤在玻璃棺旁，用嘶哑的声音哭喊着："总理啊！总理你不要走！"不大的房间里哭喊声早已连成了一片。

殡葬人员告诉大家，火花时间已到，请大家让开。这时，张佐良保健医生告诉王星明，你也参加总理火化。王星明强忍着悲痛欲绝的心情，含着眼泪随参加总理火化的同志一起进入火化炉房，守候在炉旁，静静地等待着。

透过火化炉铁门上的小孔，王星明亲眼看到红彤彤遗体的全部。王星明的心碎了，大家站在炉门前肃立，向总理他老人家致哀。殡仪馆师傅认真、仔细、慢慢地将总理的遗体火化了大约四五分钟，将一大堆冒着青烟，滚烫的骨灰放到一张铺着白布的桌子上，王星明等人马上对骨灰进行仔细地检查。检查中，王星明和许奉生忽然发现总理的金假牙没有融化，急忙把它放入一个小瓶子中。王星明记得，总理的这颗金牙还是多年前医学专家韩宗琦在总理看牙时，用自己保存的金子为总理打制的。每当王星明提到这段经历时，总是感慨万千：人们常说，真金不怕火炼，这不正是总理一生真实的写照吗?!

继续陪伴在大姐身边

总理逝世后，组织上指定王星明主管邓大姐的医疗保健，王星明得以继续留在大姐身边，直到1989年10月退休。

与周总理一样，大姐的高尚品格和人格魅力早已深入中国人民的心中。而且连国际友人也被大姐的魅力所折服。1980年，王星明随大姐访问友好邻邦泰国，泰国总理在致欢迎词时说："我知道，在中国，大家都亲切地称您邓大姐，我本人也愿意在这里称您邓大姐。"泰国总理的话顿时引发了现场热烈的掌声。

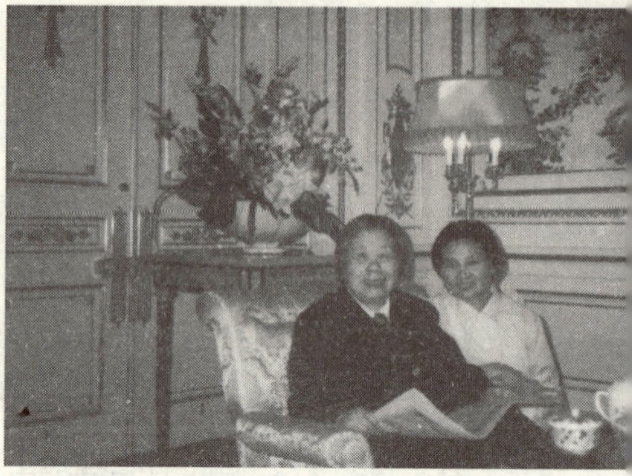

邓颖超与王星明合影

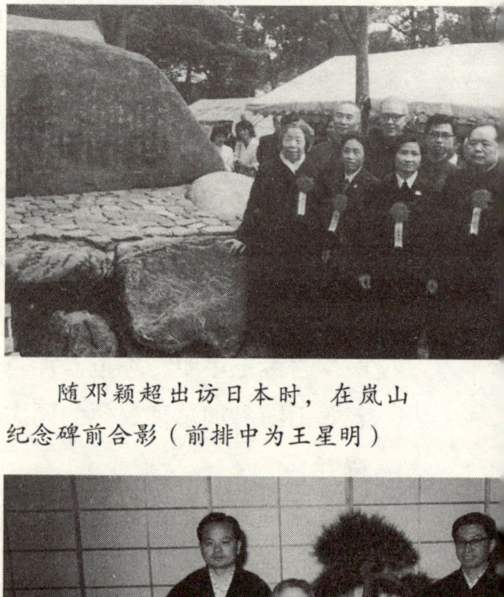

随邓颖超出访日本时，在岚山纪念碑前合影（前排中为王星明）

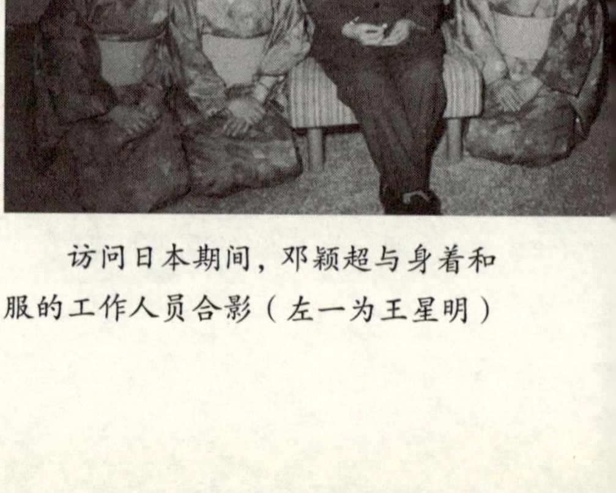

访问日本期间，邓颖超与身着和服的工作人员合影（左一为王星明）

由于工作上的关系，王星明曾多次与邓大姐合影，但在王星明的记忆里，最为难忘的合影有三次。第一次是在1976年1月8日，就是总理逝世那天。当时医疗组同志哪里会想到总理会过早的离开人间，谁也没想到要和总理合个影，事后不免有些遗憾。大姐很理解这些在总理身边工作人员的心情，在送别总理之后，大姐压抑着自己悲痛的心情，在305医院接见了大家并一起合了影。

第二次是在1980年2月。王星明随大姐出访泰国，在日程安排非常紧张的情况下，泰方负责我代表团的医护人员希望与大姐合影留念，大姐听后欣然同意。张佐良大夫、王星明与泰国的医务人员紧紧簇拥在大姐身旁，幸福的微笑写在了中泰两国所有医务人员的脸上。

第三次合影也是让王星明感到最自豪的一次，因为那是只有护士参加的合影。1984 年 9 月 1 日上午，大姐在北京医院住院体检出院前，王星明去看望大姐，同时她还受医院护理部的委托，请大姐与北京医院从事护理工作 30 年以上的老护士合个影，这也是这些老护士们多年的愿望。在王星明的协调下，老护士们汇聚在北京医院北楼病房正门前，在毛主席 1950 年 2 月题写的“北京医院”四个金光闪闪的大字下，大姐高兴地与老护士们及医院领导留下了美好的瞬间。在这些长期从事护理工作的老护士心中，这个瞬间是对她们多年护理工作的最高奖赏。

邓大姐对王星明和她的全家在政治上和生活上给予了无微不至的关怀。记得那是在 1984 年 1 月，王星明爱人因病住院手术治疗。大姐得知后，就叫身边工作人员送来老母鸡等营养品。特别嘱咐王星明把她的意见转告给她爱人：“对待疾病需要有坚韧不拔的意志和艰苦奋斗的精神。既来之，则安之，配合医生进行认真的治疗。”并鼓励王星明帮助爱人鼓起战胜疾病的勇气，以唯物主义的襟怀和疾病作斗争，争取早日康复，早日回到工作岗位。

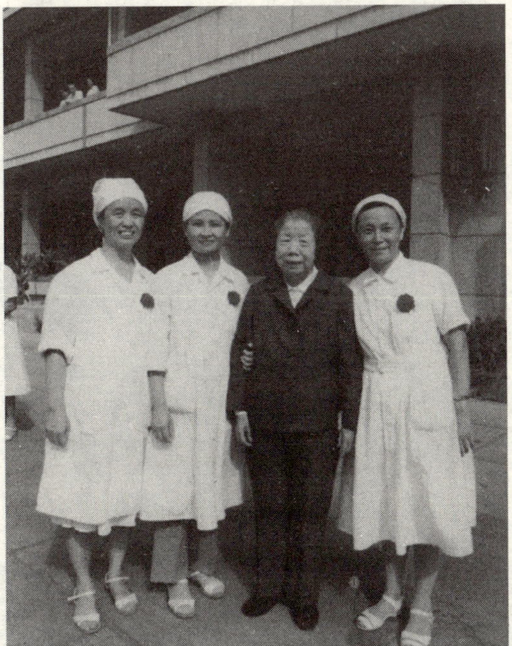

1984 年，与邓颖超在北京医院合影（左二为王星明）

1984 年 5 月 12 日，是国际护士节。作为中华医学护理学会名誉主席的邓大姐并没有忘记这个护士们自己的节日。她对王星明说："小王，今天是国际护士节，给中华护理学会写封信吧。我来说，你来写。"贺信写好后，大姐还嘱咐王星明："这封信在北京医院庆祝'5·12'国际护士节大会上宣读前，要加上几句话：对北京医院表示深深的感谢，并向院长、医生及各科室的工作人员表示感谢，祝他们工作顺利，身体健康。"贺信的全文如下：

尊敬的林菊英理事长，王绣瑛副理事长，并参加护士节庆祝大会的护士同志们：我首先向你们并通过你们向全国护理工作者致以热烈的祝贺，并致亲切的问候和崇高的敬意。今天是国际护士节，护士工作受到党和国家的重视，社会上也愈来愈认识到护士工作的重要性。护士工作是医学科学中带有综合性的学科，是医疗、康复不可缺少的组成部分。护士工作者应该以此为荣，要努力提高护理工作水平，提高业务质量，更好地全心全意为各族人民，特别是病伤人服务，做出新贡献。在革命战争和社会主义建设时期，你们队伍中都涌现出许多先进集体、先进人物，做出了可歌可泣、感人的模范事迹。我希望全国护士工作者向你们学习……

1986年5月，王星明被评为北京市总工会优秀护士。大姐听广播知道后很高兴。她于5月21日给王星明写来一封热情洋溢的贺信，并随信送来几枝鲜艳馥郁的月季花表示祝贺。她的信是这样写的："亲爱的王星明同志：前几天听广播，知道你荣获先进护士的称号，当时我非常高兴，我这里一些同志也很高兴，本想当时就向你表示祝贺，因为忙，连打电话都没有顾上，现在特写

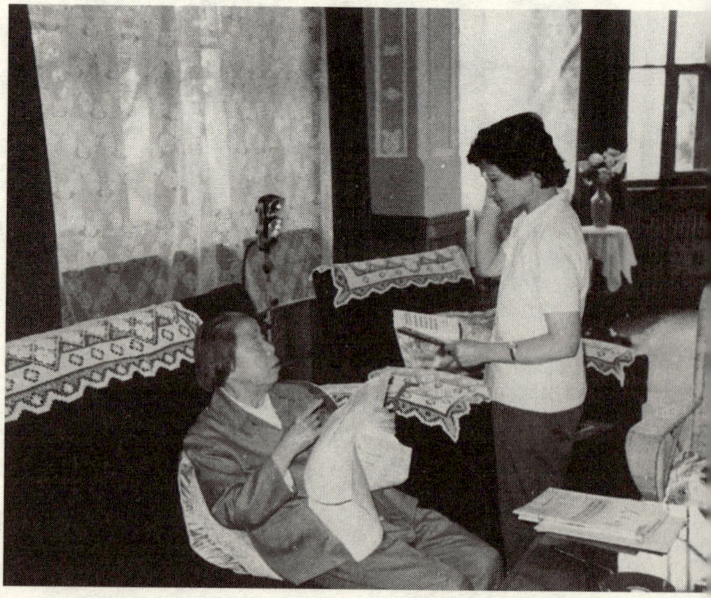

王星明向邓颖超讲解中医和气功知识

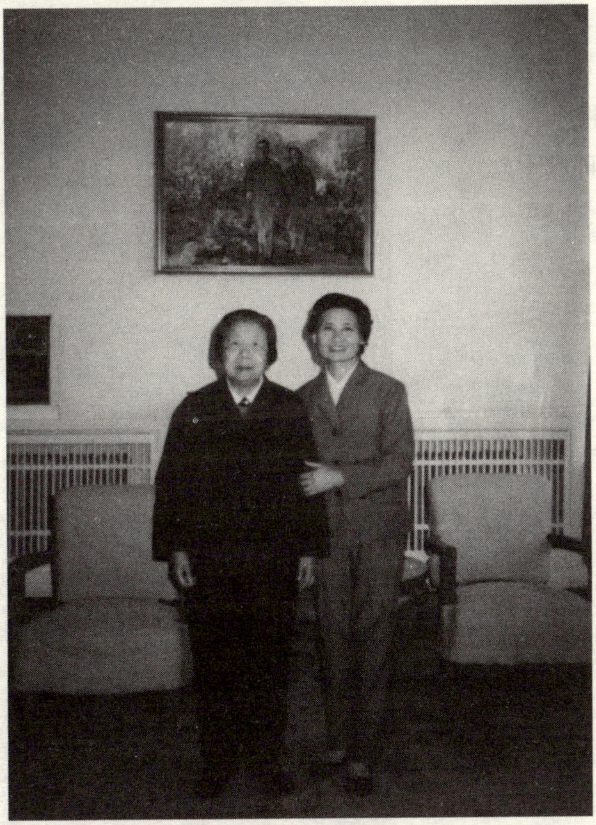
王星明去西花厅看望邓颖超

数行向你表示热烈的祝贺，送上几朵院内的鲜花向你祝贺！祝你健好！”信是邓大姐口述，他人代笔，由邓大姐亲自签名并注上日期。王星明手捧老人家的贺信和芳香的鲜花，真不知用什么样的语言来表达自己内心的激动和感谢之情。她深深地感到，我们是她的医护人员，又是她所尊重的劳动者、亲切相待的朋友。一封书信，一束鲜花，凝聚着她老人家对自己深挚的关心和最大的鼓励与鞭策。

光阴荏苒，28年的时光，弹指一挥间。1989年王星明已到退休年龄。在王星明回到北京医院的前一天下午，大姐亲切地拉着她的手，无限深情地说：“小王，今天是你最后一天上班了。你要退休了，祝你愉快地度过晚年生活。有空时常来玩玩！回去问老吴好！”听了邓大姐依依惜别的话语，王星明的眼圈红了，心里很不是滋味。一片对邓大姐的依恋和热爱之情充满心房。她已经找不到更合适的语言来表达，只是对她老人家说：“谢谢大姐，如果需要时，我再来照顾大姐！”

退休后，王星明去西花厅看望过大姐两次。她年迈多病，因食道痉挛而进食困难，身体比以前消瘦多了。后来大姐住进北京医院。王星明又多次去医院看望她。见到邓大姐被疾病折磨得异常消瘦的身体，王星明的心像刀剜一样刺痛。

1991年8月6日，邓大姐高烧不退，病情危重，已处在昏迷状态。王星明在病房守护着，心都要碎了。高振普同志告诉王星明，大姐昏迷中还叫着她的名字“王星明、王星明……”这天回到家里，王星明一直无法平静，抑制不住内心的悲痛。她向有关领导同志提出，要求护理邓大姐。但后来由于种种原因，在邓大姐生命垂危的一段时间里，王星明未能如愿地为她老人家再献一次赤诚之心。王星明说：没能最后护理大姐，是我一生中最大的憾事。

王星明永远忘不了1992年7月11日那一天。当一位医护人员打电话告诉她“邓大姐病危，正在医院抢救”时，王星明立刻丢下手中的活，赶到北京医院。当王星明冲到邓大姐的病房门口，卫生部顾英奇副部长拦住她，握着她的手说：“邓大姐今晨6时55分病故了。”王星明不顾一切地冲过含泪悲泣的人群，来到邓大姐遗体旁。只见白色的床单盖在邓大姐身上，露出安详的面孔。王星明呆呆地立着，不敢相信邓大姐已经停止了呼吸，永远离开了我们。王星明的心要裂了，眼泪一直往外涌。她情不自禁地大声呼喊：“大姐！大姐！我来晚了！”痛哭

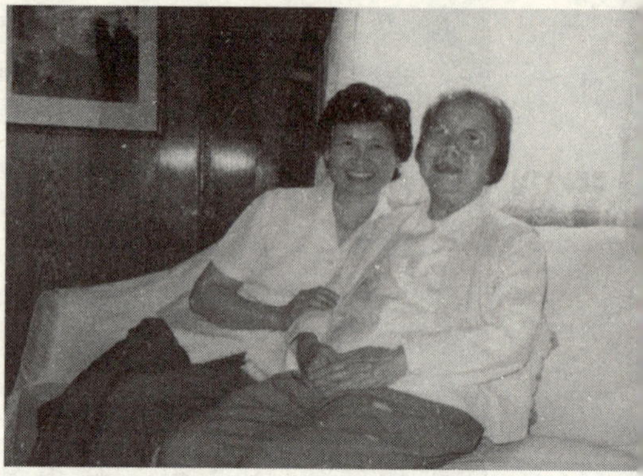

邓颖超与王星明亲如母女

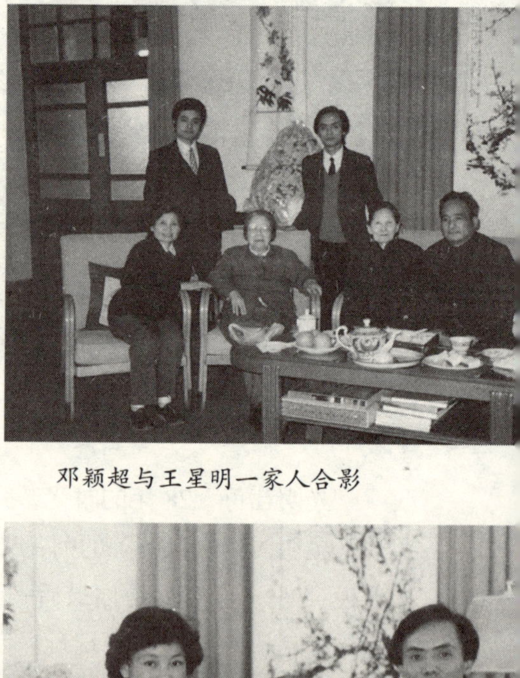

邓颖超与王星明一家人合影

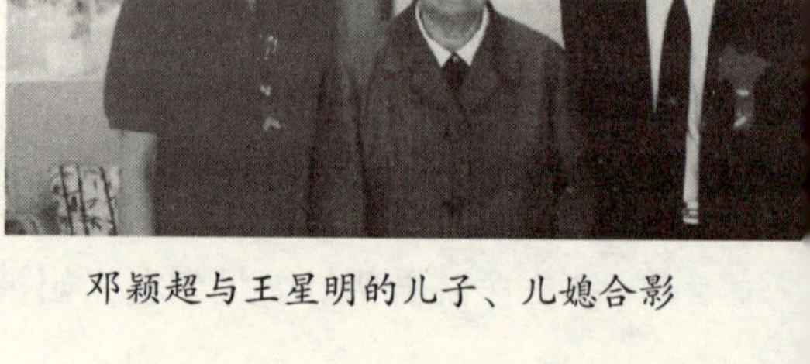

邓颖超与王星明的儿子、儿媳合影

失声。

在王星明心中，邓大姐的一生，勤勤恳恳，兢兢业业，没有一点私心，完完全全地把自己的一生献给了人民。敬爱的邓大姐，您那慈祥的面容，总是浮现在王星明的脑海；您那亲切的教诲，总是回响在王星明的耳边……邓颖超大姐走了，她没有遗产。她留下的是永久的怀念。

安享晚年的王星明依然忙碌

敬爱的周总理和邓大姐虽然已离开了人世，但两位老人心系着普通老百姓及身边工作人员，包括他们的家属的那颗平常人之心，却始终影响着王星明，他们的音容笑貌永远留在王星明的美好记忆中。

退休后的王星明依然忙碌，她热心公益活动，利用参加活动的机会，向大众传播老一代革命家高尚的情操和动人的事迹。虽然王星明在生活上也曾遇到过种种困难，甚至不公，但她却始终无怨无悔，勇敢地走出困境。谈到是什么能让她如此的坚强，王星明说："总理和大姐的高风亮节早已经成为我的楷模。每当我遇到磨难和坎坷时，他们的精神总是激励我的源泉。"

如今的王星明身体较健康且生活幸福，尤其是提到即将升入大四的大孙子、和即将升入大学的小孙子，脸上就泛起满足的微笑。

无悔的保健人生

——周恩来、邓颖超保健护士许奉生

作为机动护士，许奉生先后为李先念、李富春、蔡畅、邓小平、王稼祥、董必武、谭震林、张际春、朱德、康克清、陈琮瑛等中央领导和老同志担任保健工作。1964 年起，直到周总理逝世，许奉生担任周总理专职保健护士，亲历了许多的历史时刻。此后又继续担任邓颖超的护士长陪伴

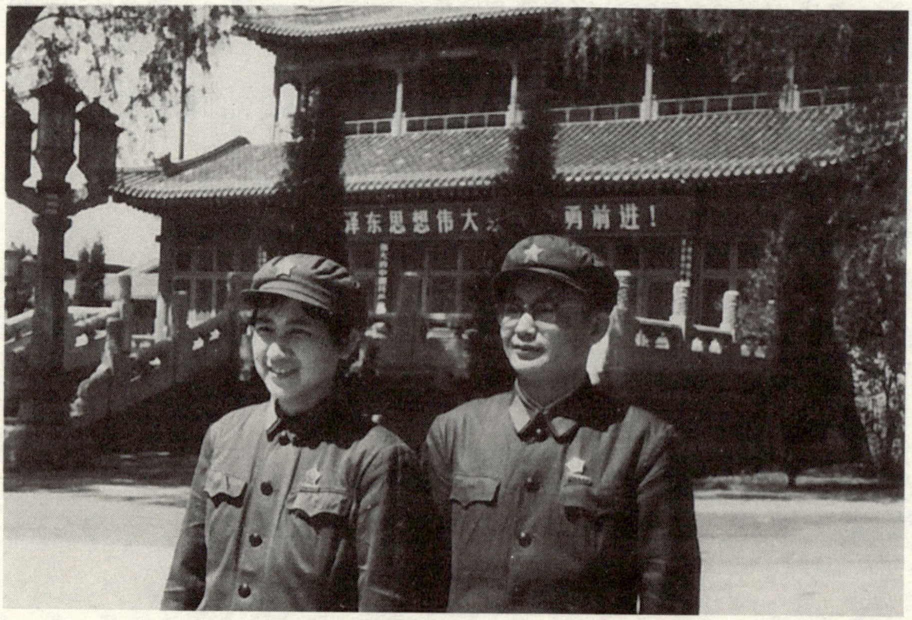

1963 年 2 月，被调回中南海并参军的顾英奇、许奉生夫妇在中南海紫光阁前合影

在她身边达11年，亲身感受大姐的慈爱。在随谷牧出访期间，由于她果断的处理，保住了谷牧的眼睛。三进三出江青处，演绎了一出“悲喜剧”。

学生娃进了中南海

1959年，许奉生从北京医学院护士学校毕业，分配到北京医院，分别在内外科各工作了一年。那时的北京医院还没有对外开放，服务的对象就是党政军的高级领导和苏联、东欧社会主义国家使馆工作人员。在北京医院工作时，就有人对许奉生说：你在北京医院的工作不是固定的，在这工作只是让你熟悉一下护理工作，增强实际经验，以后去做中央保健工作。许奉生因为对保健工作并不了解，听到这样的话也没有太多想。

1961年，北京医院修建，许奉生与一些医护人员搬到协和医院五层工作，服务对象还是北京医院的老病人。同年四五月期间，召开人民代表大会，许奉生被派往北京饭店负责大会医疗保健值班。大会工作结束后，许奉生回老家探亲，从家乡返回北京后，许奉生就进入了中南海保健组，那是1961年的夏天。

同时进入中南海与许奉生年龄相仿的护士有陈藻凤、汤毓琴、仉华明，几个同龄人关系非常要好，经常在一起活动。在这几个人中，只有陈藻凤被分配到刘少奇（当时称为二组）那里担任专职护士，其余都作为机动护士，许奉生也在其中。

当时住中南海的中央领导中，只有毛泽东、刘少奇、朱德、周恩来和陈云（住北长街）五位领导同志配备了专职的保健医护人员，其他的领导则没有配备。机动医护人员采取AB制分组分管负责的方式，每个人负责三家领导的保健工作。遇到有人员随首长出差时，剩下的两家就有另一个护士承担下来。许奉生与汤毓琴经常是一个人出差，另一个人在家就要负责五家的保健工作。当时对保健护士的要求是非常严格的，每家都要制订出具体的护理计划，而且是一年的计划。内容详细全面而周密，每周都要到每个首长家按计划去做各种检查，这个过程被医护人员称作访视。回忆起那时的工作，许奉生感觉是很快乐的。作为机动人员，在中南海里那么大的范围不骑自行车是不行的，当时会骑自行车的不多，许奉生也是到了中南海后才学会的。20世纪60年代初，中央首长身体状况都好，除他们五人的专职医护人员要留在首长家外，机动人员平时工作也不是太紧张。到了晚上，许奉生和一些首长身边年轻的，没有成家的单身工作人员们就跑到瀛台去玩。

那时在中南海的中央首长基本都是在外面忙工作，每次访视很少能见到首长本人，最多是见到夫人。遇到夫人也不在的时候，就检查一下厨房卫生，向他们身边的秘书、警卫、厨师、服务员等工作人员了解首长饮食、健康、起居等情况。作为医护人员有进入首长卧室特权，检查首长所服用的药品，特别是安眠药的使用情况。看他服用的量，是否需要补充等等。

初在中南海时，作为机动护士许奉生先后为李先念、李富春、蔡畅、邓小平、王稼祥、董必武、谭震林、张际春、朱德、康克清、陈琮瑛等中央领导和老同志担任保健工作。

当时有一些首长身体不是太好，医护人员要做的工作就多一些。像蔡畅大姐需要经常打针。刚开始许奉生对称呼蔡畅为蔡大姐还很不好意思。心想：首长那么大岁数，跟自己的奶奶岁数差不多，我们才20岁就叫大姐，真是叫不出口。后来随着接触时间长了，许奉生慢慢也就习以为常了，而这些首长也同样非常可亲可爱。许奉生每次在为蔡畅大姐打针或护理时，她总是一口一个“奉生呀”叫她，让许奉生心里感到十分温暖。蔡畅大姐早年在法国留学，有时会给许奉生一个西方的亲吻礼，这让年轻的许奉生还有些羞涩。蔡畅大姐非常注重穿着，也同样要求工作人员注意穿着，衣服旧一点没关系，但一定要整洁合体。许奉生知道大姐的要求，所以去蔡畅大姐家之前，总要检查一下自己的衣服脏了没有，鞋子有没有沾上泥点。有一次专家为蔡畅大姐会诊，许奉生想：自己是护士，于是主动退后，坐在了沙发后面的椅子上。蔡畅大姐发现许奉生坐的位置，就对许奉生说：“小许，过来，坐到沙发上来，干吗像个受气的小媳妇似地。”许奉生说当时的感觉特别亲切和温馨。

许奉生说，为李先念服务也非常有意思，他人很和蔼，经常与我聊天。李先念睡眠不好，需要注射B12。李先念住在东花厅，生活非常有规律，总是早睡早起。中南海紫光阁每周末都要举办舞会、文艺演出或放电影。逢到周六晚上，许奉生为李先念打完针后，他就操着浓重的湖北口音说：“小许，走，看电影去。”在紫光阁看电影时，首长都是坐在前面，许奉生等工作人员则坐在后面。有时李先念一转身看到许奉生在后面，就会习惯性地说上一句口头语。一天，李先念的秘书给许奉生打来电话：“你赶快过来，与首长照相。”那时许奉生家住在西单附近，李先念住在皇城根（因中南海东华门修缮），距离不是很远。许奉生急忙赶到那里，如愿与李先念合了影。

朱总司令的夫人康克清大姐，“文革”期间被批斗，她原来是较胖、较高的身体一下子变得消瘦。有一次许奉生出诊到康大姐家去，康大姐穿着一套黑色的连衣裙，更显得消瘦。为她做完护理后，康大姐向许奉生要她儿子的照片。康大姐非常喜欢孩子，在前一次许奉生为康大姐做治疗时，就曾向她要过许奉生儿子的照片。可是这次许奉生还是忘记给康大姐带来儿子照片，看许奉生没有带来照片，康大姐就问许奉生：“你是不是不敢给我，怕我连累你呀。”许奉生听大姐这么一说，急忙解释道：“我不怕，我怕还上您这来呀。”“那领导派你过来的，你也不能不来呀。”大姐说。这一下许奉生可真着急了“我一定给您带来。”回去以后马上把儿子的照片放在身边，时刻提醒自己千万别再忘了。很快许奉生就把儿子的照片送到了康大姐的手上。

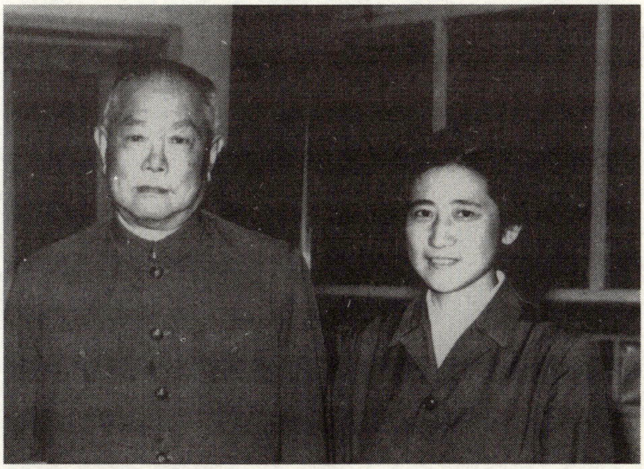

李先念与许奉生合影

原来在中南海里有三位大姐，除蔡畅、邓颖超大姐外，还有一位就是陈琮瑛大姐，她是任弼时同志的夫人。三位大姐有一个共同的特点，都是非常和蔼可亲。想起三位大姐，许奉生心里总有无法言表的温暖。

1963年，许奉生被派到外交部长陈毅老总处，负责他的保健护理工作。1964年，中南海保健组被撤销后，许奉生回到北京医院总值班室，但仍然担负陈老总保健工作。经常晚上八点以后骑着自行车从北京医院出发，经过天安门走长安街，从中南海东便门进入中南海。之所以选择这条线路，是由于这条路相对比较安全。当时北京的晚上路比较黑，曾经发生过护士外出工作，晚上回来晚，在东单公园附近被打劫手表的事件，60年代，东单公园那一带还很偏僻，没有现在这么繁华热闹。每次许奉生从中南海陈老总家回来，都是夜里十一二点，许奉生骑车从东单公园经过时总是提心吊胆地赶快紧蹬。到了北京医院门口按响门铃时，还是心有余悸。听到许奉生不停地按电铃，值班的同志没走出收发室就喊："小许，别按了，我知道你回来了。"后来，领导考虑到这样往返既不安全也不利于工作，就决定许奉生住在陈老总的家里。许奉生清楚地记得住在陈老总家时的情景。陈老总家客房的床是海绵垫子，那是柬埔寨国王西哈努克送给他的。这让睡惯了木板床的许奉生晚上辗转反侧，一时还真不适应这高级的享受。

当时的中南海保健组就像一个大家庭，谁有困难大家都会伸手相助。60年代三年自然灾害时，在中南海的工作人员还有些特殊待遇，有时会分一些带鱼和黄羊肉。如果遇到哪位医护人员随首长出差不在北京，其他的医护人员和通讯员王凤生必定会骑上自行车，把这些东西送到他们的家里。遇到有出差的，他们的孩子也会帮助去接送。陈云的保健医生陈家顺大夫，常年随陈云同志在外地，他的女儿在中南海幼儿园，身体比较弱，需要增加半磅牛奶，但幼儿园不负责热牛奶。保健组主任马苏高就说：那我们就自己做这项工作。每天内勤人员都将半磅牛奶热好，由护士或通讯员送到幼儿园给孩子喝了，替出差的同志分忧。在保健组，不管是谁的事，只要同志间有需要帮助的，大家都是义不容辞，同志之间的感情非常深厚。60年代，物资还是凭票供应，中南海机关给每个人一个月一斤肉票，分四次吃。赶上谁出差，肉票用不完，就会留给在家的同事。至今许奉生还非常留恋那时同事之间的亲密感情。

住进西花厅

1964年，周总理的保健护士王星明要到大学护理系学习深造，组织上让许奉生去接替她的工作。虽然是组织决定，但也要经过邓大姐的实际考察。许奉生跟随老护士魏坚去见邓大姐，许奉生为大姐进行注射后，得到了邓大姐的认可，说："小许打针不疼。"从那时起，直到总理逝世，许奉生成为了总理和邓大姐的专职保健护士。

总理在中南海的住所西花厅是一处老房子。这处老房子除正房还比较好外，其他配房已经相当陈旧。而且连卫生间也没有。后来将配房改造成两间简单的卫生间，用走廊的形式和卧室连起来。直到总理病重住在305医院时，后勤部门才利用这段时间改造了总理的卫生间。遗憾的是总理没有用上就去世了。总理家的地板是木地板，只在经常走的地方铺上了几块胶毯。木地板年久失修已经相当陈旧，地板下面有蟋蟀在叫，还有蚂蚁、蚊子甚至还有跳蚤。有一次，总理的服务员身上被虫子咬了，护士王星明一看，那跳蚤还在他身上跳。虽然房子急需修缮，但总理就是不同意。总理去世后大姐还是没有同意维修。随着大姐年龄的增大，地板又滑，而且发生了大姐滑倒后骨折的事，才在大姐的房间和卫生间铺上了地毯。

西花厅原是清朝末代皇帝溥仪的父亲、摄政王载沣的府邸。推翻清朝后，袁世凯任大总统时期的国务院和北洋军阀政府的国务院都曾经设在西花厅。

周恩来总理和邓颖超大姐是1949年11月住进西花厅的。西花厅院落占地面积比较大，由前院和后院两部分组成。西花厅的大门朝南开，进入大门径直向里走就是前院。

西花厅前院是一大片园林，有高大的松柏树、槐树、梨树、枣树和柿子树，还有像牡丹、芍药、月季、碧桃、金银花等较低矮的花木。在花木扶疏的院中心有一条长廊，长廊东面的起始部位是一座亭子，匾额上书"不染亭"三个字。据许奉生回忆，邓大姐曾介绍这三个字是民国初期代理大总统冯国璋所书。不染亭向西的一条长廊直通水榭。水榭三面环水，建有五间敞厅。水榭的西北角是盟鸥馆，陈毅副总理曾在此办公。长廊外侧是一个大荷花池，原本池中养有荷花和观赏鱼，总理在世时说浪费水，就让工作人员填上土，在上面种菜和玉米。1984 年，管理部门根据中央领导同志的意见，恢复了在池中养荷花和观赏鱼。进入前院马上让人有一种开阔、宁静、清新的感觉。

再向前，眼前是一排坐落在高台上高大平房，正房门楣悬挂着一块匾额，上面镌刻着“西花厅”三个大字，这里是总理召开会议和会见重要客人的地方，直到有了大会堂后才基本不用西花厅了。前院临近西花厅正厅的部分有几丛很高的海棠树，尤以正厅正前方两旁的两株海棠树格外高大繁茂。

从西花厅正厅西面通道向后转过去就是后院。迎面一排北房是总理和大姐工作和休息的地方。比起前院，后院面积小了许多，但也有荷花池、汉白玉栏杆的小桥、太湖石和曲径，花木同样枝繁叶茂。

每年四月，西花厅的草木开始泛绿，随后的时间各种花草相继绽放，很快就形成了争奇斗艳的景象。而海棠、碧桃和丁香花开的最早。在最先开放的花中，海棠花开的最为娇艳。总理和大姐都十分喜欢海棠花，大姐还经常剪下海棠花和金银花送给尊贵的客人。院中池塘中的红鱼（大姐曾介绍这是日本神鱼）优哉游哉，池中莲花清新窈窕。

秋天的西花厅是一片丰收的景象。柿子和海棠结出了许多果实，总理和大姐以及所有的工作人员都充满丰收的喜悦。大姐不仅让大家都来尝尝鲜，还曾挑选最好的柿子送给西哈努克夫妇等国际友人。

果实结得最多的是海棠。晶莹碧透的果实挂满枝头，一串串压弯了树枝。不同品种的海棠结的果实颜色也不同，西花厅的海棠有红色和黄色的。到了这个时候，大家可以随意摘着吃，海棠果酸甜可口，有的工作人员还把它做成了果酱。

那时总理的身体还比较好，许奉生也不用每天都到总理家去。平时不用去，都是有事随叫随到。有一次总理感冒，大姐为总理配置了中药，许奉生才去总理那里长时间工作。因为大姐懂中医，她的母亲就是中医大夫，她也喜欢中医药。从这个意义上讲，大姐才算得上是总理的保健医生和护士。

总理在饮食上是以清淡为主。每周的菜谱都是邓大姐与厨师商量后亲自制订。由于总理小时候在东北生活过，所以主食喜欢吃小米、大米、玉米和高粱米。菜主要是红烧鲫鱼、虫草鸭汤、糖醋圆白菜、冬瓜、青菜和豆制品。总理还常吃一种他家乡淮安的土菜，是当地生长在水沟中的类似芦苇的一种菜。每次家乡来人都要为总理带一些。后来许奉生去淮安时才了解到，这菜是当地极为普通的一种野菜，叫“蒲菜”。

每天总理起床后在洗漱时，许奉生就进去在总理旁边汇报当天的菜谱、天气预报和节气。说起对节气的认识，许奉生说还是总理教给他的。起初许奉生并不知道一个月有两个节气（一个在7、8日，一个在23日左右）。总理就说：“你为什么不知道呢？因为你生长在城市，你如果是农村的孩子你就会懂节气。农民种地都是要根据节气来耕种。”总理和大姐都非常注意节气的变化。天气预报的内容包括屋里的温度、走廊的温度和广播的天气预报。总理会根据气温决定衣服的增减。报菜单时，总理有时也会发表一下自己的想法。有一次，当天的中午有一道红烧白鳝，总理听到后就对许奉生说：“其实我不喜欢吃白鳝，可大姐说白鳝有营养，非让我吃。”说完回过头来叮嘱许奉生：“别告诉大姐呀。”许奉生说：“他那神秘的样子至今我都记得，他们老夫老妻也很有趣呢。”在这个时间里，许奉生还有一项重要的工作，就是检查总理的舌苔，根据舌苔的变化，邓大姐为总理配置了“保和丸”。“保和丸”有两种：连翘保和丸和黄连保和丸。舌苔发白时服用“连翘保和丹”，舌苔有些黄，说明上火了，就吃“黄连保和丸”。大姐还让总理服用西洋参。方法是：用西洋参片3克煮水，隔日服用。因为总理经常在开会或会见客人，为了方便，将热好的中药用茶杯给总理送去，在外人面前还认为总理喝的是茶。这些滋补药总理都要求自己付费，而且经常询问许奉生：药费缴了没有。大姐对总理生活上照顾的可谓是无微不至，总理的家是一个大家庭，家中所有的家务事，大姐都亲自操持。许奉生刚开始为总理检查舌苔时，因为许奉生没有学过中医，大姐还有些不放心，每次许奉生检查总理舌苔时，大姐都要亲自复查一遍。随着许奉生业务的熟练，大姐才不再检查。每当总理有些伤风感冒，医生开的中药处方，大姐都要亲自过目后才去抓药。

总理曾向许奉生提起过他的身世。总理的家原来是一个大家望族，后来没落了，家里生活也是很艰难的，但总理很小就自己独立管家了。在周恩来十岁时，他的养母去世，所有的丧事都是总理一个人张罗的。当时他的四伯父就看出他是一个可造之材，四伯父在铁岭和沈阳的旧政府中做一个小职员，于是就把年幼的总理带到东北。十二岁的周恩来来到东北，先在铁岭的银岗书院读书。初到东北，他不能适应那里严寒的环境，东北的高粱米也不对他的胃口，但他还是逐渐地适应了。总理曾对许奉生说："东北的高粱米锻炼了我的胃口，所以在长征的路上我能坚持下来。东北的冰天雪地锻炼了我的身体。你们东北人打人不叫打人，叫'揍人'，骂我是'南蛮子'，揍我（后来周家人回忆文章说：东北小朋友扒下他裤子

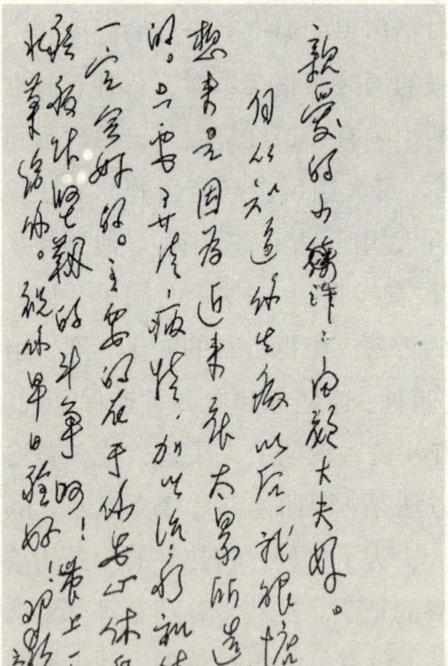

1965 年 6 月 11 日，邓颖超给许奉生的便签

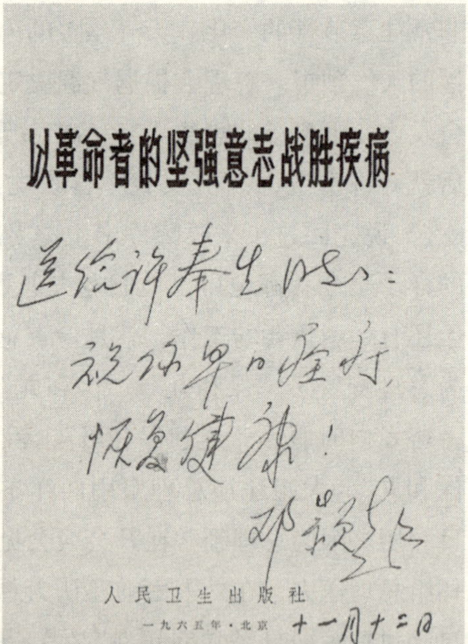

1965 年 11 月 12 日，邓颖超在赠给许奉生的书上题字

打他）。后来我就广交朋友，锻炼身体，他们再也不敢揍我了。再揍我，我就揍你。所以现在我的身体才能这样好。”“文革”前，总理的身体的确是非常好。

感受大姐的慈爱

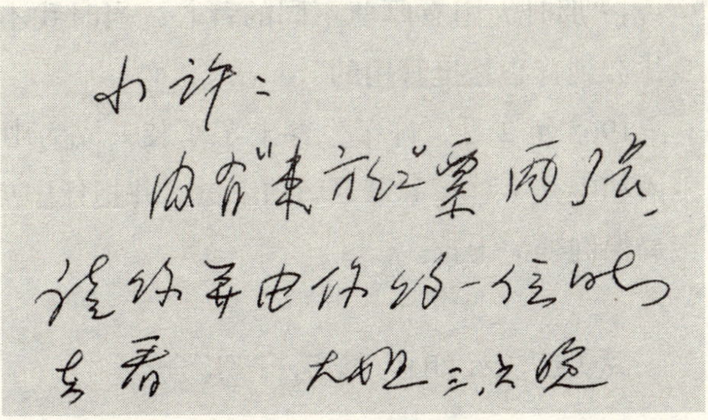
邓颖超送许奉生演出票的字条

1965 年，许奉生患上了肺结核，咳血。因为在此之前曾得过，当时诊断是肺炎，而且很快就康复了，但没想到又复发了，确诊是肺结核后，许奉生马上就休息。大姐特别关心许奉生的病情，特地为此给她写信：

“亲爱的小许：问顾大夫好（许奉生的丈夫顾英奇，当时任朱德专职保健医生）。自从知道你生病以后，我很惦念。想来是因为近来工作太累所造成的。只要弄清病情，加以治疗和休息一定会好的。主要在于你安心休息和疾病作坚韧的斗争呵！带上一点水果给你。祝你早日痊好。邓颖超。”

那年 11 月 12 日，邓大姐把自己的著作《以革命者的坚强意志战胜疾病》一书送给许奉生，并在该书扉页上寄语勉励。

病痊愈后，许奉生立刻就重新回到了西花厅。第一天上班的晚上，总理在睡前和她说了不少话，他说：“结核不可怕，我小的时候，母亲和养母都是结核，都吐血，也都去世了。特别是我养母咳血，我还和她睡在一张床上，我都没有传染上。”总理接着说：“我长大结婚了，老婆也得结核，但我不是也没被传染上吗？所以结核不可怕。而且我身体好，你从小没了母亲，家庭条件差，所以身体素质弱一些。另外，你是北方人的性格，什么都不在乎，不爱惜身体。大姐年轻的时候也不爱惜身体。她怀孕的时候，自作主张开了处方吃中药打胎，身体还没有恢复好就上台演讲。那时是国共合作期间，大姐工作是担任何香凝的翻译。何香凝讲的是广东话，许多人听不懂，大姐就把她的广东话翻译成国语。由于大姐身体从那时就没养好，所以直到现在她身体还是不太好。你们女同志要爱护身体，要穿背心、用披肩。外国妇女用大披肩不是没道理的，既美观又保暖。”许奉生说：“那时大姐有厚薄不同的背心，当时我不理解，我现在老了，才切身体会到背心是挺管用的”。

1968 年 2 月，许奉生穿上了军装，成为中国人民解放军总参中央警卫团和中办（总参）警卫局的一员，并担任中央警卫团中南海门诊部和警卫局保健处护士长。

总理与大姐的最后一张合影

在西花厅，总理与大姐和所有的工作人员都钟情海棠花，每当海棠花盛开的季节，大家都有一个愿望：希望总理与大姐能合个影，大家也想与总理和大姐一起留下珍贵的瞬间。但在“文革”年代却让原本再简单不过的愿望都变成了大家的奢望。

1970 年 4 月，大姐和全体工作人员看着满园的海棠花盛开，大家又萌生了与总理在海棠树下合影的想法。于是大家就拟订了一个计划，大姐也同意了这个计划。四月中旬，所有的人看着海棠花一天天的开放，大家盼望着制定的计划能马上实施，可总理总是一直忙碌，大家始终没能找到合适的机会向他提出，大姐也不忍心打扰总理，计划一拖再拖，直到 5 月 20 日。那天工作人员从秘书那儿了解到总理这天的工作安排比较轻松，大姐看总理那天睡眠比较好，起床后心情也比较轻松愉快，而且天气也很晴朗，于是大姐决定：“今天和总理照相。”虽然此时的海棠花已经凋零，只剩下郁郁葱葱的海棠树，但能了却心中的愿望，大家都非常兴奋。

为了满足大家与总理合影的愿望，总理身边的工作人员早在制订计划时就通知有关人员：在海棠花盛开的这段期间，要和总理与大姐照相，请大家这几天不要走远。

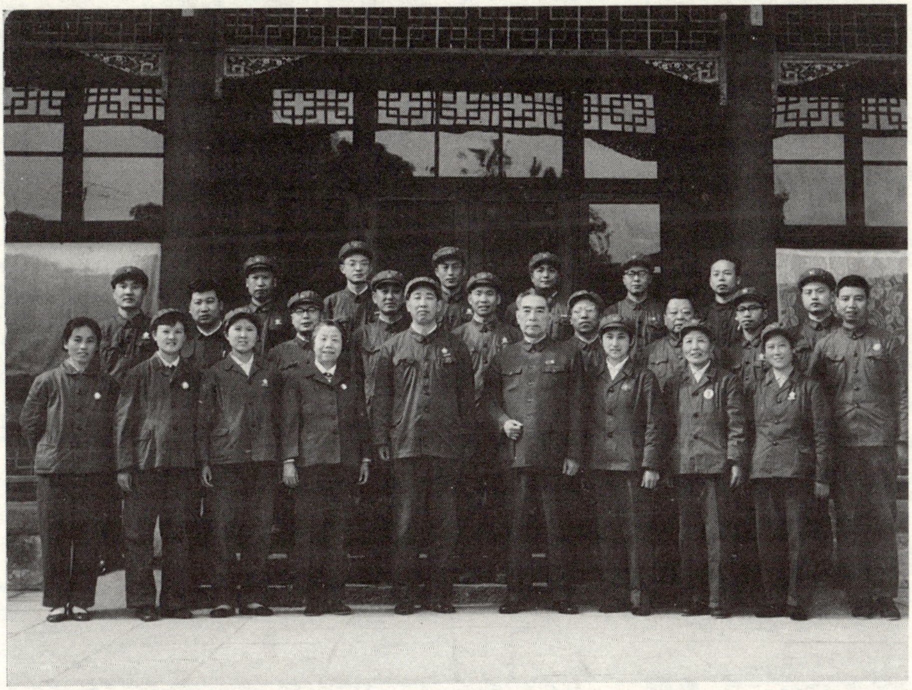

1970年5月20日，周总理、邓颖超与身边工作人员在西花厅前合影（站在总理身边是许奉生）

5月20日这天，工作人员首先请新华社摄影记者杜修贤来西花厅做相关准备。又请来负责总理警卫工作的中办警卫局副局长、西花厅党支部书记杨德中，以及保健处、服务处和车管处的有关人员提前来到西花厅，一切准备妥当。十一点左右总理起床后，许奉生进入总理的房间，向正在洗漱的总理汇报完天气预报等例行工作后，许奉生对总理说："总理，今天天气好，大姐和西花厅工作人员想与您照张相，不会耽误你工作，大家都在外面排好队，您吃完早餐只要出去站一下就可以了，不需要很长时间。"周总理听后点了点头。

总理吃完"早餐"（实际已到中午）后从房间里出来，先与排好队的身边的工作人员一起合影。总理那天心情很好，兴致很高，合完第一影后，他还在院子里散步，边走边与大家聊天。在"文革"时期，总理身边工作人员很少看到他这么高兴，大家抓住这难得的机会又与总理照了一张集体合影。看到周总理心情不错，女同志建议，所有女同志与周总理合个影，邓大姐同意后，周总理欣然接受。一见女同志与总理合了影，男同志们也向周总理提出了同样的请求，结果全体男同志也如愿以偿与总理合了影。

乘着总理情绪好，大家齐声说：总理与大姐也来一张。于是，总理与大姐高高兴兴地站在海棠树前，留下了珍贵的瞬间。这张照片拍得特别好，大姐对这张照片很满意，她把照片赠送给身边工作人员每人一张。但谁也没有想到，这竟是总理去世前与邓大姐的最后一张合影。大姐后来回忆说：在总理住院期间，很后悔没能与总理合张影留作纪念。5 月 20 日这一天，总理一共合了五张影。这些珍贵的照片所有的工作人员都精心地收藏着。每当看到这些照片，当时的情景许奉生至今仍历历在目，仿佛就在眼前。

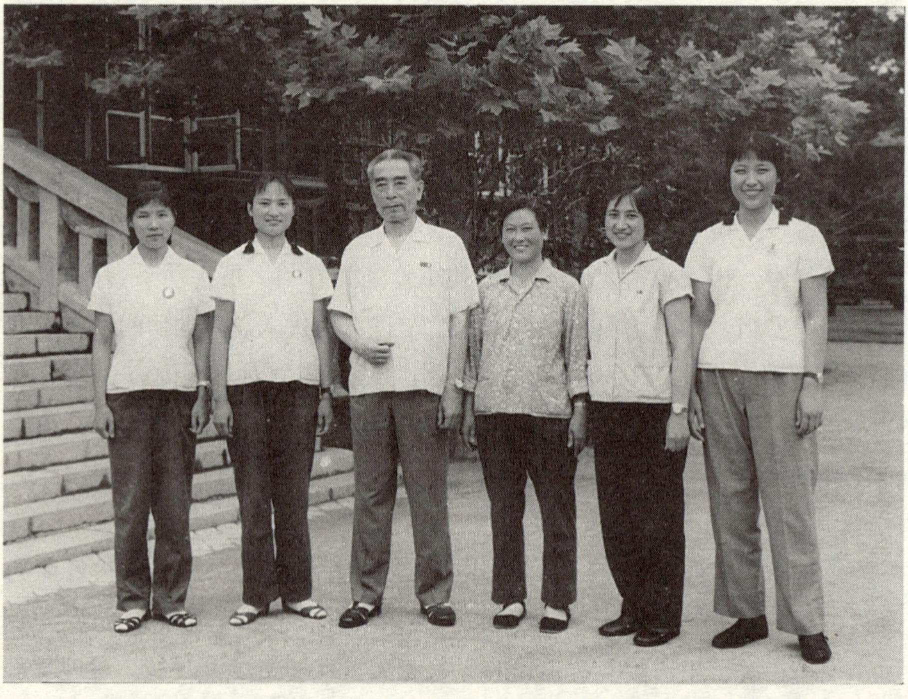

1970 年 5 月 20 日，周总理与身边工作的女同志合影（右二为许奉生）

“文革”乱世中的总理

1967年，“文革”的形势很紧张，那时发现总理有了冠状动脉供血不足。组织上增派了保健人员。四名医护人员分为两组轮流值班，每组负责24小时，医护人员要随时跟随总理。总理到哪里，医护人员就要带好医疗急救药品、氧气等跟到哪里。

总理的作息时间一般是上午十一二点钟起床，中午十二点左右吃“早餐”，然后就是马不停蹄地工作。总理的日程里没有“午休”和“工间操”，连一日三餐也经常是不固定的。有时去机场迎送外宾，就在汽车上吃点东西。每天要在凌晨两三点甚至早晨六七点才能休息。

“文革”让全国秩序大乱，作为国家的总理更加操劳，那时他也是近七十岁的老人了。原本在总理睡前许奉生按医嘱给他服安眠药后就该关灯睡觉了，但总理总是还要坐在床上看一两个小时的文件。许奉生看到总理

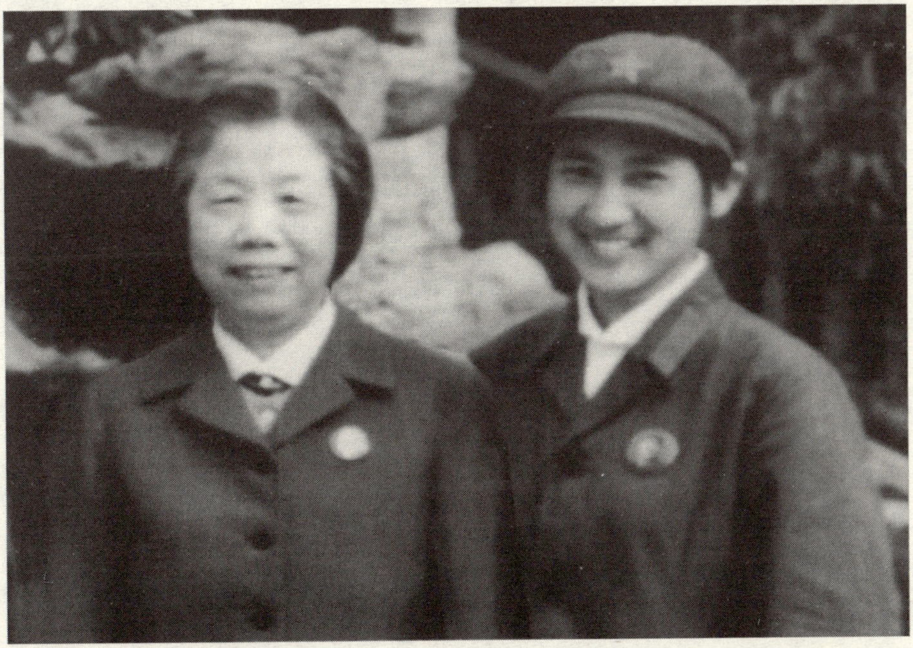

1970年9月，庐山会议期间，许奉生与邓颖超在庐山合影

困倦不堪还要努力支撑的样子实在心中难过。每当这时，她唯一能做的，就是递上一块热毛巾缓解一下他的疲劳。大姐经常心疼地念叨："别人家的老人喜欢睡前和小孩玩一会儿，心情轻松愉快。他没小孩，文件就是他的孩子喽。"

有时总理已经睡下，但一有事，他马上起床处理。这对于一个老人确实是太"残酷"了。有一天深夜，总理已经服了安眠药，但还要处理一件事情，他就边看文件边等待。这时，新华社记者杜修贤来送审新闻照片，让许奉生立即呈给总理。总理看得认真细致，一眼就发现三张照片中都漏掉了当时的一位"要人"，从而避免了一场不必要的政治麻烦。

1968年前后，社会上突然出现"要揪出那个隐藏最深、保走资派保得最多、有严重历史问题的人"的风声，把迫害的矛头直接指向总理。这对把毕生都献给人民，有着丰功伟绩的老人是多么的不公。面对如此残酷的精神折磨，总理以他博大的胸襟和坚强的党性默默地独自承受着。看到总理在承受巨大的压力下，还要夜以继日地操劳，身体一天天的消瘦，许奉生和身边的工作人员看在眼里，痛在心里。

一天夜里，总理照例在床上看文件，许奉生和卫士给他吸完氧并数完脉搏后，按以往的经验，总理此时应该慢慢入睡了。可那天他却毫无睡意，而且连连叹息。看到总理的样子，许奉生虽然不知道他在想什么，但积压在她心里的话还是止不住地脱口而出："总理早些睡吧，别想那些事。总理一心为公，做的工作最多，老百姓心里都有数。"总理听后欣慰地说："听你小许说老百姓能理解，我也就满足了。有件事告诉你，我的历史中共中央早就审查过了，我从来就没有历史问题。"许奉生接着总理的话题说："总理做的工作最多，难免有这样那样的不足，但那最多只是十个手指头中的一个，全国人民都相信总理。"正说着，大姐已经起床，听说总理还没有睡就进来说："你们一老一小在谈什么呀？"许奉生见大姐进来就向外移动脚步，边走边听到总理在向大姐说着什么。只听大姐说："嗐，你跟孩子说这些干什么？她怎么能理解呢？"可总理却说："不，小许还很能和我交谈的。"

"文革"期间，总理主要去的有三个地方：人民大会堂、京西宾馆和钓鱼台国宾馆。许奉生说:"在这三个地方中，我们医护人员最怕去钓鱼台。因为钓鱼台的面积小，医护人员不能随总理进入房间，只能与警卫人员在外面的车内等。那时的汽车远没有现在的汽车密封性好，穿着军大衣还觉得车坐后面有风吹我的腰。再加上车里的警卫吸烟，那滋味别提多难受了。从车上一下来，别人都说你身上全是烟味。那时经常吃不上饭，也不敢上厕所，生怕有情况自己不在场。一次，在钓鱼台等总理时，错过了用餐时间。总理的随车司机张富勋那里正好有几个核桃。他递给许奉生一个核桃说:'小许，吃个核桃，一个核桃等于一盘红烧肉。'大家都笑了。人民大会堂比较宽畅，医护人员就可以跟随总理进入，在楼道或门口待命。刚开始时，总理并不同意医护人员跟随，说:'跟那么多人干什么。'后来表面上只有医生跟随，我只能作'隐身人'在不让总理发现的情况下隐蔽跟随。后来还是被总理发现了，也没有再反对。"那时候，造反派相互争斗的极其激烈，总理每天都在接见各方造反派，承受着精神和身体上巨大的压力，身体已经很消瘦。有时在大会堂接见完造反派后，许奉生看得出来，总理的心情非常不好。回到小休息室，卞志强医生想为总理测一下脉搏，总理挥手不让测。虽然总理拒绝测脉搏，但作为医护人员一定要了解总理的身体情况。没办法，卞医生只好让许奉生去为总理测脉搏。这时许奉生会主动上前为总理测脉搏，看看是不是有早搏或不舒服的现象。总理对女同志是非常尊重的，所以许奉生每次都能顺利地完成工作。

当时接送外宾还不是在大会堂举行仪式，接送都是总理到机场。那时去机场的路况非常不好。接送外宾多的时候，总理有时一天要往返两次到机场接送，经常是吃不上饭。大会堂的厨师有时就为总理准备几个包子或玉米糊在路上凑合一下。总理在大会堂吃饭时，工作人员特地让厨师为总理准备一些鸡汤或鸡油炒制的菜肴。在总理家里，邓大姐不允许总理吃鸡肉，说鸡肉上火。可医护人员考虑到总理需要补充营养，只好利用总理在大会堂工作时，让总理吃上点儿鸡肉，确保有足够的营养补充。现在研究表明，鸡所含的是饱和脂肪酸。如此看来，邓大姐当初不让总理吃鸡肉也是有道理的。

总理的一件毛背心

简朴是当时中央领导共同的特点。许奉生1964年刚到总理身边工作时，总理有两套双面绒睡衣，由于长期磨损，那上面已经基本看不出来是绒的，补丁也不少，可总理始终不让做新的。最后连扣眼都扣不上了，服务员就与大姐商量要为总理做件新睡衣。结果是只做一套新睡衣，原来的两套旧睡衣缝补成一套继续穿。就是这套旧睡衣，总理病重时因腹部插了许多治疗用的管子，没办法穿裤子。而不穿裤子总理不习惯，只好把这套旧睡衣的裤子改成了特殊的套裤穿。

那时出国有制装费，可总理出国从不要制装费，也从来没有因为出国添置过新服装。1968年正值“文革”期间，总理年事日高，健康状况也大不如前。北方的深秋已经寒气逼人，大姐看总理连一件毛背心都没有，考虑到老年人容易从前胸和后背受凉，于是决定为总理织两件毛背心。大姐就让秘书赵炜去友谊商店买一斤灰色的纯毛细团毛线，大姐自己设计样式，要为总理织一薄一厚两件毛背心。而织毛衣的任务就交给了许奉生和另一名护士姚军。许奉生清楚记得大姐让自己织的是元宝针、厚的毛背心，小姚织的是平针、薄的毛背心。大姐还特意交代毛背心开口要小一点，这样可以保护胸部不受凉。毛背心织好后，还让总理的服务员霍爱梅在扣眼儿上再锁一遍，方便总理能自己扣扣。在许奉生看来，这完全可以派工作人员到厂家定制，但总理和大姐就是坚持一定要自己编织。他们生活极其简朴，宛如一个平民百姓的普通生活。两件小小的毛背心折射出老一辈革命家艰苦朴素的精神。

这两件毛背心总理都穿过，但薄的穿得比较多些。总理去世后，1976年6月，总理卫士长张树迎向许奉生传达大姐的意见。大姐说：你们大家在恩来同志身边工作，帮助他完成工作任务，照顾他的生活和健康，你们对他有深厚的感情；在他去世后，我想给在他身边工作过的同志，每人送几件恩来的遗物作为纪念。张树迎随后把一包总理的遗物交到了许奉生手上。在这包遗物里就有许奉生为总理织的那件毛背心。还有一条国产尼龙表带，那表带上的扣眼已经磨破，用针线重新锁后，一直戴到总理病逝。许奉生十分珍惜，精心地珍藏起来。这件毛背心在许奉生手中珍藏了24年。每当入夏之前，她都要把它拿出来晾晒一遍，然后放好防虫剂妥善收藏。

2000年6月13日，许奉生到天津周恩来、邓颖超纪念馆参观，许奉生把这件珍藏了24年的毛背心捐献给了纪念馆。其他总理遗物许奉生都转赠给了其他的总理纪念馆。捐给淮安周总理纪念馆的是一条黑色西装领带和米色尼龙表带。赠给绍兴周恩来纪念馆的有：一件定做的白绸长袖衫衣；一件中华第一棉纺厂生产的菊花牌105厘米白色真丝男背心；一件白色真丝男短裤。许奉生说：把这些遗物转赠给纪念馆，让更多的人从周总理点点滴滴的简朴生活中了解到他高尚品德，永远纪念这位伟人，比个人保留更有意义。

虽然总理相当简朴，但他非常注重仪表。每次在接见外宾前，工作人员总是要把衣服熨一下，就是平时在家里都是保持衣着整洁。靠在躺椅上休息时，他的裤线都要拉直，连歇息时的床铺、袜子摆放也非常规整，而且都是自己来做，大姐的习惯也是同总理一样。办公室的钥匙总理从不离身，睡觉时就放在枕头下面。有一次去外地时，到了机场后，总理发现钥匙还带在身上，他就把钥匙放在一个信封中，封好后交给邓大姐保存，待返回时大姐会原封不动地交还总理。总理的特型演员王铁成在扮演总理时曾向许奉生详细了解总理的一些生活细节。当听完许奉生的介绍后，王铁成十分惊讶与感慨。

总理一共有两套灰色法兰绒中山装，直到去世也还是这两套中山装，而且同样是补了又补。人们只见到总理总是服装整洁，气宇不凡。岂知他穿的衣服都是旧衣服，磨损的外衣经过红都服装店老王师傅修补衣领和袖口后又整旧如新。当时日本的乒乓球女选手松崎君代回忆看到总理中山装时说：一个国家的总理竟穿着破损的中山装，他的简朴精神让我敬佩。总理去世时，工作人员从两套中山装中挑了一套为总理穿上，总理身上其他的衣服也是平时穿的旧衣服。当工作人员抱着一大包旧衣服送到医院时，当时曾为总理看牙的专家，北京医院副院长韩宗琦一见是旧衣服非常生气："就给总理穿这衣服！怎么了，没有呀，我给总理做。"见到韩医生发火，卫士赶忙解释道：大姐不让做新的，而且总理生前也有过交代。总理就是穿着旧衣服离开了热爱他的人民。

一张珍贵的照片

1970 年，许奉生随总理陪着非洲青年代表团去杭州见毛主席。当时毛主席在杭州，住在汪庄。总理住在杭州饭店，总理到汪庄去看主席，接见完外宾后王海容向主席说："大家想与主席照个相"。得到主席的同意后，大家马上排好队。这时许奉生见主席已经站在中间，她赶紧跑过去站在了主席的身边。可是由于人员比较多，排的队伍比较长，摄影师建议女同志蹲在前面。听摄影师这么一说，许奉生也在想自己是到前排去还是原地不动？这时站在她身旁的张佐良医生小声对她说："别走，小许别走，就站在这。"此时总理发话了："干嘛让女同志蹲在前面，男同志为什么不能蹲？"说罢，总理自己率先蹲在了前排。一个泱泱大国的总理竟然与普通工作人员一样蹲在前排。所有看到这张照片的人都很惊讶，无不感慨总理平易近人的伟人风范，也羡慕许奉生能有机会站在主席身边照相。同时

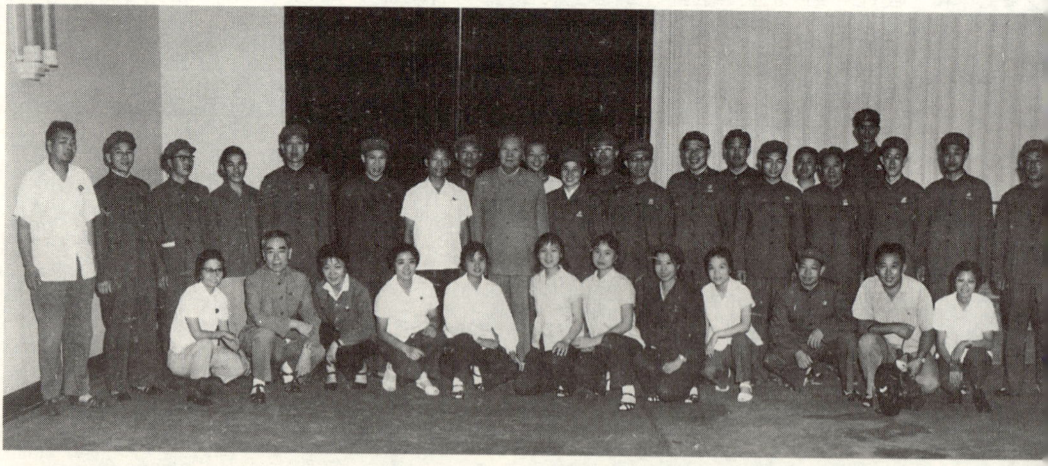

1970 年，总理去杭州看望毛泽东时，与全体工作人员合影（前排左二为周恩来，毛泽东身边的是许奉生）

大家众口一词表示：这张照片真是太珍贵了。

临回北京时，警卫人员和工作人员先把药箱提下去，结果他们动作慢了，与总理同乘一个电梯下去，总理看到带的氧气箱和药箱等，马上就不高兴了，批评许奉生："带这么多东西干什么？我要死呀。"对总理的批评，许奉生心中也有些委屈：其实并没有什么多余的东西，那些都是常用和必备的。后来卫士老张就批评那些工作人员：让你们先下去，你们动作那么慢，和总理赶在一个电梯上。

"文革"期间，总理去越南正式访问，总理要求医生护士各带一人，当时在总理身边有一名心脏病专家、保健大夫张佐良和许奉生三个医务人员。最后大姐与总理商量："只能带两个医务人员的话，就让心脏病专家去。张大夫和小许你带谁去？"总理想了一下说："小许对我生活上帮助比较多一些。""那就带小许吧。"大姐说。简单的一句话让许奉生倍感欣慰。

发现总理身体有恙

"文革"期间，总理非常忙碌，没有规律的作息时间。总理晚上要工作，中午十一点左右起来吃"早餐"，也就是邓大姐的午餐是总理的"早餐"时间。所以，总理和邓大姐很少能在一起吃饭，总是各吃各的。每天邓大姐在吃午餐时，只要一听到总理起来，总是放下筷子，起身去总理的房间问候。每当这时，许奉生与其他工作人员就回避出去，好让总理和大姐利用这难得见面的机会说上几句话。总理也非常关心大姐。每天起床后，如果看不到大姐来问候，就会询问工作人员大姐的情况。晚上总理总是在大会堂或京西宾馆接见造反派，清晨才能回来。

邓大姐的生活还是相当有规律的。每天早晨醒来，她都要在床上做一遍自己编的健身操。

"文革"中，总理工作相当紧张，不分昼夜地高强度工作，再加上林彪、"四人帮"的有意刁难，让总理的健康状况急剧下降。1967 年，医务人员发现总理患上了冠心病。1972 年 5 月 12 日，在做尿常规检查时，发现了红血球，再次检查，红血球有所增加，医务人员感觉问题有些严重，赶紧送病理检验，检验结果发现了癌细胞。发现癌细胞后，医务人员向大姐汇报了情况。1973 年这段时期总理总是尿血，情况已经很严重，许奉生说：用肉眼都能看到血尿。但就是这样，总理依然还在工作。专家建议总理要休息治疗，于是就向上级写了申请报告。张春桥看到专家建议总理应少接见一些外宾时，竟恶狠狠地说："他是总理，他不见谁见？"

1973 年 3 月 1 日，经过专家、医生的不断争取，毛主席批准后，总理做过一次膀胱镜检查，采用了电烧方法进行治疗，开始时治疗效果非常好。可没过多长时间，又出现了血尿。透过玻璃试管能清楚地看到一块块的血块，许奉生心里别提多难受了。1974 年 5 月 31 日，在住院的前一天晚上，总理要去人民大会堂接见外宾，许奉生看到总理又是在卫生间里被病痛折磨着。因血块堵在尿道口，尿解不出来，只好躺在卧榻上来回反转身体后，起来才尿出带血块的尿。但总理还是坚持去了大会堂。那是总理在住院前最后一次接见外宾。第二天，也就是 1974 年 6 月 1 日，总理住进了解放军 305 医院。

在住院期间，总理并没有彻底休息，每天要求自己像正常人一样安排好作息时间，在病房中仍然要处理一些国家大事和接见外宾。那时的膀胱癌让总理非常痛苦，而总理又是非常注重整洁和规矩的人。许奉生作为女同志不能为总理送尿壶，这项工作只能由警卫来完成。有一次总理在散步，憋得全身颤抖，警卫人员就劝总理不用顾忌，想尿就尿。可总理却说："你说的那么轻巧，那怎么行。"随着病情的不断发展，血凝块经常堵塞输尿导管，以致不得不换成粗管子，最后还要利用医疗器械向外吸。许奉生说：每当为总理治疗时，总理总是脸色苍白，一手抓着许奉生，一手抓着警卫，那痛苦是可想而知的。看到总理痛苦的样子，急的警卫不停地说："快点停下吧，快别吸了。"

化疗让总理的身体很虚弱。许奉生说：总理的耳朵很大，耳垂很厚。没病的时候，为总理取耳血时，由于总理的血很冲，经常滴下一两滴。后来再取耳血时就在肩上搭上一块毛巾。在病重期间，原来很厚的耳垂已经变得很薄。

由于采用了化疗，使得总理食欲下降，睡眠不好，人消瘦了很多。看到总理消瘦的样子，厨师也是想尽办法为总理提供可口的饭菜。许奉生记得有一次厨师准备为总理做清炒鲜贝，在许奉生报菜单时，总理就问："什么是清炒鲜贝？"许奉生知道总理不喜欢吃海鲜，喜欢吃红烧鲫鱼等河鲜，于是回答道："就是您去大连时，当地为您做过的一道海味，您当时说味道不错，像炒鸡丁似的。"总理听后说："那行，拿来试试吧。"由于没有胃口，总理吃饭总是只吃几口。一次厨师做了萝卜牛肉汤，汤里面萝卜有白萝卜、胡萝卜、紫萝卜和牛肉。总理对许奉生说："小许，我吃一口萝卜，一口牛肉。"那时总理由于化疗，口腔布满溃疡，进食很困难，许奉生就夹一块萝卜，再夹一块牛肉喂给总理。总理对许奉生说："你看，你又给我吃肉。"许奉生心里知道总理实际是不想吃肉，但为了总理的身体能康复，也只是笑笑。可一旁的警卫看在眼里，脸上的表情已经很难过了。

三进三出江青家

从 1964 年到总理去世，许奉生一直工作在总理身边。这段时间也是总理工作最忙碌的时期。尤其在"文革"期间，总理作息时间也没有了规律。每天睡觉、起床、吃饭都没有固定的时间。而作为工作人员的许奉生也要时刻跟随在总理身边。许奉生记得有一次，总理去京西宾馆接见造反派，总理落座后，大家都知道时间不会短。总理在京西宾馆的接见厅就在宾馆礼堂附近，当时正在演出样板戏《红灯记》。得知许奉生没有看过李铁梅，总理就让她去看，身边留个医生就行了。许奉生就高兴地去看样板戏了。可许奉生看戏时心里也是不踏实，中间出来看总理的接见完了没有。结果出来一看，总理一行已经离开了京西宾馆，当时已经是夜里十点多钟了。许奉生心想：坏了，这可怎么办呀。赶紧问还在场的警卫处的同志，得知总理去了钓鱼台国宾馆见江青了，保健医生张佐良大夫随总理一起去了。许奉生独自在京西宾馆里等待，夜宵也吃不下去，心里一直忐忑不安。警卫处的同志还在一旁劝许奉生：没事，总理一会儿就回来。直到凌晨一点钟，总理才回到京西宾馆，许奉生心中的一块石头才算落了地。

许奉生问张大夫怎么没叫上她，张大夫说：总理接到江青的电话，立刻起身就走，我都差点没跟上，都是从楼梯一路跑着才跟上的。

许奉生和总理身边的工作人员最害怕的一件事，就是在总理吃饭的时候，江青和叶群来电话。因为这两个人特别无礼，话特别多，每次电话最少要半小时，有时甚至一两个小时。每当这时，总理从来是不拒绝，放下碗筷就去接电话，所以总理的饭经常是一次次地热许多遍，原本做好的饭经过反复加热，色香味早已全无。

说起江青，许奉生感慨颇多。她曾经在江青那里“三进三出”。第一次去江青身边工作是江青感冒发烧，身边的护士忙不过来，总理就让许奉生去帮忙照顾她。几天后，随着江青的病痊愈，许奉生又回到总理身边。当时江青心情不错，对许奉生也比较好。江青问许奉生：“你是哪里人呀，什么家庭出身？父亲是干什么的？”许奉生回答说：“我是大连人，工人家庭出身，父亲是木工。”江青听后说：“哦，我父亲也是木工。你在哪个学校毕业？”许奉生说：“北京医学院护士学校毕业，又在北京医院内外科工作了两年才调到中南海保健组工作。”江青听许奉生介绍完，马上就发开了牢骚：“给总理的护士都是有临床经验的，给我的护士却是门诊部的护士，没有临床经验。”

第二次江青不舒服，又让许奉生去她那里工作。江青问许奉生，她原来的护士在“文革”是哪一派的。面对江青的问话，许奉生如实作了回答。江青听到后很不高兴，说许奉生有派性，就不让许奉生进到她的房间。那时年轻的许奉生也有些小脾气，她想：总在这待着也不是办法，而且总理那里除了许奉生没有别的护士，更需要护士。于是许奉生就自作主张决定返回总理处。可问题是，来的时候是车接来的，由于来得匆忙，身上没带钱包，连回去的汽车票钱都没有，怎么回去？许奉生就翻遍了几个衣兜总算翻出一毛钱。从钓鱼台出来的路上，江青的司机跟来说：小许别走，一会儿我送你回去。许奉生哭着说：不用了，万一首长有事找你，别耽误工作，我自己回去。出了钓鱼台许奉生坐上103路公共汽车就回到了中南海西花厅。总理知道后问许奉生：“小许，你哭了？”许奉生委屈说：“是，我没有完成任务。让我去，车接我，不要我，谁都不管我，弄的我坐车都没钱。”总理听了说：“那你不会打电话找小高（总理卫士高振普）?”许奉生听总理这么一说，心中的郁闷一下子化开了。

许奉生第三次去江青处的情况，在电影《周恩来》中有“哭着进去，笑着出来”场景，那是当时许奉生真实的情景再现。据别人后来告诉许奉生，是江青在一次会议上向总理大吵大闹：“总理，我没有护士，我的护士给主席了。为什么你的护士好，为什么给我的护士都不管用?”总理马上让人打电话到西花厅。许奉生得知又要去江青身边工作，心中十分反感。在此之前，许奉生曾找过大姐，希望大姐支持她不再去江青那里。大姐听完后无奈地说：“小许呀，我知道她的事难办，但要是不去，不是让总理为难吗？我看为了减轻恩来的压力，不管有多困难，你还是去吧。”许奉生心中好大的不情愿，但这个决定还是要服从。收拾好随身用的东西，许奉生就去江青那里，在去钓鱼台的路上许奉生哭了。到了钓鱼台，总理卫士高振普正在等她，看到许奉生哭红了眼睛，急忙说：“小许你怎么哭了，你眼睛这么红去见她可不行，赶快去卫生间洗洗，用凉水洗。”于是许奉生用凉水洗了洗脸，才进到会议室见江青。会议室里总理、汪东兴、纪登奎等坐在一个大桌子旁开会。见许奉生进来，总理说：“小许来啦。”因为许奉生洗脸后手比较凉，与江青握手时，江青感觉到了，就大惊小怪地咋呼起来：“小许手凉，她精神太紧张了，我可不要神经紧张的人，不行，你回去吧。”就这样，许奉生被江青“辞退”了，当许奉生走出会议室时，脸上来时的愁容一下子变成了笑容。卫士高振普知道许奉生不愿意去江青身边工作，得知情况后，就对许奉生说：“小许，快回去，快走，我用车送你回西花厅。”

回到西花厅的许奉生后来从江青的卫士孙占龙口中得知，江青时常想念、念叨起许奉生，还想让许奉生去做她的护士。当时许奉生患上了腰椎间盘突出症住院，孙占龙曾去医院看望。孙卫士回去后对江青说：“小许现在有腰椎间盘突出，而且很瘦。她在总理那里工作还能胜任。因为总理是男的，事比较少。你是女的，护理的工作比较多，恐怕小许干不了。”到此时，江青才彻底打消了让许奉生做保健护士的想法。有时江青到西花厅时，邓大姐就叫许奉生赶快躲起来，不要让江青见到，免得又要提起做护士的事。

“9·13”事件中的周总理

1971年“9·13”事件发生时，正值许奉生值班。9月12日许奉生休息，半夜总理办公室来电话，让许奉生马上回西花厅，车已经在北京医院急诊室门口等。许奉生马上收拾一下，到北京医院急诊室上车回到西花厅。刚一到，张佐良大夫就来电话通知许奉生：把总理平时出差的东西准备好，你也带齐自己出差的东西，到人民大会堂来。当许奉生来到大会堂时，一看气氛与平时有些不对，总理不吃、不喝、不睡觉。当时许奉生并不知道发生了什么事，就在沙发上闭目养神。有同志就议论许奉生：你看她什么还不知道呢？还能这么踏实坐着。那时在领导人身边的工作人员，对一些国家大事由于在场，听到了也不能互相议论，所以许奉生一直被蒙在鼓里。到第二天开会，公布了林彪叛逃，摔死在蒙古的温都尔汗，许奉生才得知为什么昨天晚上气氛那么紧张的原因。由于要确定林彪摔死的真实消息，总理一直在人民大会堂坐镇指挥，其间还要到主席那里汇报，直到蒙古国对我国提出抗议，证实林彪确实摔死，总理的心才放下。那几天总理连续工作了五十多个小时，休息就在大会堂西大厅的一间小休息室稍稍休息一下。这时卫士给总理洗洗脚，看到总理的脚肿得像面包一样，许奉生就给总理按摩一下脚，擦些脚气药。在许奉生做按摩时，总理慢慢地睡着了，这是五十多个小时后，总理第一次合上双眼。

当时已经处于备战阶段，所有人员都留在大会堂。睡觉就在楼道或楼梯上铺上军用被子席地而睡。虽然都是睡觉，可也有“专用”区域。打呼的人员睡在楼梯处；不打呼的睡在大厅里，像总理卫士高振普就睡在总理房间门外。因许奉生是女同志，则在大厅里面铺上军用被，和衣而睡。许奉生说，那时的军装是的确良布料，一觉醒来军装还很平整。吃饭也不能去食堂，而是由服务员用车送到大厅，每人一个饭盒就地用餐。许奉生与心血管专家胡旭东在大会堂北门台阶上看到街上人来人往，许奉生感慨道：“看街上这些走路的人，他们还不知道国家发生了这么大的事呢。”胡医生马上追问道："你知道什么？"大家相互对视后，心照不宣地都笑起来了。因为大家都知道，只有领导开会宣布，大家才能议论，否则都会守口如瓶。

第二天，总理回到西花厅后，邓大姐看到总理回来很高兴，与总理两人谈了很多。当时总理的服务员对许奉生说，邓大姐听到林彪叛逃的消息后非常气愤，让工作人员把叶群曾送她的几盆塑料花拿出来说："拿出去，给我烧。"服务员说："这花摆着挺好的，还是留着吧。"邓大姐说："不行，给我烧！"

病中总理依然忘我

总理在病重期间还在为国家拼命工作。在住院期间，一次菲律宾的马克斯夫人来访，总理接见的房间里，都是又高大又宽的沙发，总理就要求都换成小一些的沙发。后来总理对许奉生说出了理由才让她恍然大悟。总理说："为什么要换小沙发，因为马克斯夫人要来，我在这个房间接见。外国女士都穿裙子，坐那么大的沙发不方便。"总理对外事工作每一个细小的环节都想得非常细致。

1974 年 12 月 23 日总理去长沙，主要是向主席汇报和讨论四届人大人事安排的问题。那时总理的身体已经很不好了，医疗组随总理前往长沙。成员有张佐良医生、心脏专家方圻、泌尿科专家吴德城，护士是许奉生和王星明。到达长沙之后，医疗组人员始终忠实履行对总理健康护驾的职责，每天都坚守在长沙宾馆里。一天在吃午饭的时候，总理问许奉生："小许，到长沙后上街了吗？"许奉生回答道："哪儿都没去。"总理说："不去对了。你们上街一说话就能让当地人听出是北方口音，就会猜测出主席在长沙，为了主席的安全，你们不要上街。"后来有人议论要去韶山、马王堆游览。当时马王堆遗址刚刚发掘出来，大家都想去亲眼目睹一下千年古尸。总理知道后对许奉生说："小许，你就不要去了，来的人中你年龄最小，以后还有机会去参观，你在家陪我，让他们去。"她当即表示没意见，服从总理安排。当地接待的服务员还为许奉生抱不平："总理，您不应该这样安排。小许小才更应该让她先去，我在家陪您。”后来医疗组和警卫人员商量：总理还在生病，我们却去参观游览，万一总理身体出现问题怎么办？大家一致决定，哪儿都不去，就陪在总理身边。

在长沙时，一天，卫士张树迎向总理汇报，长沙橘子洲盛产橘子，当地政府想送一些给工作人员。总理听后不同意：“你们从长沙带回橘子，那别人就知道你们从那里回来的嘛，主席的行踪就会暴露了。”张树迎说：“人家都准备好了，不要不合适吧?”总理说：“那就带回去，但不能只有你们几个人独享，拿回去分给医疗组和西花厅所有的工作人员，但不要说是长沙的橘子。”

在回北京临上飞机时，那时时间大概是五点多钟，总理一行已经上了飞机，总理还向下看看，看王洪文他们来没来，但一直没等到王洪文等的到来，总理只好先行起飞返回北京。在飞机上，总理情绪比较好，他说哪儿都不想去，就想去日本看看。许奉生回到北京后才得知，当时王洪文带着随行人员去韶山和马王堆参观去了。他们才不会像总理一样，时刻想着主席的安全呢。

大姐为女儿起名字

1972年许奉生怀孕了，但当得知总理患上了膀胱癌后，许奉生为了照顾患病的总理，就想不要这个孩子，对张佐良医生说准备去做流产。张佐良大夫说：“不用，反正也要增加人手，你一个人也忙不过来。”他与邓大姐商量，并告诉大姐小许怀孕，她要去做流产。大姐听后说：“当然不能做流产，小许怀孕不容易。我说呢？小许这两天脸色红扑扑的，原来她是怀孕了。”大姐之所以这样说，是因为大姐知道许奉生只有一个卵巢，怀上孩子不容易。大姐那么德高望重，还惦记着普通工作人员生活的一点一滴，这让许奉生终生难忘。

许奉生怀孕的消息，总理身边的工作人员都知道，唯独瞒着总理。因为许奉生曾要求过先不要对总理讲。因为总理如果知道她怀孕，反而会照顾许奉生。直到许奉生怀孕七个月，按规定不能上夜班了，只能回到门

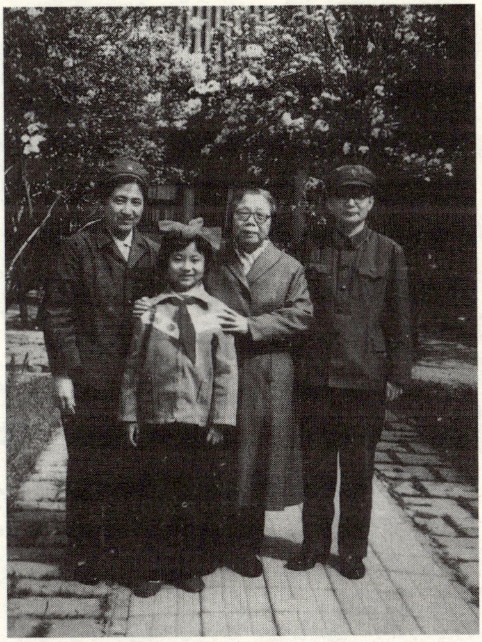

1982年4月，邓颖超与许奉生一家在西花厅院内合影

诊部时，大姐才带她向总理说出实情。大姐告诉总理："小许怀孕了，已经七个月了，这里的工作由王星明来做。"总理听后很吃惊："啊，七个月了，怎么我一点都没看出来？昨天晚上她还弯着腰为我治疗呢，真糟糕。"大姐说："这是小许要求的，怕你知道后，就要让她回保健处去，她要尽到自己的责任，怀孕七个月前不告诉你，我们大家都支持她，对你保密。现在七个月了，不能上夜班了。今天向你报告，并请假告别。"临走的时候，总理还不忘叮嘱许奉生："要少吃糖，孩子大不好生。"总理知道吃糖多了，胎儿会长得大，生产时会很困难。大姐因为喜欢吃糖，生孩子时由于胎儿太大，用产钳夹，最终没有保住孩子。

1973年5月，许奉生生完女儿后，为照顾婴儿哺乳，领导安排许奉生在宿舍附近的北京医院进修。9月7日上午，她突然接到张佐良大夫打来的电话，告诉她：有车来接你，马上到西花厅。许奉生感到很突然并问出了什么事？电话中并没有告诉，只是说：不要问什么事，到了就知道了，你马上准备一下。许奉生在赶往西花厅的路上问总理司机老杨到底什么事。老杨回答说："总理到现在还没有休息呢。"许奉生很吃惊："这么晚了，为什么总理还没有休息？"到了西花厅，许奉生先去看大姐，邓大姐告诉许奉生："总理忙了一天一夜，现在还没睡呢！你帮他剪剪指甲，只有你做他才放心。既不妨碍他看文件，又可让他放松些，以便早点休息！"看得出，大姐为总理迟迟不能休息而焦虑，但还关心询问许奉生小孩的情况。

见到总理后，总理对许奉生说："哎哟，小许这么胖了，从来没见你这么胖。”大姐在一旁对总理说：“小许来啦，为你剪剪指甲，你可以看文件，不会影响你的。”问过许奉生小孩的情况后，总理继续看文件，同时轮换着伸出手臂，让许奉生为他剪指甲。已经是老年的总理手指甲很脆，许奉生剪完后还为他抹上了润肤油。卫士帮他洗了脚，在剪脚趾甲时，看到总理的脚和小腿肿得很厉害，许奉生心里非常难过。剪完脚趾甲后，许奉生为总理做了小腿和足部按摩。直到总理安静地睡去，发出了均匀的鼾声，许奉生才小心翼翼轻轻地退了出来。看到许奉生出来，大姐赶紧问许奉生总理的情况，当听到总理已经睡着了，大姐非常高兴，对许奉生说：“小许，今天我送你回家，顺便看看孩子。”许奉生赶忙说：“大姐，别去了，太晚了。而且我们家住在四楼，您年纪大了，爬楼肯定不行。”秘书赵炜也在一旁劝大姐不要去。可大姐依然坚持：“你们越不让我去，我偏要去。”看到大姐高兴和执意要去的样子，大家也不想扫了她的兴，只好随了大姐的意，来到了许奉生的家。那时许奉生家住在北京医院宿舍楼，大姐一行到的时候已经是上午十点多钟，院子里显得很安静。许奉生和秘书赵炜搀着大姐上四楼。走到三楼的拐弯处，为许奉生带孩子的杨大娘迎了出来。赵炜小声对许奉生说：“你别跟她说，让她猜。”赵炜开口道：“大娘，你猜这是谁呀？”哪知聪明的杨大娘操着浓重的山西腔答道：“你是邓大姐。”听到杨大娘的话，大姐兴致也非常高：“我来看看孩子。”看到三个月的孩子，大姐高兴地抱起来，还在小脸上亲了又亲。看到孩子的口水粘到大姐的脸上，许奉生很不好意思，赶紧拿大姐的手绢为她擦净。大姐问：“叫什么名字呀？”此时的杨大娘虽然年龄大了，但反应比许奉生还快：“邓大姐，孩子还没起名字，您给起一个吧。”“今年是牛年，就叫小牛吧。向你爸爸妈妈学习，为人民服务，做人民的牛。”大姐说。大姐接着对杨大娘说：“大娘，你带孩子带得好，我放心，小许在我们那工作也安心。你为小许服务，小许为我们工作，我们都是为人民服务。”一番话说得杨大娘笑容满面，一个保姆能得到大姐的肯定和表扬，无疑是最高的奖励了。从那天起，许奉生的女儿小名就叫“小牛”了，大家都羡慕她，名字是邓奶奶起的。

大姐曾对许奉生讲起她第二次怀孕时的情况。那是国民党正在大范围抓捕共产党时期。当时总理不在大姐身边，大姐与母亲住在广州。晚上睡觉时她总听到头顶部墙上有钻的声音，但有蚊帐遮挡也看不到。直到第二天大姐掀开蚊帐后才发现，头部墙上都是小孔，小孔中还插着电线，而且都带着电。大姐这才明白，这是敌人想电死她呀。大姐看到这个情况，意识到这个家不能待了，决定要马上转移。大姐偕母亲借怀孕要去医院检查身体名义，走时连家里的保姆都未告诉。情况果然如大姐预料的一样，她们刚走，国民党特务就闯进了家里，没抓到邓颖超，就把保姆痛打了一顿，大姐算是躲过了一劫。但当她进到教会医院生产时，因为胎儿大，用产钳夹出来，孩子还是没能保住。大姐说起这个孩子时，总是说："我这次到医院，孩子虽然死了，但他却救了我一命。"产后大姐就与母亲商量：不能总是住在医院里，要想办法找到周恩来。大姐当时了解到医院的院长、医生和护士长都是同情共产党的人士，于是大姐就向他们提出要离开的要求。院长帮助买了船票，院长和护士以送病人的名义把她们送到码头，大姐和母亲乘船抵达上海去寻找周恩来。到了上海后，大姐就在报上刊登寻人启事，周恩来看到报后，找到了大姐母女，一家人总算团聚。许奉生后来听卫士说，解放以后，大姐去广州时，还特意去看望当年有救命之恩的院长和护士长。

模范夫妻的典范

大姐与总理之间的情谊是许奉生感触最深的，两人相互关心、爱护，当之无愧是所有夫妻的楷模。大姐对许奉生谈起过对总理的第一印象是"夜猫子"。在天津读书时，有一次周恩来在上台讲话时，旁边的人就告诉大姐，他就是"夜猫子"周恩来。而周恩来对大姐的第一印象是"能讲"，大姐的演讲非常精彩。大姐说：我是当老师的，什么样调皮的孩子我都不怕，什么样调皮的孩子我都能把他教育成好孩子。周恩来第一次看到大姐站在桌子上演讲，就想：这是谁家的小姑娘这么能讲。此后他留学法国，通过书信往来与大姐建立了恋爱关系。讲到这时，大姐笑眯眯地说：我没想到恩来会追求我，因为与恩来一起出国留学的也有不少女同学，比大姐漂亮的也不乏其人，但没想到周恩来会追求我。大姐说：那时别人的男朋友来信，都要请客吃糖，而我不用。因为恩来的信都是挂号信，信都是直接交到我手里，别人都不知道我有信来。

大姐虽然也是身居高位的国家领导人，但对总理的关心却是无微不至。从衣食住行到工作、事业，对总理尽到了一个妻子的责任。总理的一切家事都是大姐来处理，总理家里亲戚多，大姐总是安排得井井有条，可大姐对自己的亲属要求却很严格。大姐没有亲兄弟姐妹，只有堂兄。解放后堂兄来中南海找过大姐，大姐对他说："别以为现在解放了，我在中南海工作，你们就可以找我办事。"自那以后，那位堂兄一家就再也没联系过大姐。后来大姐去世时，他的孩子曾来吊唁过。

20世纪60年代末的一个夏天，大姐感冒发烧很早就休息了。那天总理恰巧没有外出，九点多钟总理正在吃晚饭，许奉生去照顾大姐，大姐睡前许奉生为她服了安眠药，许奉生嘱咐大姐："您先坐在沙发上别动，等我把水倒了，回来扶您去床上休息。"可就在许奉生出门去倒洗漱水的当口，严重的事情发生了。大姐不相信安眠药的作用会很快起作用，自己起身就向床边走，哪知此时安眠药已经起了作用，等许奉生回来一进门看到大姐晃晃悠悠的样子吓了一跳，赶紧上前把她抱住，许奉生回忆当时的情形："安眠药一发作，大姐的全身都软了。"许奉生把大姐扶到了床边，但她一个人也搬不动大姐，于是就按铃叫服务员来帮忙。服务员来了后与许奉生一起扶着大姐躺下，许奉生为大姐数脉。大姐的脉搏正常，许奉生这才松了一口气，告诉服务员是安眠药起作用了。服务员有些怀疑："我从来没见过大姐这个样子。"许奉生说："那你去找大夫吧。"服务员返身出门跑着就去找大夫，总理看到她着急的样子就问："怎么了？""大姐晕倒了"，总理放下筷子就进到大姐的卧室，一看大姐躺在床上"不省人事"，总理焦急地连声呼唤："小超、小超！"当时总理的声音都变了。许奉生一时还没有明白总理喊的意思，反应了一下才明白总理是在呼唤大姐。因为大家包括总理平时都是称呼她"大姐"，所以一时没有反应过来。那是许奉生在总理身边工作后第一次听到总理叫大姐"小超"。此时，卞志强医生也赶到了，卞大夫看到大姐的桌子上有一只伞状小圆珠笔，就用圆珠笔尖的一头在大姐的脚底划，目的是看看大姐的足底反射正常与否。结果是反射正常，而且呼唤大姐时她也有反应。血糖的检测也正常。卞大夫确定大姐的身体没有问题，向总理说明大姐只是安眠药的反应，总理这才放下心来。第二天大姐一早醒来，一边喝茶一边问许奉生："小许，我昨天晚上怎么了？我听着你们在那儿折腾，我的脚底板到现在还疼啊。"许奉生委婉地对大姐说："大姐呀，您以后可不能这样了，把总理急的喊你的声音都变啦。"大姐听后笑眯眯地说："我脚怎么疼呀？"许奉生答道："可能是卞大夫刮您脚底板刮得重了些。"这件事让许奉生深深地感受到总理和大姐夫妻间深厚的感情。

总理的最后时刻

总理在世时，总理是不准邓大姐出去工作的，目的是严格要求家属，避嫌。总理逝世后，邓大姐才开始参加一些社会活动和工作。

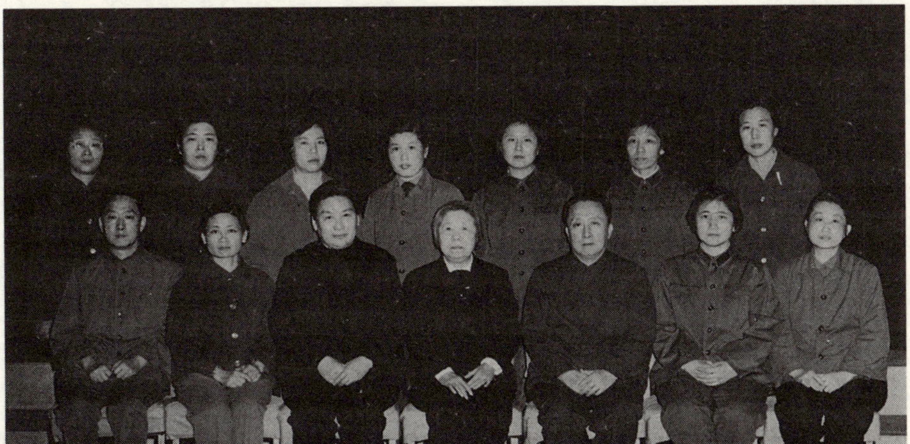

1976 年 2 月 16 日，周总理追悼会后，邓颖超在 305 医院与医疗小组人员合影（前排左二为王星明，右三为吴阶平，右二为许奉生）

总理晚年患癌症，先后手术13次，临终前数月身上插了13根管子。在生命垂危之际，他仍保持着伟人的风度。有一次，医生用器械抽吸他膀胱中的凝血块以解决梗阻，总理痛得“哎呀！哎呀！”接着就紧闭嘴唇，不由自主地抓住许奉生和一位卫士的手，汗水从他瘦骨嶙峋的面颊流了下来。医生、护士和邓大姐都说：“总理痛得厉害，你可以呻吟呼喊”，但他硬是强忍剧痛一声不哼。总理患病中常尿频尿急，小便时浑身发抖，但他从不让女护士递便壶。邓大姐劝他说：“这些护士，跟你的孩子一样，她们也可以给你递呀。”但总理不同意，说男女有别。即使他在病重卧床时，擦洗下身的事也不让护士帮忙。他对女同志的尊重，由此可见一斑。

总理逝世后，在大姐心中总有一个心结不能解开。她经常对许奉生提到，后悔在总理病重住院的时候没有与他再合个影，后悔她当时也应该陪着总理住在医院里。总理去世的那天早上，医务人员和卫士已经有了思想准备，大家都有明确的分工。为方便抢救，卫士将总理病床的床头去掉，同时通知大姐。大姐与秘书赵炜马上从西花厅赶到了305医院。大姐后来对许奉生说起当时见到总理时的情况：“小许呀，我看到总理时，只看到你们在他的脸上扣了一个大黑皮球（人工呼吸机），我赶上了没有？”总理去世后，医务人员将总理遗体料理好后，大姐上前在总理的额头上深情地亲吻：“恩来呀，安息吧。”大姐说完这句话后，站在病床两侧的所有人员再也抑制不住悲痛的心情，泪水夺眶而出。后来在拍摄电影《周恩来》时，扮演总理的特型演员王铁成听完许奉生介绍完总理去世时的真实情况，他在总理的病床头绕了一圈，细细体会、感受当时的情景。王铁成感叹道：“您讲的这是不用加工的最好的文章。”那时电影已经拍摄完成，王铁成回去后在电影中补拍了这感人至深、催人泪下的最后一吻的场景。

总理在病危期间还牵挂着党和国家的前途和命运，牵挂着几十年风雨同舟的伴侣。总理许多次嘱托许奉生和身边的工作人员：“要照顾好大姐啊。”在去世的前几天，他还费力地与大姐在病床前交谈。

总理一生没有亲生的儿女，但他去世时，灵车驶过的长安街上，那伫立在长街两旁如潮的人流和那悲痛的哭声足以证明，总理在人民心中崇高的地位。

总理遗体火化前，现场悲恸的哭声感天动地。透过火化炉的观察窗，许奉生看到红红的火焰循着伟人的身躯燃烧，最后留下的是一身清白。许奉生至今还珍藏着总理生前脱落的一颗牙齿和两根黝黑的眉毛。这珍藏的是许奉生对这位老人深深的怀念之情。

1988 年 4 月，在总理去世 12 年后，84 岁高龄的大姐写了一篇纪念总理的文章《西花厅的海棠花》，文章感情至深，每一位曾在总理身边工作过的人员读到这篇文章都会为之动容。

与总理大姐形同一家人

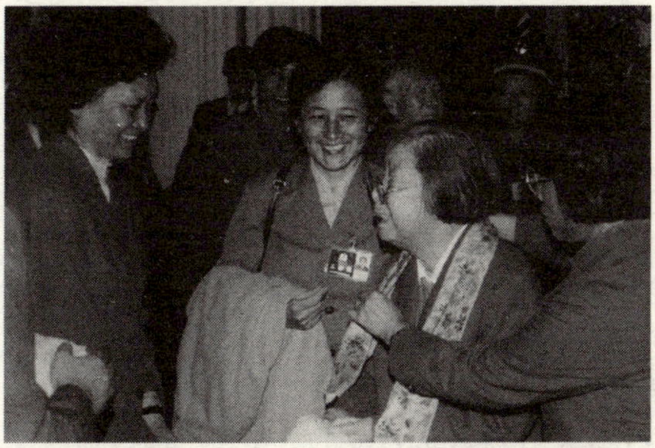

全国政协会议期间，许奉生与邓颖超在一起

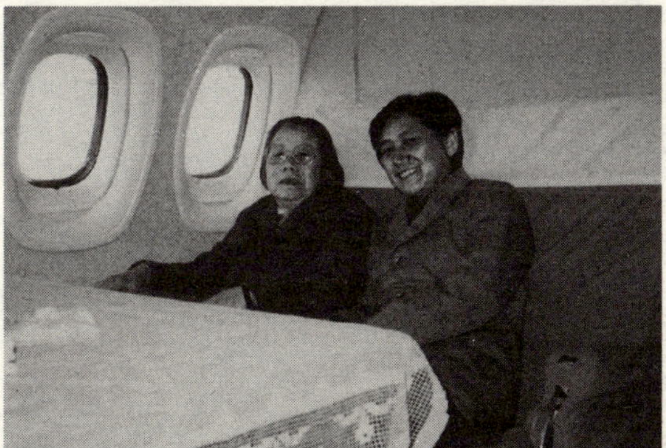

1985 年 10 月 18 日，许奉生随邓颖超出访时在飞机上合影

在西花厅，总理与大姐像对待自己女儿那样关心、爱护、培养许奉生一步步的成长。“小许别跑，我等你。”当年总理外出前这亲切的呼唤让许奉生感受了许多温暖和激励。

总理去世后，许奉生到 301 医院，在理疗科进修了一年后又回到中南海保健处工作，并与其他护士采取两个月一轮换方式，轮流负责邓大姐的保健工作。

1980 年 6 月 26 日，大姐不慎右前臂骨折，骨折带来的痛苦是剧烈的。那时许奉生已不在大姐身边工作了。听一位同志告诉许奉生，大姐在骨折后就念叨：“要是小许在我这儿就好了，她动作轻，可以减轻我的痛苦。哪怕来三天也好啊。可是现在我不好意思再叫她了。”听到大姐这样说，许奉生立刻把女儿交给邻居杨大娘照看，第二天就赶到医院去照顾大姐了，这一去就是三年多。

总理和大姐对许奉生和她的家庭都十分关心爱护。1983 年组织上准备调许奉生的丈夫到卫生部工作，当时许奉生的态度是不想让他去。大姐得知后就耐心地做许奉生的思想工作，最后她说：“小许啊，你可不能拖老顾的后腿。卫生部要他去，你就要支持他去。我从来不拖恩来的后腿。而且不愿意两个人在同一个单位工作，他在国务院，我在妇联。”

大姐还邀请许奉生一家到西花厅做客；找许奉生的丈夫顾英奇去谈“文革”、谈工作；把《沈钧儒先生的健身法》一书交给顾英奇，让他设法再版，以免其失传。

出任谷牧的保健护士

谷牧是老一代国家领导人之一，他曾任国务院副总理，中央书记处书记，政协副主席等职。在改革开放的年代里分管对外开放工作。他经常出国和到国内沿海开放城市视察工作。在谷牧近百岁的人生里，既扛过枪又拿过笔，从中国革命到改革开放，他是践行者，更是一位卓越的指挥家。

1984 年至 1985 年，许奉生作为的保健护士曾随谷牧到广东、福建沿海开放地区和美国、巴西、委内瑞拉及墨西哥出访。虽然每次出差的时间最多的只有一个多月，但出差的频率很高，而且只带许奉生一名保健人员。在一年多的时间里许奉生几乎都是在出差，家里根本就顾不上。

1985 年 2 月 15 日，许奉生随谷牧视察广州沿海一带，3 月 3 日回到北京。3 月 9 日谷牧还要去美国、巴西、委内瑞拉、玻利维亚、巴西和墨西哥访问。原本决定不带医务人员，回京后，许奉生就为谷牧准备出国的医用物品。一天，谷牧午饭后吃完安眠药在院子里散步时突然要摔倒，幸好被卫士扶住。午睡后夫人牟锋问他睡前发生的情况，他竟然全然不知。这一下，家里人可担起心来。考虑到谷牧毕竟是七十多岁的老人，出

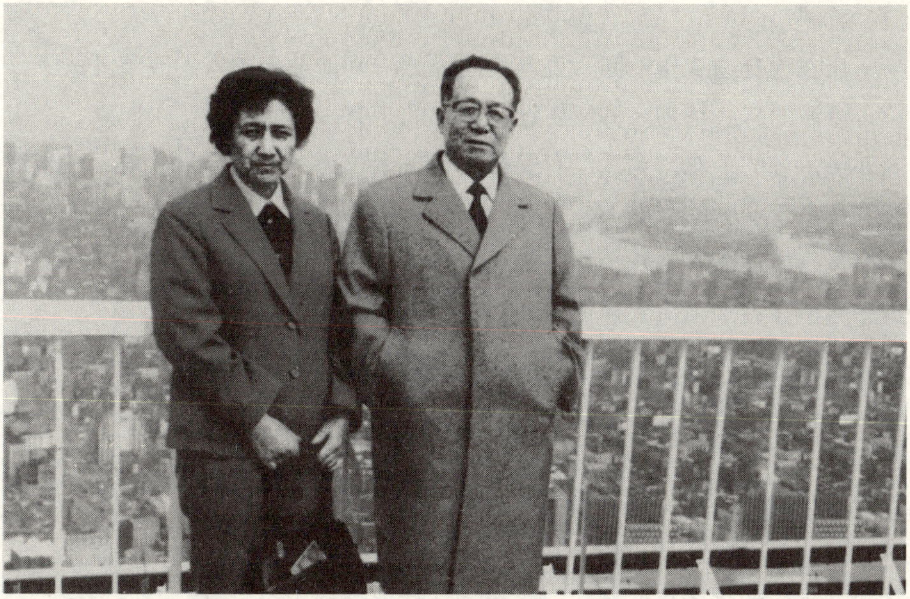

1985 年，随谷牧副总理到美国出访，在纽约著名的世贸大厦（“9·11”被恐怖袭击毁掉）107 层平台上的合影

国没有医护人员陪同绝对不行。家里人商量决定请许奉生陪同谷牧出访。谷牧秘书胡光宝随即通知许奉生准备随谷牧出访，但此时距出访只有五天时间。许奉生对胡光宝说：“只有五天时间，我来不及准备呀！”胡光宝为她出主意：你今天买东西，明天准备医用物品。开会等其他事情都不要去了。专心准备。许奉生说：“我本来都是为你们出访准备，现在让我去，一点准备都没有可怎么办？我脑子乱着哪。”面对如此紧张的准备时间，许奉生的心情格外焦躁。谷牧的夫人牟锋非常理解许奉生的焦虑心情，看许奉生的身材与她相仿，就拿出自己的衣服让许奉生挑选。庆幸的是，许奉生随谷牧出访每天都是不同的地方，外人根本看不出来许奉生就那两件衣服反复换。当时随谷牧出访的国务院秘书长艾知声曾调侃道：“我发现许护士长出国挺好的，不用做什么衣服，就这两件衣服来回换穿，挺好的。衣服做多了，在国内又穿不了。我爱人要出国也采取这办法。”许奉生回答道：“不是不想做，是我来不及做。反正我也不是主角。你爱人是主角，可别学我。” 此时胡光宝还在一边随声附和：“许护士长是蒸饺不是煮角

（主角）。”

在谷牧身边工作期间，许奉生同样感受到他那为国家的改革开放不辞劳苦奔波的忘我精神。许奉生记忆深刻的是有一次陪他去一个国家，由于国外接待方的疏忽，竟然没有安排飞机搭乘。为了能赶赴目的地，在当地一位华人企业家的帮助下，搭乘他的私人飞机前往，而这架小型私人专机包括飞行员仅能容纳六个人乘坐。于是，谷牧、胡光宝、许奉生与接待人员一起挤在这架飞机上前往了。

随谷牧副总理出访委内瑞拉期间许奉生曾经经历的一件事让她至今难忘。在没出访前，谷牧的左下第一颗门牙（假牙）掉了，牙医将假牙重新粘上，并保证一两个月不会有问题。哪知在出访中的 3 月 21 日晚餐后，谷牧刷牙时发现有东西在嘴里，吐到手里一看是假牙，回头对许奉生说："护士长，牙掉了，怎么办?"许奉生赶紧与秘书商量，与大使馆联系，深夜找到当地的华侨牙医关浩仪为他重新粘好。

4 月 1 日，从墨西哥到洛杉矶的路上，谷牧一行人在一家西餐馆就餐。每人一盘蔬菜沙拉、苏打饼干和冰镇苏打水。谷牧感觉菜上总是有小飞虫，就问："我总看见菜盘里有小虫子在飞，你们看见了吗?"大家都说没有，只有艾知声说有小虫子在飞。到达旧金山后许奉生问谷牧眼前还有没有小飞虫？谷牧表示还有。第二天谷牧启程返回到上海，在飞机上许奉生再次问谷牧："小飞虫还有没有?"谷牧的回答还是一样。这时许奉生感觉谷牧的眼睛有问题了，于是就与秘书商量，一到上海就去医院给谷牧检查。4 月 5 日晚上六点到了上海，此时许奉生松了一口气：到家了，看什么病都方便。许奉生请谷牧马上去医院，谷牧坚决地说："不去，休息，明天再说。"虽然秘书、卫士和许奉生都劝谷牧去医院检查，但最终还是没有去医院。第二天一早，许奉生陪谷牧到华东医院请赵东生眼科主任（上海第一医院）检查，结果让所有的人都吓了一跳，谷牧的左眼睛外上角视网膜裂孔，医院马上让谷牧住院用激光治疗。得知是自己的眼睛出了问题，谷牧对许奉生说："护士长，我的眼睛可不能瞎呀，退休以后我还要看很多书呀。"在上海治疗了一个星期后回到北京，又请北京医院周佩蓉、协和医院张淑芬、同仁医院张承芳三位眼科专家会诊，同意上海激光治疗的处理。随后又在协和医院门诊用激光治疗了两三次。经过专家的精心治疗，谷牧的眼疾基本痊愈。参与会诊的北京医院专家周佩蓉对许奉生说："你处理的真及时，如果不在上海就及时治疗，再坐飞机回北京，那是很危险的，后果不堪设想。"正是由于许奉生细心观察，及时处理，才没有造成严重后果。为此，许奉生荣立了中国人民解放军三等功。

许奉生说：谷牧他老人家非常和蔼可亲，一个七十多岁的老人工作上总是精力充沛，从不知疲倦。在平时，他也是很随和，有时还透着一些幽默。作为山东人谷牧也会时常流露出山东人的"大男子主义"。在他老人家身边工作非常愉快，也让许奉生终生难忘。

像许多老一代革命家一样，谷牧副总理对自己的要求也是非常严格。在沿海开放地区考察时经常有老朋友、老战友来看望他，并带来一些礼品。许奉生记得有一次准备回北京时，谷牧进到夫人牟锋的房间就问："都有什么东西呀？什么能拿什么不该拿呀。""什么东西呀？你看就这些东西，你自己看吧。"牟锋说。谷牧很严肃地告诉夫人："有些东西不该要的咱们不能要啊。"

夫人牟锋对谷牧生活上的照顾也是无微不至的。随谷牧出差，他的衣服从来没有送到外面洗过，都是牟锋亲自洗，连手绢都是从衣袋中拿出来放到夫人的桌子上，一言不发转身就走。谷牧的卫士曾对许奉生说："我随首长出差，别人家卫士都怕夫人跟着，可我就喜欢出差时夫人一起跟随。夫人来了许多事都由她代劳了，我也能轻松轻松。"夫人牟锋曾说过：谷牧肯定长寿，因为他的母亲就是长寿。事实也确实如此，2010年谷牧去世，享年96岁。

无悔的保健人生

回首长达三十多年的中南海保健生涯，许奉生说：我大半生都是在中央保健工作中度过的。虽然默默无闻，但我无怨无悔，能在领袖身边亲身感受他们的高风亮节，见证他们的无私、忘我的精神，我已经很自豪了。在三十余年的保健工作中，许奉生获得过许多褒奖：1982年获中共中央办

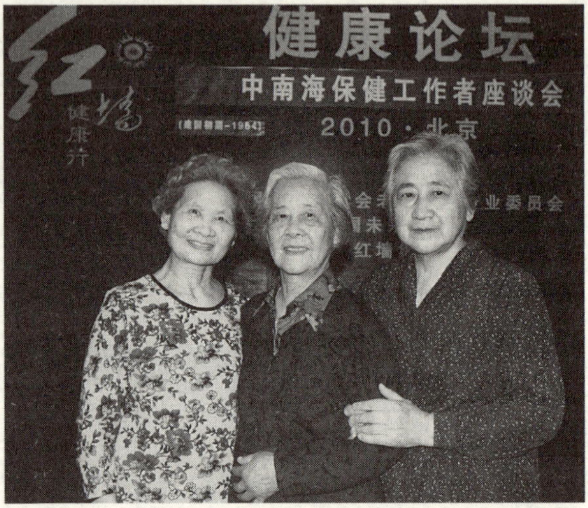

2010年，三位在周总理身边工作过的护士又再次聚首

公厅警卫局先进个人、中共中央办公厅先进工作者；1985年获中共中央直属机关党委先进工作者；1985年获中共中央保健委员会荣誉奖状及证书；1985年，在中国人民解放军总参警卫局荣立三等功。

1992年作为一名军人的许奉生退休。退休后的许奉生也没有彻底闲下来。先后撰写了《中老年保健顾问》老年人家庭保健护理部分；《周总理和邓大姐的夫妻情》（载《在周恩来身边的日子》）；《周总理的一件毛背心》（载《丰碑》）；《西花厅的周恩来》（载《红色保健》）；《周恩来的心身健康之道》（载《健康金钥匙——开国领袖长寿的奥秘》）；《周总理和邓大姐的最后一张合影》（载《保健医苑》）等文章，继续弘扬领袖的风采，传播老年健康的知识。

保健事业贤伉俪

——朱德总司令保健医生翁永庆、傅连暲办公室工作人员何慧德

翁永庆，新中国成立以后第一个进入中南海的保健医生；他是新中国首批大学毕业证获得者；他出身名门望族，祖辈曾是清朝皇帝的先生和安

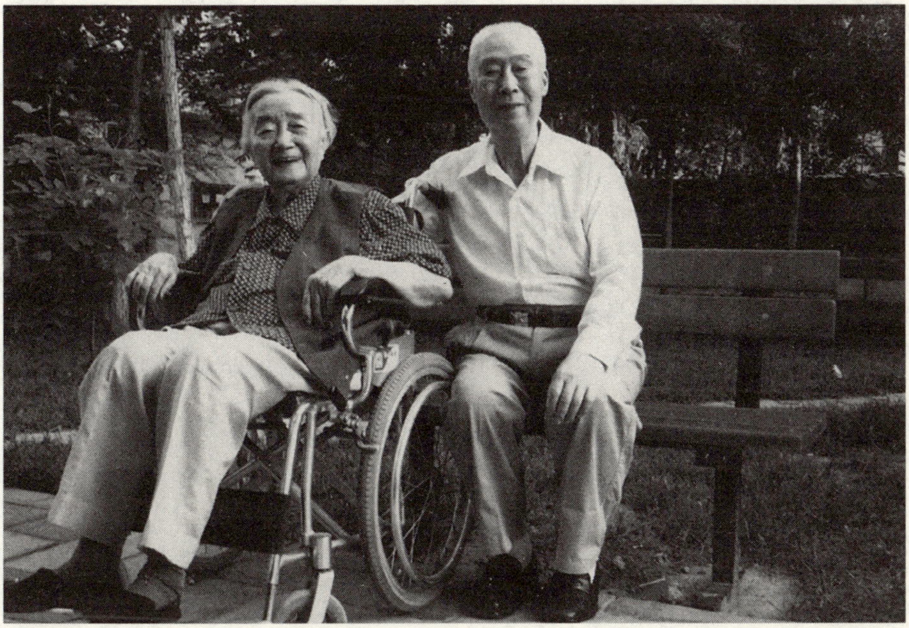

2010 年，翁永庆、何慧德伉俪在住所前合影

徽巡抚。他是一名地下共产党，曾组织戏剧社宣传革命和参与学运，团结党外民主人士赴解放区观摩。他也曾历经磨难，被打成“反党反领导小集团”。他又是饱读诗书颇有建树的学者，中国科学技术期刊编辑学会创始人之一。

夫人何慧德，与翁永庆同窗，1949年，新中国成立后与力伯畏一起被分配到中国保健事业的元勋傅连暲办公室，她们是傅连暲的得力助手。几乎所有早期进入中南海的保健工作者最先接触的就是她们两人。“文革”后，何慧德开始致力于老年医学研究，是最早关注老年健康与保健问题的专家。她参与创办了中华医学会老年医学会，并先后担任副主任委员、主任委员。著有《中华人民共和国老年人口地图集》。

名门之后成为新中国第一批大学生

翁永庆出生在一个名门望族之家，共有兄妹七个。在江苏常熟，提起翁氏家族那是赫赫有名。晚清时先后有四代入翰林，翁同龢、翁曾源叔侄得中状元。最显赫的当属“两代帝师、父子宰相”的翁心存、翁同龢父子。翁永庆正是翁同龢的五世孙，他称翁同龢为叔高祖。翁氏的后人多是受过高等教育而进入社会各界的。翁永庆说：“翁家世代都是读书人，先辈留下的祖训便是‘富贵不足保，而诗书忠厚之泽可及于无穷’。这是告诉我们后人要勤奋读书，多在学问上下工夫。”

在翁永庆年少时，父亲先在开滦煤矿做事，后又转做教书，是一个很开明的人，母亲也是出身名门。在日本侵略时期，由于当时的时局很不稳定，又没有什么专业好学，母亲就让翁永庆学医。母亲的想法很简单，不管时局如何变化，都离不开医生，学医以后总是能有饭吃。在母亲的支持下，翁永庆和他弟弟都选择了学医。

1941年，翁永庆考上了当时的燕京大学医预系。就在当年12月7日，日本偷袭珍珠港事件爆发的第二天，燕京大学被迫停课，翁永庆也随之辍学。1942年，翁永庆又考取了北京大学医学院，但上到二年级，由于患有结核病，翁永庆又不得不休学一年。待他病愈重新回到校园后，学校的学制已经由原来的四年变成了六年。也就是这样的一个变故，让翁永庆有幸成为新中国第一批大学毕业生，至今他还珍藏着这张毕业证书。

校园里的地下党员

正当翁永庆在天津家中养病的时候，一个很要好的同学从解放区回来了。他们很快熟悉起来。同学向翁永庆谈了许多在解放区的经历和见闻，同时也介绍给他一些进步书籍，还让他帮办一些对革命有益的事情。1945年对翁永庆来说意义重大。在那位同学的带领下，翁永庆等一批进步青年去了晋察冀解放区参观。解放区之行让年轻的翁永庆更坚定了投身革命的信念。从解放区回来后不久，北医的一位地下党员就与他接上了关系。在他们的培养下，翁永庆更坚定了投身革命的信念，他向组织递交了入党申请书。翁永庆还记得他的申请书写得很简单，大致的内容是：我懂的马列主义知识很少，但我愿意不断学习，为革命工作。1946年10月，党组织接纳了翁永庆。他成为一名中国共产党党员。

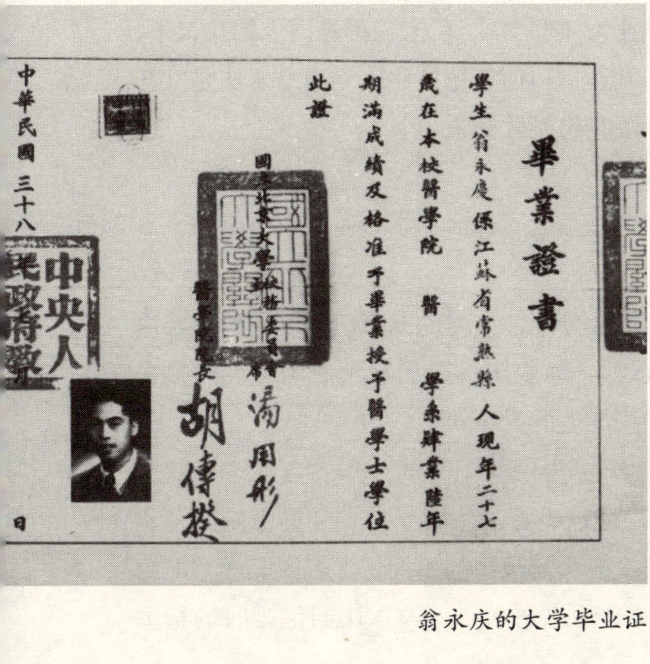
畢業證書

學生翁永慶係江蘇省常熟縣人現年二十七歲在本校醫學院醫學系肄業陸年期滿成績及格准予畢業授予醫學士學位

此證

國立北京大學校務委員會主席 湯用彤

醫學院院長 胡傳揆

中華民國三十八 日

翁永庆的大学毕业证

由于是在国民党的白色统治下，地下工作按照毛主席的要求，有党的工作就按组织要求去做，平时就是要隐蔽。而且在学校的党员学生都是功课好、人品好的优秀学生，因为只有优秀的学生才能在同学中有号召力和影响力。地下党的组织纪律也是非常严格的，采取的联系方式都是单线联系，没有横向联系。当时学校有教师和学生两个党支部，由于翁永庆的入党介绍人是教师，所在的是教师支部。虽然他也能感觉出学生中哪些是党员，但按照纪律也不能擅自联系。

地下工作是充满危险的。在北大期间，翁永庆的入党介绍人不幸被捕，当时大家都非常紧张。这时，组织安排翁永庆去北京医院联系一个同志，具体要求就是见到那位同志就可以，不用说什么，目的就是要确定他还是安全的。翁永庆按组织安排去见了那位同志几次，他都安然无恙。翁永庆的心中确定了那位被捕者是个好同志，被捕后并没有出卖自己的同志。

在大学期间的地下工作，翁永庆的工作内容包括联系党外人士到解放区参观，了解解放区的真实情况；当时在高校中有国、共两党都组织学生活动，翁永庆负责联系进步学生参加共产党组织的学生运动。翁永庆参与组建学生剧社“长庚社”，他担任社长，编写活报剧宣传革命，揭露国民党的黑暗统治。翁永庆还清楚地记得，当时演出的剧目有《放下你的鞭子》、《凯旋》、《国大与行宪》和剧社自己创作的大型话剧《卫生局长》等剧目。

翁永庆的夫人何慧德在北大同样也是进步青年，不仅参加学生运动，还加入了当时党的外围组织“职业青年联盟”，后来在彭真同志的建议下，并入了共青团。虽然两人都参与学运，但何慧德始终不知道翁永庆是共产党员，直到解放后，翁永庆公开了身份她才知道。

进入中南海

建国初期，翁永庆即将面临毕业分配，当时的北京医学院内科已经决定接收他，本来按这样的发展态势，翁永庆可以顺利地成为一名内科医生，但就在毕业时的一次经历改变了他的人生轨迹。

1949 年 7 月，中央组织部组织了为期一个月的“华北各大学毕业生暑期学习团”，团主任是冯乃超，地点设在清华大学。参加的学院都是来自华北各大高校的优秀学生，翁永庆和何慧德都参加了学习团。学习的内容主要是政治学习，提高大家的政治思想水平。翁永庆回忆当时的情形说："现在回想起来，当时组织学习团的目的就是审查和选拔。"

学习结束后半年内，翁永庆先到中央军委卫生部报到，被分配到中共中央统战工作部交际处北京饭店医务所，主要担任参加第一次政协会议的委员的医疗保健任务。政协会议结束后，翁永庆又到了中共中央组织部医务所。1950 年 9 月，翁永庆正式被分配到中共中央办公厅行政处中南海门诊部任医生（后改为警卫局保健处）。当时的医生有中央警卫局保健科副科长的王鹤滨大夫和几位护士，翁永庆在军委卫生部副部长傅连暲和王鹤滨的直接领导下开始了他的保健医生生涯。

担任朱德总司令的保健医生

1950 年 12 月，王鹤滨突然通知翁永庆，调他到朱德总司令处任保健医生并准备随首长到外地出访，这让翁永庆欣喜之极。他想：我一个大学

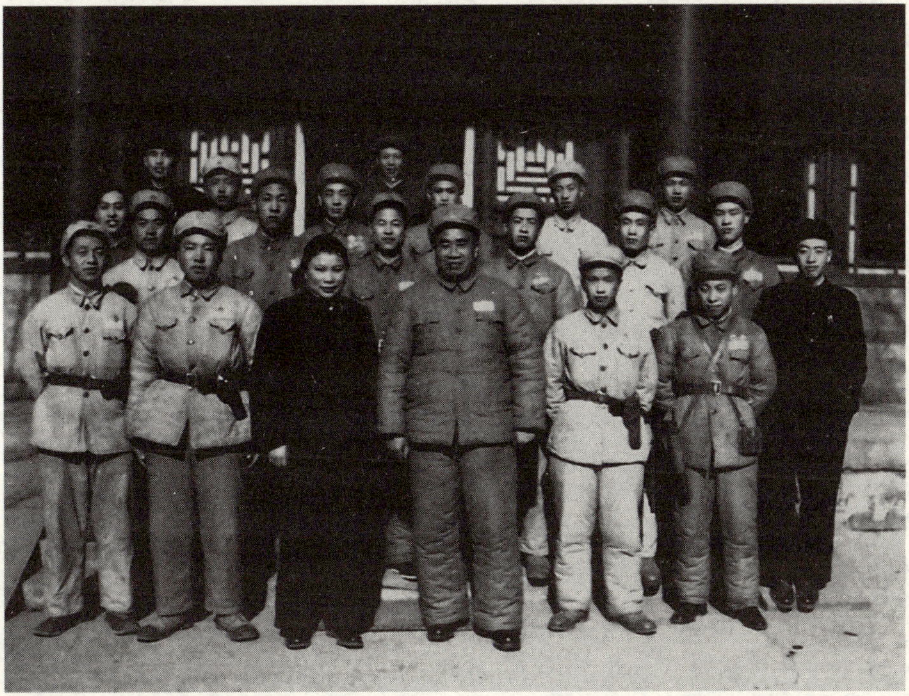

50 年代初，朱德、康克清与身边工作人员在住所前合影（前排左二为翁永庆）

刚毕业一年的小医生，能得到组织上这样的信任，为开国元勋、德高望重的朱德总司令做保健服务是多光荣、多幸福的事。

翁永庆随即向傅连暲副部长作了汇报，并领取了备用药和器材。首长警卫组的同志为他领了一套棉军装。换上了军装，翁永庆随着警卫人员一起登上了朱德总司令的专列。在列车上，齐明臣卫士长带翁永庆去见朱德总司令，翁永庆向总司令行了军礼。翁永庆当时很紧张，但那时的朱德总司令虽然已经是65岁的老人，却依然神采奕奕，威武却不失慈祥，给翁永庆留下了深刻的印象。

翁永庆给朱德总司令做的第一次保健他至今还历历在目。为了总司令的呼吸系统的保健和有助于睡眠，当时的苏联专家建议为总司令睡前采用理疗。就是在背部用芥末调水后外敷，可翁永庆在实习时没用过这个方法。他就在自己腿上先试用，确认没有问题后，才在总司令睡前为他做理疗。

朱德总司令是当时中央五大书记中最年长的一位。多年革命的戎马生涯，加上进城后相当繁重的工作，对老人家的健康是有影响的。为保障老人家身体健康，翁永庆每天按照总司令的起床、用餐和睡前去看他。外出工作时翁永庆与警卫人员一同随行，并做必要的医疗服务。如发现老人家有不适的情况，立即向傅连暲副部长汇报，由他亲自来看或请专家会诊。当时参加过会诊的多是苏联的医学专家，像瓦西林科、贝祖比克都是苏联克里姆林宫的保健医生。根据会诊专家的建议，经傅连暲副部长同意后，由翁永庆实施。总司令病愈后到外地疗养，翁永庆和保健护士陪同出行，有时苏联专家也一起随行，负责医疗保健工作。

为使总司令能消除疲劳尽快入睡，睡前需要做一些按摩。翁永庆回忆到：按摩是一种专业，我不会做，每次按摩都要请王力同志来做。在做按摩时我就在旁边陪着。一次首长提出让我学着做，我向王力认真学习，记住每一个动作。试了几次后，首长让我在他身上试做，做完后，首长说我的手法不行，不顺畅。拔火罐是我国传统医学的一种疗法，民间常用以治疗头痛、伤风感冒、咳嗽等小病，苏联专家很喜欢用这种疗法，只是在用具和方法上做了改进。在总司令偶患上呼吸道感染时，专家就建议在用药物之外，睡前在背部拔火罐，这种方法果然很好，总司令感觉非常好。以后翁永庆在老人家睡前常在背部为他拔火罐，以帮助睡眠和肺部保健。

说到中央的保健工作，翁永庆总是经常提到中国保健事业的开创者，当时负责保健工作的军委卫生部傅连暲副部长。他经常教导翁永庆：有关首长保健的事都是大事，都必须向他请示汇报。在翁永庆刚为总司令做保健医生的初期，傅连暲要求翁永庆每天都要和他通一次电话，报告一天的工作情况，并接受他的具体指示。过了一段时间，随着翁永庆对工作的熟悉，他不再要求翁永庆每天通电话了，而是改为发现问题及时报告。总司令稍有不适，翁永庆向他报告后，视病情的程度，傅连暲总是亲自来看或组织专家会诊。总司令用药的处方，他都要一张不落的审查后才能实施。傅连暲不仅对待工作是十分严肃的，而且对每一个保健工作者也是非常关心爱护的。根据保健医生渴望学习、提高医学知识和工作能力的要求，他专门组织苏联专家瓦西林科教授为保健医生们讲课。1953 年春季，傅连暲邀请中华医学会综合选题学术座谈会主任委员张孝骞教授主持，组织国内著名专家教授举办专题讲座，讲座内容涉及对高血压、糖尿病、消化性溃疡及肺结核等老年常见病的知识，对保健医生进行系统的教育。讲稿后来发表在《中华医学杂志》上，此后人民卫生出版社还出版了专集。傅连暲对翁永庆的个人问题同样很关心。1951 年翁永庆与何慧德结婚前，傅连暲不仅指导翁永庆如何向组织写申请结婚报告，报告批准后，傅连暲还亲自为他们主持了婚礼。

保健工作不仅指总司令的身体健康，还包括老人家的衣食住行和环境卫生。饮食对老年人十分重要，翁永庆和其他有关同志对总司令的饮食卫生做了分析，对其蛋白质、脂肪、碳水化合物和其他营养素的含量及总热量进行了适合保健的计算。然后与总司令的厨师邓林商议，结合老人家的饮食习惯拟订食谱，并随时听取老人家的意见进行调剂。对于食堂和厨房的卫生环境，按照苏联专家斯乔宾意见必须保持整齐清洁，不得有油污。斯乔宾的要求很严格，他来检查时，常用白手套或白手帕一擦，发现有脏的痕迹，就会提出批评，要求立即重做。

总司令对劳逸结合十分注意。除参加会议有时不能按时休息外，他的作息时间还是十分规律的。一般都是在下午 4 点左右工作告一段落，然后到院子里散散步。有时找翁永庆、秘书和卫士玩玩扑克、下下象棋。翁永庆和秘书陈友群常常陪老人家下上几盘。有兴致时总司令还会自己打打扬琴。每到周六晚上，总司令常去春藕斋跳舞；周日则是到郊区的香山、十三陵、潭柘寺等名胜景区爬爬山，看看风景。有时还会在那里野餐。夏季，总司令有时也会到海滨避暑休养。每当总司令下海游泳时，翁永庆和卫士都要一起下海。一次总司令正在海中，海上忽然起了风，海浪一个接一个，翁永庆和卫士阎炳许正好距离老人家最近，为防止海浪把人冲到石头棱角上划伤，他俩立刻围上去，把老人家安全护送上岸。

中南海曾经是过去的皇家园林，室外环境很美。有山有水，花木繁茂，但也有隐患，那就是蚊子、苍蝇、白蛉等昆虫较多。它们不仅干扰人们的工作，还有传播疾病的可能。为解除这些隐患，搞好环境卫生成了翁永庆保健工作的重点。当时保健科的人员比较少，翁永庆就与护士朱宝贵加上卫士们先在室内喷洒滴滴涕（当时此药初创很有效，现在发现其副作用严重，已不再使用）；室外则配合园林工人清除杂草、清理积水、修理树木花草，喷洒杀虫药物。这些工作一直持续到保健科调专人来负责环境卫生为止。翁永庆对总司令的居室和办公室等细节的工作也同样重视。他经常观察温度、通风、日光等是否适合保健的要求，凡是不达要求的就立即提出建议，要求撤换。而随总司令到外地，由于有些地方条件较差，冬季室内温度低，需要用炭火盆取暖，此时翁永庆就格外细心，特别要防止煤气。

那时的翁永庆已经和何慧德结婚，而何慧德的工作则是在中南海外的傅连暲办公室，她们主要负责不在中南海居住的其他领导的保健。1956 年，北京医院成立保健办公室，何慧德任副主任。回想起那时的工作，何慧德十分感慨：我们俩是一个在海（中南海）里，一个在海（中南海）外。虽然当时的领导年龄都比较年轻，身体大都比较好，但最初时保健医生只有力伯畏和我两个人，因此一个人要负责几位领导的保健，工作都是二十四小时随时待命。当时我的保健的对象有彭真、聂荣臻、徐向前、彭德怀、陈赓、罗瑞卿、李维汉和徐冰等。那时的工作任务是医疗保健，随访和陪首长外出开会、视察或疗养。后来成立了中央保健局，陆续调来多位保健医生和护士。当时的保健医生都是自己骑自行车出诊。

离开中南海

1955年初夏，翁永庆随朱德总司令去内蒙古视察，7月初回到北京后的一天，黄树则局长（当时兼任警卫局保健处副处长）来到总司令的驻地，在向总司令汇报后就找到翁永庆，要带他回保健处参加肃反运动。一回到保健处，翁永庆就迎来了一连串的揭发批判。翁永庆等五个保健医生被打成“反党反领导小集团”，而翁永庆还是这个所谓集团的头头。据当时五人之一的顾英奇回忆，真正的原因是因为当时有位保健医生是老同志，解放后在军医大学学习，政治上比较可靠。在一次保健工作中他发生了一个医疗上的小失误，受到严厉的处分，拉回卫生部保健局去了。这个医生人很好，大家对他很同情，虽然认为他是有错，但这样严厉的处分很不恰当。而且大家当时表达意见的方式也不讲究，所以在肃反中没能幸免。

当时在中南海夏爽斋连续开了四次大会，每次翁永庆都做检讨，但总是过不了关。无奈之下，翁永庆把对他的揭发批判的内容全部接受下来，并又作了检讨。不久，保健处办公室主任徐福静通知翁永庆立即离开中南海，回到保健局。警卫局随后在没有通知翁永庆参加的情况下召开大会，宣布翁永庆等为“反党反领导小集团”。

翁永庆的“反党反领导小集团”的这顶帽子一戴就是两年。1957年5月28日，中央保健局黄树则副局长找翁永庆谈话，向他讲了“反党反领导小集团”的问题。当时虽经大会宣布，但核查结论与实际不符，并在另一次支部大会上正式宣布：结论不对，恢复名誉。黄树则局长让翁永庆写一个自我鉴定，作为这一时期的鉴定。1958年2月4日，中共中南海管理局党委正式来信告之翁永庆：基本同意翁永庆1957年12月22日的自我鉴定，“‘反党反领导小集团’的结论是不恰当的，决定予以取消，并于1957年4月在总支党员大会正式宣布。”至此，翁永庆背了两年的包袱终于卸掉了。

总司令一家没有忘记他

离开中南海后，翁永庆回到保健局两个月后，傅连暲副部长派翁永庆去中华医学会帮助接待日本来宾，那时，傅连暲是中华医学会会长。接待工作完成后，翁永庆就被正式调到中华医学会《中华内科》杂志社，做了一名编辑。报到前，傅连暲还特别叮嘱翁永庆，要他向杂志的总编辑张孝骞教授好好学习。

虽然已经离开了朱总司令的身边，但由于翁永庆的尽职工作并没有让总司令忘记。1956年5月14日，翁永庆突然收到全国妇联送来的一封让他亲收的信，信是朱总司令的夫人康克清大姐写来的，随信还附有一块手表。信的内容是：

翁大夫：

好久没有见面了。但时常从熟悉的同志那里知道你工作很忙。这次老总出去访问了很多国家，他的健康也很好。这应该感激黄局长在国外对他无微不至的关照，同时也与你过去对他的照顾分不开的。他回来后也常提到你，除祝福你努力工作外，为了你工作方便，带给你一个手表。特此送上，请查收。此致

敬礼

康克清

5月14日

康克清的来信和朱总司令送的手表给当时处于低谷的翁永庆以极大的安慰，他感受到了朱总司令一家给他的温暖和对他工作上的鼓励。翁永庆立即写了感谢信。在信中除了感谢外，还祝他们两位老人家健康长寿。

与总司令最后的告别

1976年7月3日，翁永庆正在卫生部中心会议室听报告。10时许，人事司司长王履忠通知翁永庆，让他与黄树则副部长通电话。黄树则在电

话中告诉翁永庆，康克清大姐要见他，要他马上去北京医院。翁永庆立刻按指示赶到北京医院。一路上翁永庆都在想，康大姐找我会有什么事情？头脑中不断浮现许多往事。到医院后，见到了总司令的保健医生顾英奇大夫，他告诉翁永庆，黄副部长正在开会诊会议。总司令的儿媳赵立萍和孙子朱和平带翁永庆来到总司令的床前。这时的总司令脸上戴着吸氧面罩，还输着液，身体已经很衰弱。翁永庆在路上最不敢想的事终于要发生了。翁永庆在床前轻呼了一声“总司令”，听到叫声，老人家的眼睛微微动了一下。翁永庆强忍住悲痛，静静地站在床前，默默地为他老人家祝福。随后翁永庆去看望了康克清大姐。康大姐向翁永庆询问了一些情况，翁永庆都一一作了回答。翁永庆此时能做的就是安慰康大姐，并请她老人家自己也要保重身体。

1976 年 7 月 6 日，中国人民最敬爱的一代伟人、新中国的开国元勋朱德同志溘然长逝。噩耗传来，翁永庆倍感伤痛。每当提到这段经历，翁永庆总是不能控制自己的情绪，声音哽咽。

在朱德同志遗体告别的那天，翁永庆早早就赶到北京医院，随着长长的人流，缓缓地走进告别室。在翁永庆眼中，鲜花围绕中安详地躺着老人家的遗体，覆盖着党旗，面貌还是那样庄严而又慈祥。翁永庆不禁百感交集，再也控制不住悲痛，眼泪夺眶而出。在总司令遗体前，翁永庆最后一次恭敬而又虔诚地向老人家深鞠三躬，然后走到康大姐和家属面前握手、敬礼。

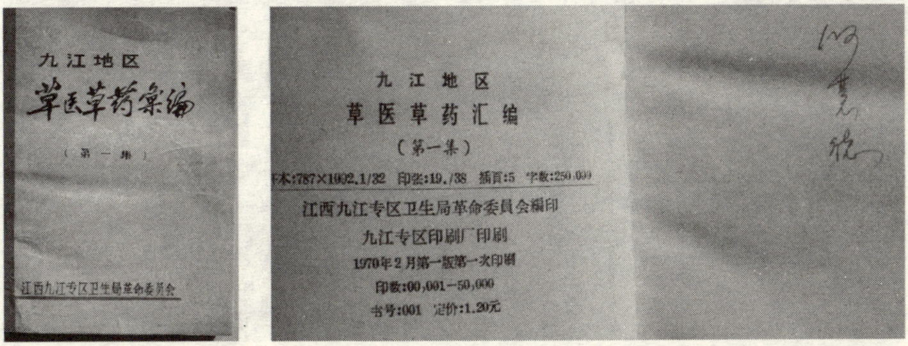

1970 年，何慧德主持编写的《九江地区草药汇集》

翁永庆曾动情地说："朱德总司令虽然离开了我们，但他老人家永远活在我们的心中，音容宛在。他的教导铭记心怀。老人家是我们最崇高的楷模，老人家是我们最尊敬的师表。"

专业领域的杰出贡献

"文革"期间，翁永庆、何慧德夫妇同样也受到冲击。先后被下放到江西永修县卫生部"五七"干校劳动改造。何慧德回忆道："文革"时，她还经常去彭真的家中，为此还被整，造反派要她揭发、检举彭真同志，但她始终没有让造反派如意。

从干校回京后，翁永庆依然从事医学编辑工作，40 年的编辑工作成绩斐然。他们制定的有关《科学技术期刊目次表》已经成为一项国家标准，

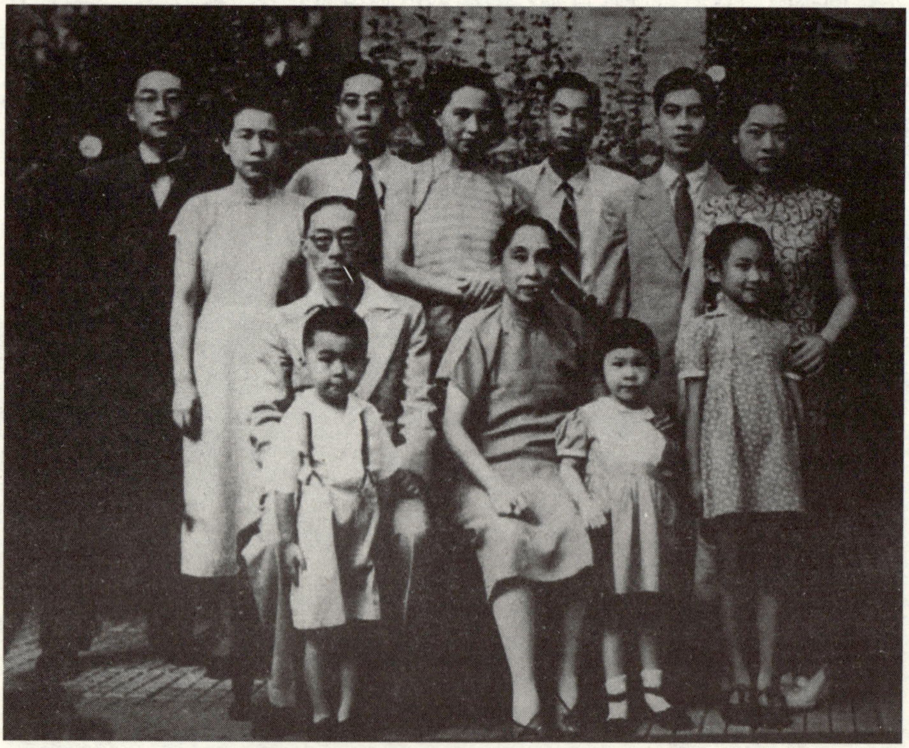

1948 年，翁永庆一家在天津的全家福（后排右二为翁永庆）

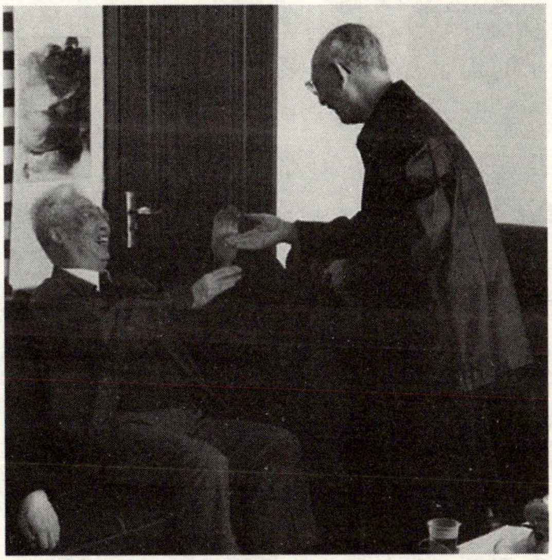

2010年，翁永庆与曾任国家卫生部保健局局长的王敏清老友相见，倍感亲切

为医学期刊的发展做出了贡献。离休前，翁永庆担任编辑出版部主任、编审；中华医学会第十九、二十届理事、名誉理事。中国科协第四届全国委员会委员；中国期刊协会副会长。中国科学技术期刊学会创始人之一，理事长、名誉理事长；1989年《编辑学报》创刊，翁永庆出任主编。通过翁永庆20年的不懈努力，如今的科技编辑学会已经发展成颇具规模的学会。

夫人何慧德结束了两年的干校劳动后又回到了北京医院，历任北京医院门诊部主任、医务处副处长、科研处处长。1978年参与组建中华医学会老年医学委员会，并先后担任副主任、主任委员。何慧德是中国最早关注老年健康与保健问题的专家，在老年健康和保健领域享有很高的声誉。

作为具有突出贡献的专家，夫妻两人都享受国务院颁发的政府特殊津贴。

长寿之家的健康观

在翁家的客厅墙上，挂着一幅1948年在天津的全家合影，照片上的亲人大多都健在。88岁翁老和86岁的何老一家可谓是长寿之家。健在的亲人中有95岁的大哥、远在美国93岁的二哥、台北84岁的小妹和80岁的弟弟。更有享年104岁高龄的岳母。

谈起养生之道，翁永庆与何慧德有着自己的见解。首先是心理健康。

老年人要心情豁达，性格开朗，情绪愉快，不发脾气，淡泊名利，精神好是老年人健康的关键。翁永庆平时经常外出买点菜，还做一些简单的家务。耄耋之年还学习使用电脑，写一些回忆文章。闲暇时，两位老人会在一起聊聊往事。翁老夫妇虽经历了许多坎坷，但都收获了事业成功的硕果。回首往事，无论是磨难还是荣耀，两位老人都视之过眼云烟，全作笑谈。与两位老人交流，会强烈地感受到他们恬淡与豁达的儒雅风度。

其次是运动。他们倡导老年人的腿不能停。虽然不能做什么剧烈运动，但走路是最适合老年的运动，也可以根据自己的条件来做一些运动。像毛主席经常游泳；朱总司令每周去香山或十三陵爬山等。他强调，老年人运动一定要持之以恒才能达到保持健康的目的。

在老年人的生活中，适当的文娱活动也是他们所提倡的。丰富文娱爱好，增加生活情趣对健康非常有帮助。朱总司令在公务之余就经常打打扬琴。像下棋、扑克、跳舞、乐器、戏曲、种兰花等，都是很好的放松方式。

在饮食与营养方面，他们也有自己的观点。老年人的饮食总体是要清

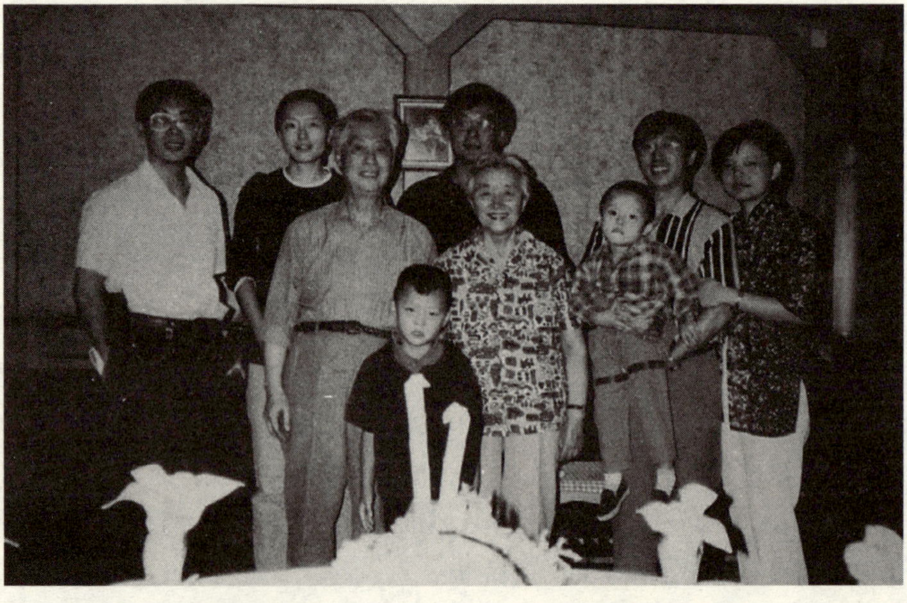

翁永庆一家子孙满堂

淡，但不是清淡就完全不吃肉类。肉类还是要吃，只要不过量就可以。补钙对老年人很重要，何奶奶（何慧德的老母亲，享年 104 岁）健在时牛奶必不可少，她百岁时腿脚还很利落，并且还可以做一些简单的家务。一些人有饮食方面的偏好，完全戒掉会造成情绪不佳，所以要把握好度，少食无妨，但禁忌食品绝对不能吃。少量饮一些红酒也有利于健康。吸烟有害，最好不吸，但若有嗜好，也宜逐渐戒去。

对一些患有老年疾病的人，要抱着有病科学医治的态度，配合医生治疗。

翁永庆、何慧德两位老人家如今生活得平静祥和，他们虽有许多头衔和荣誉，但总以平常心处之。经历了跌宕起伏的人生，两位耄耋老人生活得更加从容。

陪伴两位伟人 感受领袖风范

——朱德、邓小平的保健护士郭勤英

她曾经为两位伟人长期服务，她曾不计个人得失，以医生的身份从事护理工作，无怨无悔。郭勤英，是河南安阳人，1960 年从河南郑州河南医学院第一附属医院调到北京医院工作，数月后派进中南海担任朱德总司令的保健护士达 6 年之久。1978 年，邓小平复出，郭勤英以文职军人的身份担任他的保健护士，一直到老人家去世，时间长达 19 年。退休后又破例以返聘的方式回到邓家，继续负责卓琳的保健工作达 5 年时间。一生都奉献给了保健事业。

做梦也没有想到到朱老总身边工作

1960 年，郭勤英从河南郑州河南医学院第一附属医院调到北京医院保健办公室工作，当时的保健办公室主任是赵夷年。在河南医院，郭勤英也是从事高干病房护理工作，服务的对象都是省委一级的领导。郭勤英同年被调到中南海保健组，主任是马苏高。在中南海保健组，郭勤英和汤毓琴年龄最小，都只有 20 岁。进入中南海后，年仅 20 岁的郭勤英被委派到时任全国人大常委会委员长的朱德总司令身边做保健护士，当时朱老总的保健医生是顾英奇大夫。接到这个任务郭勤英既高兴又紧张。高兴的是能在全国人民敬仰和爱戴的伟人身边工作；紧张的是，以前只从报纸和电影上见过的国家领导人，做梦也没有想到过到他们身边工作。于是，心里总是忐忑不安，不知见了面应当说些什么。

郭勤英第一次见到朱老总是在他的中南海西楼大院的一栋4层楼的书房里，房间不大，陈设也非常简单，里面有一张大办公桌，桌面上摆放着一些书籍、文件和文具等。桌边有一张靠背椅，边上还放着两张沙发。朱老总身穿一套深灰色的咔叽布中山装，面带微笑，十分和蔼地看着郭勤英，郭勤英感到就像见到了一位慈祥的老爷爷，悬着的心一下子就放了下来。朱老总说话的声音不大，但非常亲切，他问郭勤英叫什么名字、多大了、家乡在哪里，郭勤英都一一作了回答。

在郭勤英眼中，朱老总是一位性格温和、严于律己、待人宽厚的老人。朱老总患有糖尿病，郭勤英每天要为朱老总量尿糖，注射胰岛素。朱老总很配合医疗，尤其是在饮食上，听从医生的安排。他的饮食、饭菜都要称重、算热量。朱老总很内向，言语不多。但从他平时的行为举止上能

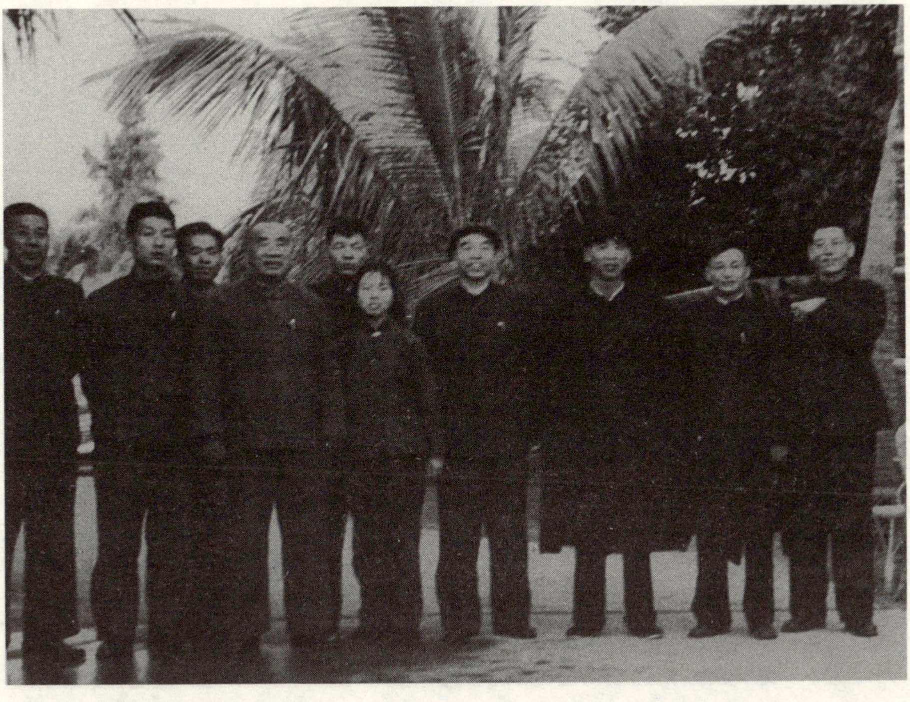

1962年，陪同朱德在海南（朱德左边为郭勤英，右二为顾英奇）

深切感受到他对工作人员的关心爱护，把他们当自己家里人。他从来不对工作人员发脾气，包括家人。朱老总对工作人员就像对待自己的孩子一样，从不提自己的要求，从不干涉工作人员的工作，在他身边工作的工作人员心情都非常舒畅。

当时已是七十多岁的朱老总，仍为党和国家辛勤地工作着。朱老总十分注重调查研究，为了掌握各省市区和基层的真实情况，他不顾旅途劳顿，经常离京到外地视察。郭勤英一年间有半年左右时间都随朱老总在各地考察。从 1952 年到 1966 年的 15 年间，朱老总曾深入到 27 个省市区进行视察。1961 年毛主席在中共八届九中全会上提出：全党要大兴调查研究之风，一切从实际出发，希望 1961 年能成为“调查研究、实事求是年”。会后不久，朱老总就赶往上海、广东、福建、四川、河南等 9 个省市进行了历时四个多月的调查研究。此后一直到“文化大革命”前的几年里，他每年都要拿出几个月的时间到外地的工厂、农村去走一走、看一看。

视察工作紧张而辛苦，乘火车、坐汽车，经常一两天就换一个地方，有时为赶时间就吃住在火车上。每到一地，朱老总都要听汇报、找人谈

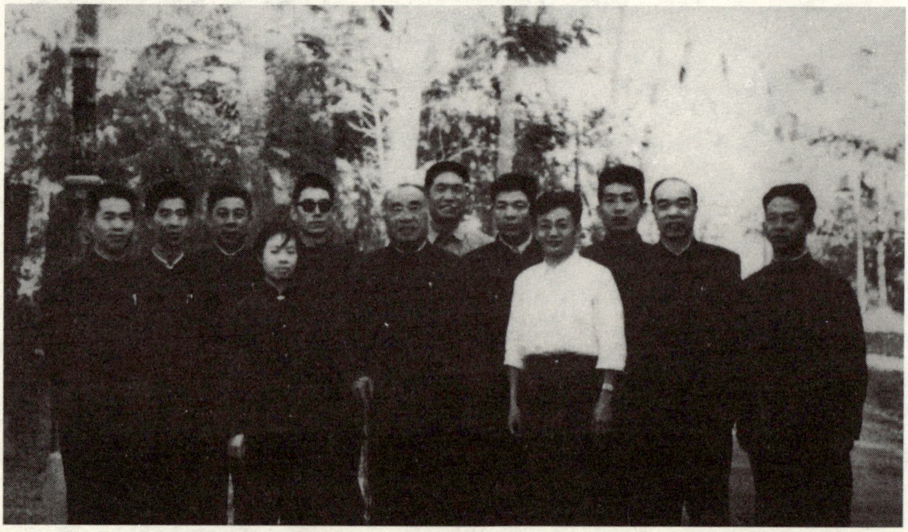

随朱德考察时的合影（左四为郭勤英，右四为顾英奇）

话、开会和到基层参观，深入细致地了解情况。尽管已是高龄老人了，但他总是不顾劳累、精神抖擞地工作，为的是能够掌握第一手材料。每次调查研究后，他都要写成详细的报告，实事求是地向党中央和毛主席汇报，以利于党中央能制定出正确的方针政策。

朱老总家的菜地

朱老总的生活十分简朴。我在他老人家身边工作时，正值我国遭遇三年自然灾害时期，粮食匮乏，油、肉、蛋、菜等供应严重不足。但朱老总没有向国家伸手要补助，而是与全国人民一起共渡难关。他和夫人康克清大姐以及身边的工作人员利用休息时间采摘野菜，并在自家院子里开出一块地来，种植蔬菜，如萝卜、土豆、红薯、冬瓜、苦瓜等。尽管他年事已高，并且日理万机，仍坚持抽暇亲自锄草、浇水、施肥。俗话说人勤地不懒，这菜地年年长势良好，收获颇丰。郭勤英记得有一年这块菜地竟结了一个75斤重的大冬瓜，摘下后还被送到了农业展览馆参加展览。当时的新闻报道还被收进了中学课本。收获的蔬菜，朱老总总是先送一部分给工作人员的食堂，剩下的一时吃不完就放到菜窖子里贮存起来慢慢吃。康大姐还亲自动手用豇豆、心里美萝卜等来腌制泡菜，并耐心教郭勤英腌制泡菜的步骤和方法。生在北方的郭勤英那时是第一次听说“四川泡菜”，感到很新奇。

严格的家教

朱老总的家可算作是一个大家庭。自己只有一个儿子，一个女儿。但有四个孙子，一个孙女，五个外孙子，一个外孙女。他家里的孩子很多，有十几个孩子。大的十几岁，小的只有五六岁。其中，除了他的孙子朱援朝、朱和平和外孙刘建、刘康、刘进等，其余的都是从四川老家来的侄子、侄女、侄孙子、侄孙女，如朱传书、朱俊书、朱玉珍、朱和、朱春元、朱小兰等。当时他们都在小学或中学读书，平时在学校里寄宿，只是在星期天和节假日才回到中南海的家中。吃饭时一大家人围坐在两张大圆桌旁，好不热闹。朱老总之所以把这些孩子从四川老家接到北京读书并把他们培养成材，主要是为了报答家乡的亲人们在国外留学和艰苦的战争年代对他革命事业的支持和帮助，甚至做出的牺牲。解放后他把兄弟姐妹的能上学的孩子，各家来一两个孩子到他家里由他负责供他们读书。

在国家三年自然灾害时期，国家领导人的粮食和副食供应也相应减少。对朱老总一大家人来说就更困难一些。孩子们正在长身体，都非常能吃。经常是粮食吃超了，秘书就想让有关部门帮忙解决一下。可康大姐不同意，要自己解决。解决的办法就是粮食不够瓜果代，在自家小楼后面的空地上种菜，包括萝卜、豆角等。下班后康大姐就去菜地收拾，朱老总也在散步之后帮助浇浇水，除除草。用收获的菜来补充粮食的不足。他们没有向国家伸手，而是靠自己省吃俭用、靠劳动种菜来渡过难关。粮食吃超量了，也硬是设法在下月再补回来。他们家规定孩子们都到西大灶工作人员的食堂就餐。上学的就住校，除周末平时在学校食堂吃饭。朱老总说："国家正处在困难时期，孩子们不能脱离群众。"他对孩子们的要求很严格，不能搞特殊化。孩子们外出都是坐公共汽车，就连康大姐上街买东西也都坐公交车。首长的专车只能在外出开会或接见外宾时使用，从不让家人用。

郭勤英坦言她受益匪浅。她 20 岁就在朱老总身边工作，工作环境对她的影响很大，她亲身体验到朱老总这么高层的领导是那么简朴，从不讲特殊。受他们的影响，郭勤英在几十年的工作中，始终以他们为榜样，始终严格要求自己。她说："工作特殊，但思想不能特殊。"

戎马一生的朱老总当年为了中国人民的解放事业做出了巨大的贡献，但他从不居功自傲。新中国诞生后，物质条件好了，但身居高位不搞特殊，仍然过着俭朴的生活。朱老总平时吃饭很简单，主食和肉吃得较少，主要吃蔬菜，喜欢吃苦瓜、空心菜。衣着也很随便，除了出席一些正式场合穿得好一些，平时在家总是穿旧的布衣裤，里面的衬衣都是补了又补。郭勤英在他身边工作的几年里，从未见他做过一件新衣服，以至在他临终时我们竟找不出一件像样的内衣给他穿，最后不得不临时去红都服装店赶做一套内衣，而外面仍然穿着他穿过多年的旧外套。临终前，他把多年的积蓄托康大姐交给组织，作为自己最后一次党费，没有给儿女留下分文。每当郭勤英谈及此事，都眼含热泪，心里充满了敬佩。“从俭入奢易，从奢入俭难；勤俭建国家，永久是真言。”这是朱老总写的诗《勤俭》，他就是这样要求自己与身边人的。

朱老总的四大爱好：散步、爬山、诗书、兰花

朱老总活了90岁，尽管他工作十分繁忙，但平时生活很有规律，很注意劳逸结合。到老时腰身不萎，肩背不驼。他如此高寿，与许多方面有关。究其原因，除了由于先进的医学科学护理和医务人员的精心治疗外，也和他良好的个人修养和生活习惯有很大的关系，特别是他几十年如一日持之以恒地从事体育活动。朱老总当时大部分时间住在玉泉山，每周六回到中南海，家在城里的工作人员可以休息一天。周日晚上朱老总又回到玉泉山。每天早上朱老总按时起床，从头到脚做一遍自编的一套保健操。早晚坚持散步，从不间断。他说：古人说过“安步当车”，散步走得太慢就和坐车差不多了，活动量不够，散步太快了也不好——不快不慢，可以一边走一边思考问题。

朱老总喜欢爬山，没有特殊情况的话，每周日上午都要去爬香山，这是他多年养成的习惯。他曾向身边工作人员传授爬山的经验：“上山软脚杆，下山闪脚杆。”这样爬山就会感到轻松多了。朱老总喜爱祖国的大好河山，每次到外地视察工作时，总是有山必爬，足迹遍及祖国的大江南北。

书法是朱老总另一大爱好。对于书法，他的体会是：一是艺术爱好，二是休息脑子，三是活动筋骨手腕。他对郭勤英这些身边的工作人员说：生命在于运动，长期参加力所能及的体力劳动，既锻炼了身体，又养成了吃苦耐劳的良好品质。写字就是一种辅助性的体力活动，长期坚持下去，对延年益寿有好处。每天写字，经常做诗。

朱老总练字的时间多在午饭和晚饭前后，或是在阅读书籍文件后休息

之时，每次在20分钟以内。练习书法时，行笔较慢，一丝不苟，神情专注。他认为缓笔定形势，忙则失规矩。朱老总练字时爱用白麻头纸，后来因为这种纸不好买，改用黄表纸。练字时，将大张黄表纸裁成6开，然后按格书写（纸下垫有画好的方格）。朱老总曾经一度右臂酸痛麻木，大家都劝他好好治疗休息，可是他仍旧坚持练写大字。经过认真悬肘运腕的习书活动，不久竟神奇地治愈了右臂的酸麻症，而且日后再也没有发作。即便是到外地视察工作，朱老总也要携带文房四宝。他有一个特制的扁木箱，将笔墨纸砚及墨盒、墨水分放在大小长方不同的格子内，并以小木楔固定，字帖和纸张等放在上边。外出时，无论乘车乘船，打开木箱，随时可以写字，写得最多的是毛主席诗词。

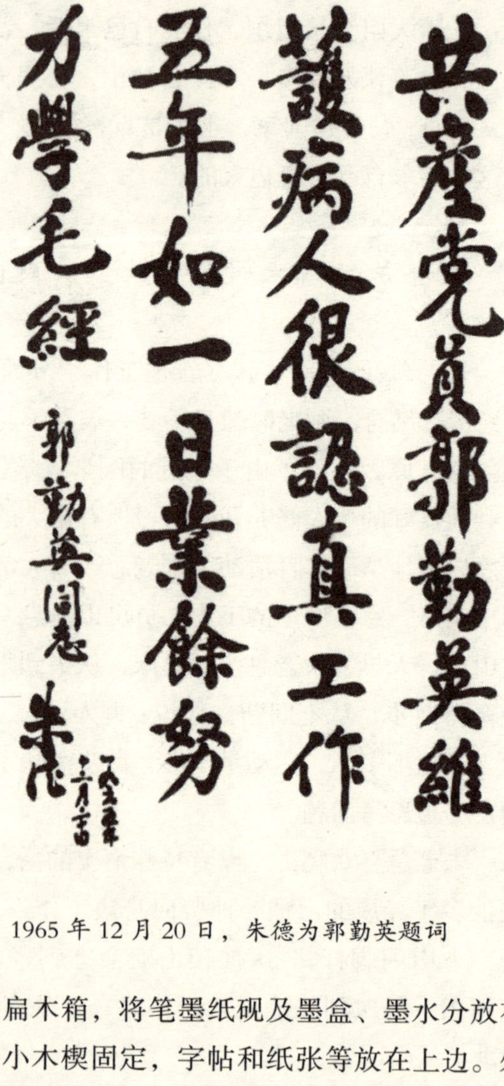

1965年12月20日，朱德为郭勤英题词

1965年12月20日，朱老总为郭勤英题字情景，郭勤英至今仍记忆犹新。当时郭勤英怎么也没想到朱老总会主动为她题字，既惊讶又激动，而且80岁高龄的朱老总还清楚记得郭勤英在他身边已经5年。连她自己都没有算过来朱老总身边工作的时间。朱老总为郭勤英写的条幅是：“共

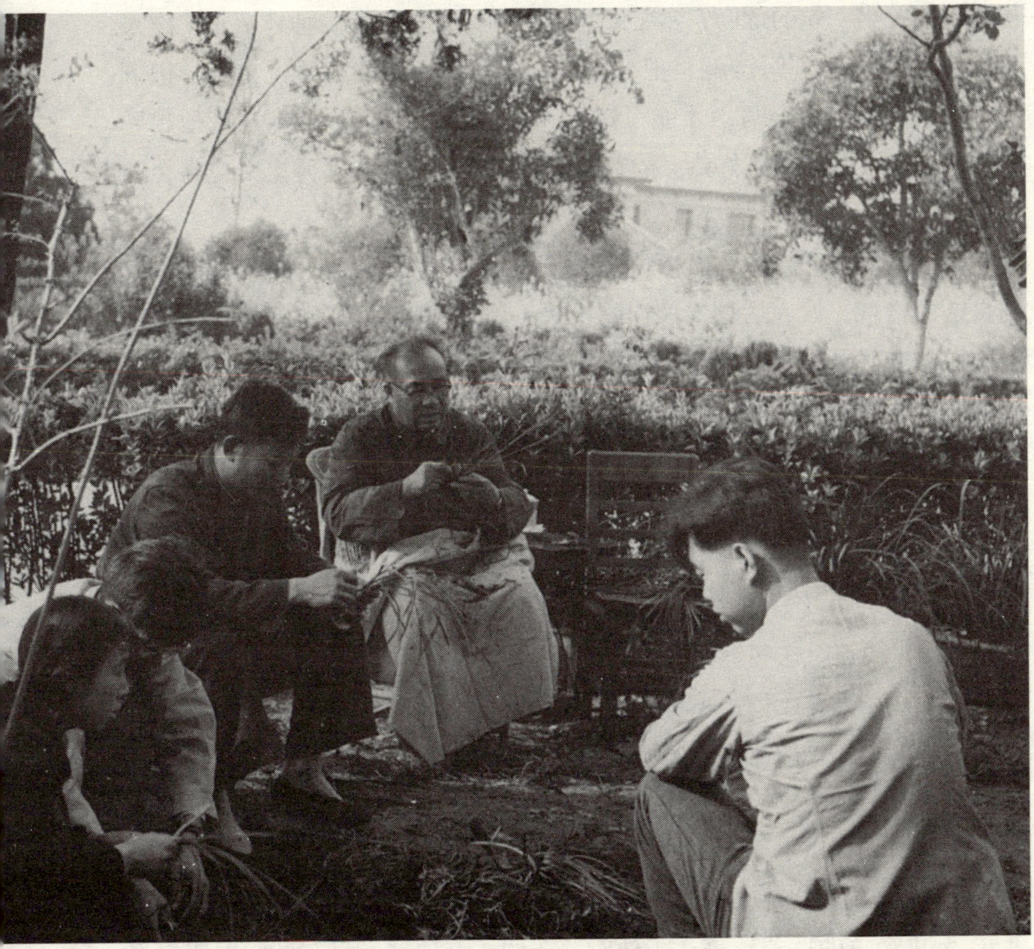

1963 年在四川，朱德与工作人员一起侍弄兰花（左一为郭勤英）

产党员郭勤英，维护病人很认真。工作五年如一日，业余努力学毛经。”郭勤英拿到这幅字时，心情十分激动。郭勤英说：这不仅是对我工作的肯定，更是激励与鞭策。他平时对我的学习和工作非常关心，在他的带动和帮助下，我学习了不少马列著作和毛泽东著作。朱老总的这幅字郭勤英至今一直精心珍藏着。

朱老总一生中创作过很多首诗词作品，其中不少是脍炙人口的名篇。作品展示了他各个时期的风风雨雨，堪称“诗史”。朱老总经常触景生情，即兴赋诗。但也有时颇伤心神，需经历一番阵痛方能写出。那辗转反侧的构思，那一字一句的琢磨，常常影响到他的休息和睡眠。他还要求工作人员也都来写，说："写诗就是把自己看到的东西用诗的形式说出来、记下来。只有多写才能会写，才能写好。"每当做完一首诗，还要与其他领导人像董必武、陈毅等喜好诗文的首长交流交流，而董老、陈老总也常会和上一首。

读书是朱老总的又一嗜好。"革命到老，学习到老。"这是朱德元帅激励自己的格言。读完后还专门向党中央毛主席写了读32本书的报告。这恐怕在党史上也是罕见的。不论是在北京还是到外地视察，工作之余总是要看看书，并教导郭勤英要多看书。20世纪60年代中期，毛泽东主席曾倡导中央领导同志要读32本马列主义书籍。朱老总就让郭勤英陪他一起把32本书通读了两三遍，重要章节还反复读了好几遍。他还让郭勤英把一些重点摘录下来。在两年的时间里，郭勤英一共摘录了11本笔记本（23开本、每本120页）。朱老总摘录下来的内容又逐字逐句地读上几遍，并用红笔加以圈点。这些笔记本郭勤英至今仍珍藏着。另外，还一起通读了两遍《毛泽东选集》（1—4卷）。在读的过程中，朱老总还给郭勤英讲解文章的背景及主要精神，对文章中的生字、生词，他也都耐心地教导郭勤英识习。朱老总在读书过程中表现出的那种执著、认真，让郭勤英感动，并终生受益。

"东方解冻发新芽，芳蕊迎春见物华。浅淡梳妆原国色，清芳谁得胜兰花。"朱老总的这首诗表达了他对兰花的情有独钟。早在新中国成立之初，朱老总就开始养兰花，一生写下了有关兰花的诗词近四十首。他曾对工作人员讲："养兰入门易，精通难。须观天时，测气候，勤于护待，做到栽培有法。"并常说："看上20分钟兰花，比休息两个钟头都好。"

当时北京中山公园种养兰花，朱老总经常去观赏并指导，每次花展他都不会放过。1964年秋季，朱老总决定把他自己珍藏的大部分江浙名种都送给中山公园，这为公园兰花的发展打下了丰厚的基础。有一个鲜为人知的"花为媒"的故事：20世纪60年代初期，中、日两国建交之前，日本的知名人士松村谦三先生来访问，他与朱老总对兰花有着共同的爱好，访问期间，松村谦三曾到中山公园观赏兰花，并向朱老总点名要了如意素、寅谷素、寰球荷鼎和绿漪等4个兰花名种。朱老总都一一答应了。不久，松村谦三先生又回赠了几株日本杂交兰。这样，以花为媒促进了两国人民间的友谊，为中日友好交往开辟了新的途径。

被迫离开朱老总

“文化大革命”开始时，郭勤英曾对当时的现象很不理解，不明白为什么一些老领导、老干部和一些老专家一下子都成了走资派、叛徒、特务、黑帮分子。他们不少人被批斗、被打倒、被关押起来，甚至有的被活活打死。就连郭勤英作技术员的弟弟也不能幸免。当时郭勤英弟弟从外地来信说他也受到了冲击——因为他爱学习、好钻研技术，有人就批判他走白专道路。一天，郭勤英向朱老总谈了弟弟的情况，并说不知该怎么办。朱老总说：“要实事求是，有什么说什么，没有的不能乱说。”他的话虽不多，却给郭勤英指明了方向，讲明了做人的道理。事实上，朱老总就是实事求是的楷模。在“文化大革命”期间，他坚持实事求是、从实际出发的革命精神，走访老百姓，了解民生疾苦，并且采取了一系列积极的措施。在运动中，就是开展批评也从不说过头话，而是摆事实、讲道理，让人心服口服。

1964年，中南海保健组解散，郭勤英仍留在朱老总身边。“文化大革命”开始前，虽然朱老总德高望重，但林彪、“四人帮”并没有心慈手软。当时朱老总身边有五位秘书，六名警卫，以及医生、护士、阿姨、厨师等。“文化大革命”开始后，中央“文革”和中南海造反派首先从这些工作人员下手，给他们开会，给他们施压：要他们贴朱老总的大字报，公开表态和他划清界限……如果有人态度不好，就进行组织处理。1967年，他们首先把沈毓珂、曹全夫两位秘书和卫士长郭仁等送进了“学习班”，后来又转入江西晋先“五七”干校。不久，阎志远秘书被下放到了天津，郭勤英和警卫员邹德亭也被先后调走。郭勤英回到北京医院，由于“文革”中医院系统已经乱了，而301医院是军队医院，情况相对稳定安全。1968年，郭勤英等几个原来的中央保健人员调到了301医院，成立了新的保健机构，从此她成为了一名军人。在301医院，郭勤英依然从事中央首长的保健工作。

虽然不在总司令身边工作了，但郭勤英还是时常去看望朱老总。1974年总司令在301医院住院时，郭勤英去看望他。他的精神已经很差。郭勤英对他说：“总司令，我来看您了。”总司令面容憔悴，伸出手与郭勤英握了握手。看到这情形，想起自己在他身边工作时，朱老总还是非常健康，而眼前的朱老总却是风烛残年的老人了，郭勤英心中非常难过。1975年，朱老总住在万寿路时郭勤英也曾去看望。

1976年，朱老总临终前住在北京医院，郭勤英特地前去探望。看到郭勤英，总司令已经不能说话了。每当回忆至此，郭勤英总是抑制不住情绪，声音哽咽。

在郭勤英几十年保健工作中，会遇到一些影响个人利益的事情，每当自己“吃亏”时，她总是不去计较，她始终以朱老总、小平同志的谆谆教导来要求自己，以老一辈革命家为楷模，全身心地投入到工作中。

到小平同志身边

邓小平的家在北京景山后街的一条胡同里，这是一座安静的庭院。从1977年到1997年逝世，邓小平一直居住在这里。

38岁的郭勤英从1978年8月三中全会前夕，就在邓小平身边担任保健护士，主要负责邓小平的日常起居以及卓琳和子女们的护理工作。当时小平同志的保健医生是王士雯大夫，也是301医院派出的医生。后来换成了陈家顺大夫。郭勤英回忆道：“来之前，领导找我谈话，说组织上安排我到邓小平同志家工作。当时，我很高兴也很紧张，只是怕工作做不好。”

在来小平同志家之前，郭勤英原本的护士身份已经改变。从1968年到301医院后，通过五年的学习，取得了军医资格。在领导与郭勤英谈话，让她到邓办工作时曾明确告诉她：你到小平同志身边工作，既是医生也是护士，两项工作都要做。当时郭勤英回复道：“我现在是医生了，是不是考虑让别人去？”可领导的一番话让郭勤英义无反顾地走上新的工作岗位。他说："你以前做过护理工作，现在又从事医生工作，而且为朱老总服务过，对整个保健工作都非常熟悉，而且有经验，到邓家你是最佳人选。"郭勤英想：作为一名共产党员，对待组织的安排，自己要做的就是无条件服从分配。到邓家后，虽然大家都叫郭勤英"郭医生"，但她实际上做的就是护士工作。

这年8月的一个下午，郭勤英先到邓小平同志秘书办公室报到，随后在秘书的带领下，与邓小平夫妇见面。卓琳大姐领郭勤英走进小平的办公室。卓琳向他介绍说："小郭原来在朱老总家当保健护士，现在到咱家了。"第一次见到邓小平，郭勤英就觉得邓小平特别亲切，邓小平问她："你家在哪？""家里还有谁？"卓琳大姐通过了解也清楚郭勤英的情况，在向小平同志介绍时还特意说明了一下："小郭现在已经是医生了，还来继续做护士工作。"郭勤英回答道："只要首长需要，做什么工作都一样。"卓琳大姐说："以后我们就叫你郭医生。"这次见面，郭勤英只感觉"首长很平易近人的，一直与你拉家常，让你一点也不紧张"。从此，郭勤英一直在邓小平家里为首长做医护工作，直到邓小平去世。后来邓办来了好多年轻的工作人员，小平都要和他们拉拉家常。

但郭勤英就是因为从事的护理工作，后来在退休前的评定职称时受到了影响。最终也没有获得医生职称，还是按护士系列评定了职称。对于这些，郭勤英没有半点怨言，她说："如果请首长出面打个招呼，完全可以顺理成章按医生系列评定。但我不会为自己的事去请首长说情。"

邓小平是一位伟人，他的思想的博大精深是普通人难以企及的，但是他的生活却又和普通人一样朴实。在小平同志的一生中，政治上"三落三起"，个人生活与家庭成员也屡遭坎坷，但他在逆境中从不怨天尤人，始终保持乐观的心态。他周围的医护人员都表示，小平同志得享93岁高龄，与他朴素的生活方式、乐观积极的生活态度是分不开的。

简朴、乐观的小平

"在我的心目中，小平同志是一位生活朴素的领导人，但他也是一位热爱生活的老人。他爱花草，爱孩子。”郭勤英缓缓地回忆说。

20 世纪 70 年代末的中国，大众的衣着没有什么区别，小平同志当时也穿布衣服，在办公室也是一身布衣，连袜子都是棉线的。他平时在家里不讲究吃穿，只有在开会或见外宾时，才穿上毛料子的中山装，而中山装家里也就三四套，深蓝色、黑色带白点、深灰，互相换着穿。80 年代后，卓琳大姐张罗着再给小平同志做几套衣服，但他一直不让。在卓琳大姐的坚持下，总算做了几套浅颜色的，一套浅灰的，见了外宾、开完会，回来就换上便装。

虽然邓办没有统一的工作服，但由于受到小平同志本人和他家里的影响，朴素是大家统一的标准。在邓办大部分人都是军便服。小平同志简朴的习惯也对工作人员有很大影响，他身边工作人员的衣着也都很朴素。改革开放后，人民生活水平提高，社会上的衣着普遍鲜艳起来，穿得比较好了，显得邓办这个院有点“土”了。后来在小平同志身边工作的年轻人外出时穿上漂亮的衣裳，而回到工作岗位时又换上了朴素的衣服，直到今天也仍是这样，这已成了习惯。

冬天，小平同志只穿毛衣和两条单裤，遇到冷天外出才穿件棉大衣，年纪大了才围一条围巾，但从来不戴帽子。大冷的天在机场上迎接外宾，只有他不戴帽子。而且，他从不穿毛裤，有时天冷了我们让他加一条，告诉他大家都穿毛裤了，他诙谐地说：“你们有福气呀。”

每次外出，小平同志都自备简单行李，为的是尽量给接待单位减少麻烦和费用。有一次小平同志去上海，住在宾馆里，他的白衬衣领子补了补丁。保卫处长张宝忠拿去找宾馆的同志帮忙烫，宾馆的同志非常惊讶，他们说：“若不是亲眼所见，怎么也不敢相信，小平同志真是太简朴了。”他只有两条皮带，一条要断了，另一条黑色的好一点的皮带，外出活动时才扎。

现在很多人不能理解小平同志的简朴，比如他的白衬衣，洗时经常把领子搓破，时间长了没办法补，就把领子全翻过来匝好了接着穿，这样的衬衣一般人早扔了。有一次出差到外地，晚上，公务员把小平同志的衬衣拿去洗，服务员以为是工作人员的，就说：“这么破的衣服是你穿的吧？”

公务员解释说："哪是我穿的，是首长的。"服务员看到小平同志还穿这么旧的衣服，非常感动。

小平同志的袜子，无论短袜还是长袜，都是线袜，穿的时间长了，袜底磨薄了，就弄上那种尼龙，加厚袜底。有一天小平同志坐在椅子上，脚搭在小脚凳上，女儿毛毛看见了就说："老爷子，你的袜子都透亮了！"这时我们才注意到，他的袜子因为磨的时间长了都发亮了。

作为医护保健人员，当然不希望小平同志吃肥肉一类的东西，希望他多吃些鱼虾等高蛋白、低脂肪的饮食。但小平一家都不喜欢吃海鲜。小平同志爱吃四川家乡菜，像回锅肉、米粉肉，但吃得不多。再就是牛羊肉、小菜。小平的继母在邓家被称为"老祖"，她经常做一些四川泡菜，还有霉豆腐，家里人都喜欢吃。邓家传统的做法是用白菜把豆腐包起来，配上花椒大料和盐，放起来到发霉的时候再吃。每顿饭中午吃剩下，晚上再烩一下。邓家有个规矩：剩菜、剩饭不许倒，下顿烩烩再吃。烩的饭大家都吃，不是放在那儿摆样子。平时家里有人得了感冒、发烧等小病，都会给他开小灶，但小灶的内容是——烩饭或烩面，并没有其他特殊。特别是卓琳同志，遇到头疼、感冒等不需要去医院的小病，就吃上一小碗烩饭，里面有豆腐、青菜、鸡蛋什么的，比较清淡。孩子们生病也是让厨房做一碗烩饭，从营养的角度还是比较丰富。小平同志除了正常的饮食外，也从不吃任何保健品。

小平同志过去是能喝点白酒的，在医生的劝告下戒了，改成喝黄酒，每天一小盅，后来完全不喝了。他是四川人，口腔科专家建议他不吃刺激食物，他认真执行。让他吃东西时要注意两边嚼，他竟像个孩子似嚼起来给医护人员看。

在邓家的院子里，西墙上种满了爬山虎，院子里栽着雪松、石榴树、樱桃树、海棠、丁香，进门后正房的窗外种着两排花：一排芍药，一排牡丹。

"到春天，小草刚一发芽，他都能发现，他特别注意观察院子里的花草。看看哪棵小草先绿了，哪棵树先发了芽，牡丹花结了多少花苞，哪一朵先开花。"郭勤英回忆起这些时非常愉快。

小平同志说他喜欢云南的花，那里的花，品种多，五颜六色，尤其是杜鹃花，满山遍野，山花烂漫。邓家的院子里种了几排花，主要是月季，他在散步时对植物四季的变化特别注意，他的心很细，每年的变化都是他最先发现，比如哪块地的小草先绿了，哪个花枝先出花苞了。而且对那棵樱桃树情有独钟，由于只有一棵樱桃树，授粉有影响，结果不多，每年也就几十个。小平同志一直在观察，他知道相比往年的情况如何。每年四五月份开花，他散步时都要看看今年花儿开得多不多，花落后数一数今年结了多少樱桃。

邓家的院子里有几棵雪松和其他树木，一棵大玉兰树、一棵樱桃树和梨树，还有红枫树。小平同志常对郭勤英说，院子里最好看的就是雪松和红枫，特别是红枫，别的树都绿油油的，只有它一枝独秀，红得鲜艳。有一次散步，他看到红枫兴致大发，随口吟道："远上寒山石径斜，白云生处有人家，停车坐爱枫林晚，霜叶红于二月花。"平时小平同志不爱说话，常常在散步时思考问题，这是郭勤英唯一见到他散步吟诗。

小平同志非常爱孩子。他有 4 个孙子孙女。每天吃饭时，老人家就拿着红、黄、绿三种颜色的糖豆，发给他们吃。有一次他风趣地说："记者怎么不来采访我，问问我一天都在干什么，我的工作是发糖豆，这工作不好做啊。"

小平同志在家里话不多，但他对周围的事情观察得却很仔细，遇事总是考虑别人是否方便、对别人是否有利。对这一点，郭勤英深有体会："小平同志从来不向医护人员提要求，身体哪儿不舒服也不爱主动说，不想给我们添加任何压力或麻烦。所以在工作中，我们只好要求自己仔细再仔细，老人家有任何不适都要靠医护人员在第一时间去发现。"

小平同志很注意体育锻炼，他坚持每天早晚两次散步，特别是早晨的散步更是雷打不动。郭勤英值班时每天早上陪着小平同志在院子里散步。散步也是他的锻炼内容，每天早、晚各一次，然后做做自己编的体操：抬头、伸臂、弯腰、踢腿、跳跃，动作齐全，从头到脚都能得到锻炼。小平自编的体操有道理，特别适合老年人，没有危险动作，而且风雨无阻。邓家的院子有人大概测量了一下，外圈 140 米，内圈 120 米，每天走 18 圈，大约2公里左右。每次散步他都自己默数圈数，走完后不用提醒，回到办公室。郭勤英有一次暗中观察，自己认真数了一遍，发现果然不差。随着小平同志年龄的增大，散步改为了12圈。遇到刮风下雨天就改在屋内走廊里。小平同志做体操时郭勤英就在身边，不用扶他就能很流畅地做完一套动作。后来年纪大了，郭勤英怕他出危险，就在身后轻轻搀扶，基本不用力气扶，只要让他感觉不要摔倒也不影响锻炼的程度。

有一次，屋子外面阴天而且气温也低，可能要下雨，小平同志要出去散步，郭勤英劝他先不要出去，披上一件外衣再走，他不肯。后来还是找件衣服披上，出门时天也晴了。小平同志幽默地说："不找衣服的话，早

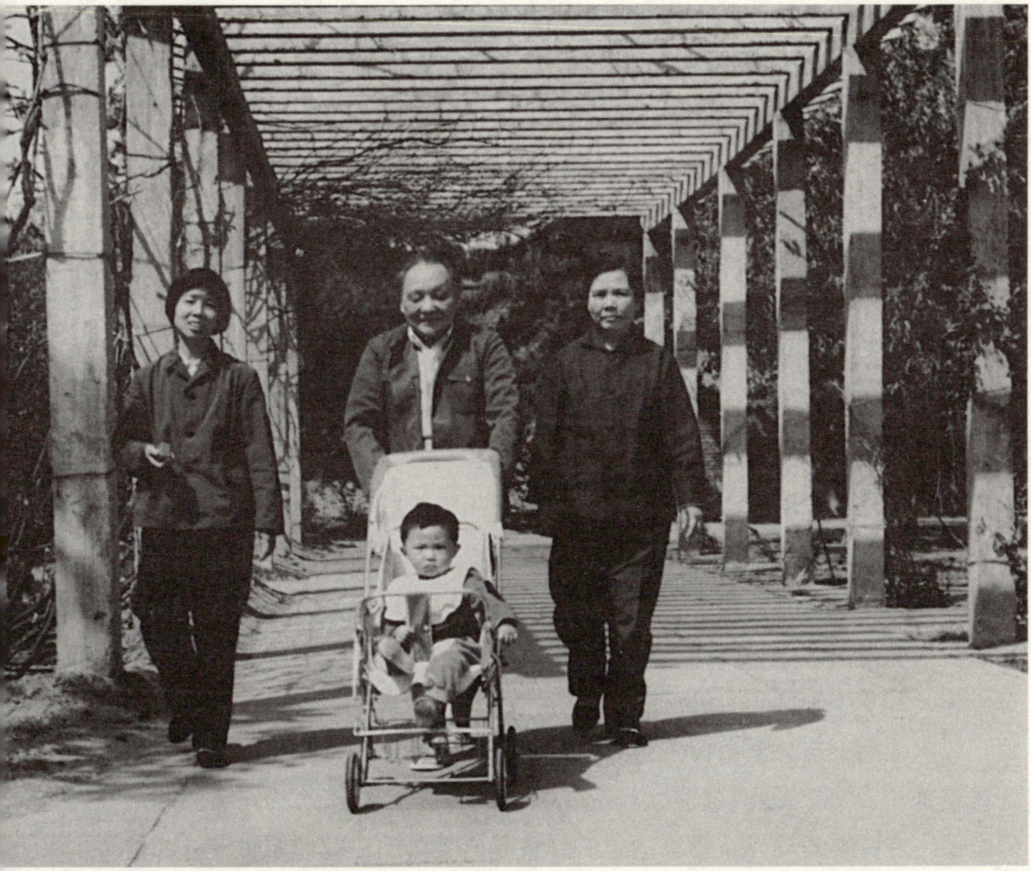

陪邓小平推着小孙子在自家院内散步（左一为郭勤英）

就走完了，还是我的运气好，老天让我散步，雨也不下了。”散步时，他走外圈，郭勤英等工作人员陪着他走，就走里圈，他就开玩笑地说：“你们散步可是偷工减料呀。”

小平同志的一生几乎都与波峰浪谷有不解之缘。他不喜欢在游泳池里游泳，只喜欢在大海里游泳。每年夏天都到北戴河游泳，还特别喜欢下雨的时候游泳，浪越大越往里面钻，身体好的时候一气能游一个多小时。他游泳没有固定姿势，既不像毛主席那样随意，也不像朱老总那样严谨。小平同志游泳的特点是一不用救生圈，二是每天游一个小时雷打不动。一般情况下，时间到了，岸上的工作人员就挥动小红旗，告诉海水里的工作人员，该请小平同志上岸了。这时他总是想再多游一会儿。遇到刮风下雨、风高浪急的天气，工作人员总是用各种理由劝阻他。随着小平同志年龄的增大，水温要达到22度后，工作人员才允许他下海游泳。有时小平同志询问水温，工作人员谎称只有20度，他经常会质疑：不可能吧，这么好的天气，只有20度？后来，工作人员限制他一次只能游40分钟，到了时间，就有人在岸上摇旗提醒，可他总说：“摇早了，摇早了。”为了不影响工作人员吃午饭，他总是抓紧时间换衣服，准时离开浴场，时间观念极强。

1992年，小平同志已是88岁高龄，还在北戴河大海中游了八次泳。小平同志喜欢在大海中游泳已经达到了酷爱的程度。每年夏天乘火车到北戴河后，都是直接去浴场游泳，游完后才到驻地。

打桥牌是小平同志20世纪50年代在四川学会的，此后一直是他的一大爱好，更成为暮年寄情之所在。郭勤英说：“小平同志曾经讲过，‘能游泳说明我的身体还行，能打牌说明我的脑子还有用’。”“他经常在周末都要在家里邀请几个牌友打桥牌。平常在家打牌，有时儿女们也参加。以前打桥牌，都是小平同志自己洗牌、发牌。后来年龄大了，就由邓楠帮着洗牌。偶尔他们不在，就由值班人员代替。我们不熟练、动作慢，老人家就会风趣地说：‘都是他们逃避，打乱了我们的部署’。”郭勤英充满温馨地回忆道。在桥牌运动界，小平同志的牌技是出了名的，他偶尔也到外面参加桥牌比赛，每次总能拿个奖回来。

喜欢体育的小平

小平同志喜欢体育运动。从20世纪80年代开始，电视台直播体育比赛的节目多了，只要有时间，他是最热心的观众。如果参加会议或者接见外宾没有时间，他就嘱咐家里人或者工作人员录下来，等他有时间再看。

对体育界的知名人物小平同志很熟悉，像女排“五连冠”的队员张蓉芳、朗平、孙晋芳等，还有邓亚萍、王涛、高敏、熊倪、李玲蔚等等，连他们是哪里人都知道。

小平同志非常关注体育界后继有人的问题。现在流行小平说过的两句话，一个是“计算机要从娃娃抓起”，另一句是“足球要从娃娃抓起”。我

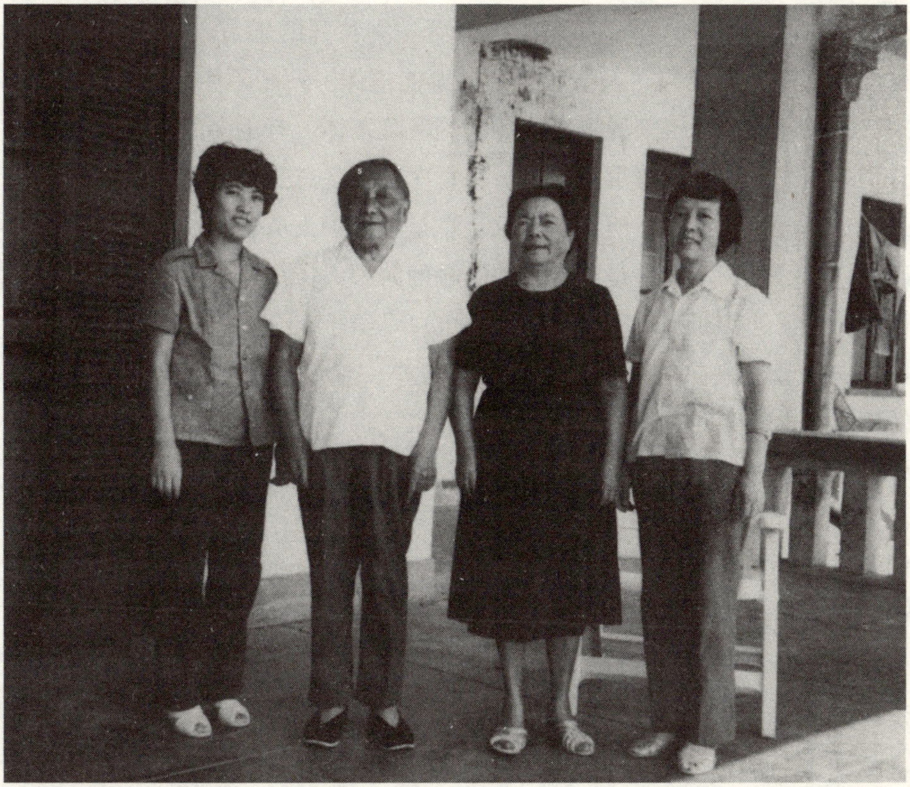

1987年，与邓小平、卓琳在北戴河海滨浴场（右一为郭勤英）

们外出时聊起这件事，小平说："计算机要从娃娃抓起，这是杨振宁说的，我同意他这个说法。"

小平同志对乒乓球也很关心。当年有个17岁的乒乓球运动员刘国梁，八一队的，刚露头角，打得特别好，在电视上看成都赛区国际比赛，小平同志特别兴奋，说这个小子很有希望，是个苗子，很高兴。工作人员们也很高兴，但不理解他为什么那样高兴。小平解释说：我们乒乓球队的一些秘密武器叫自己人暴露了，有些人出国给人家当教练或者当队员替人家打球，把我们的打法教给人家，外国人很清楚我们的路数。我们的乒乓球是国球，都没有翻身，现在有这样的好苗子，能打翻身仗，真叫人高兴。

与医护人员的特殊感情

对医院、医护人员，小平同志有着一种特殊的感情。他曾说："医院是谁也离不开的地方，人吃五谷杂粮哪能担保一辈子不生病。"在他心目中，医院还是人才密集的智力群体。到医院查体，有更多的机会走到知识分子中间去。他非常尊重医护人员，每次到医院总是把自己当做一个普通人或普通病人，没有任何特殊要求，总是为医护人员着想，不给他们增添麻烦。"我没事"，几乎是所有与他接触的医护人员都熟悉的他的一句口头语。对专家的诊断和治疗，小平同志也总是给予充分的信任。有一次手术前，一位老专家向他汇报，他说："我没事，你放心吧。世界上没有绝对的事情，出什么问题，由我、由我们全家负责——我相信你，我相信你们医院。"他对为他服务的医生和护士总是心存感激，曾对身边的工作人员说："医院的医生、护士都很敬业，很辛苦，技术上也很强，我很感激他们对我的关心和服务。"上级有规定，医护人员不得要求与住院的首长照相。邓小平则主动提出与医护人员合影。

身为医护人员，跟随小平同志会见一些外宾也是常有的事。郭勤英说："在首长身边工作期间，她真切感受到了政治家邓小平在外交场合的卓越才干与风范。每每接见外宾，他总是先同对方拉拉家常，聊聊天，使大家都放松放松，聊出气氛来再同人家谈正题。这就是他的外交艺术。”“有时，首长请外宾吃饭，他控制在一个小时，很守时。”

难忘的一次聊天

“首长的性格比较内向，很少说话，有时也偶尔跟我们聊聊，说上一两句，话不多，但常常很幽默。”一说起邓小平的魅力与风范，郭勤英似乎有说不完的话。

有一年，郭勤英回老家河南安阳探亲，返回后一天在院里陪小平同志散步。散步的过程中，邓小平便问起郭勤英父母的身体、家人的工作、家乡的变化等等，郭勤英一一作了回答。让她吃惊的是，首长还清楚地记得自己的家乡是河南安阳。

一次，郭勤英陪小平同志去外地，火车路过河南安阳时，小平同志对郭勤英说：“到你老家了。”郭勤英一怔，不由得心里一热，小平同志日理万机，竟还记得身边一个普通医护人员的老家。“首长，你的记忆力可真好。”郭勤英感动地说。

当时小平同志询问了郭勤英家中父母的一些情况后说：“解放战争时期，我们刘邓大军到过你的家乡安阳，当时我在安阳珍珠泉住了好几天。珍珠泉离安阳有四五里，是个半山区，地上有冒出的泉水，像珍珠一样。”郭勤英这才知道他去过自己的家乡。“我们打过安阳，安阳的守敌很顽固，打了几天没打下来，部队着急南下还有更重要的任务，所以只好暂时放弃安阳继续执行南下的战略部署。”说到这里，小平同志话锋一转，诙谐地说：“现在我们也要继续南下，你回不了家喽。”

郭勤英说，自到小平同志身边工作，从未感觉到自己是在与一个大人物在一起，就像与一个慈祥的长辈在一起一样。

晚年小平的“两个特别”

退休以后，小平同志就深居简出了。许多地方请他去散散心，他都谢绝了，说出门兴师动众，十分不安。有时办公室的工作人员劝他出去走走，他很形象地说："出去太麻烦，到哪儿都是一堆人，走到哪儿，都带一群'蝗虫'来。"

"小平同志的健康状况一直都很不错，只是到晚年患上了帕金森病，这是一种损害神经系统的疾病，非常折磨人，但是老人家从来没有呻吟过一声，他躺在那里很安静，就像没有人在房间里一样。"郭勤英说。他不愿意给医护人员添麻烦，总是说自己的身体没有问题，也不太愿意去医院。专家会诊时，他还是说没问题。但每年例行的体检必须做，他知道做什么也很配合，做完就走。

曾经在小平同志身边工作过的医护人员都有一个共同的感受：小平同志既是一位肩负党和国家重任的领导人，又是一个和蔼可亲、普普通通的长辈。他从容、坦荡，相信医生、相信科学，在对待医疗和保健上，他的最大特点可用"两个特别"来概括，就是特别听话，特别配合。

每天量血压、吃药、点眼药水，他从不用提醒，也不用说话，郭勤英一走过去他就知道了，放下手中的材料，配合得很好。在医护人员面前，他就像一个普通的患者，要他怎样，他就怎样。只要是医护人员的建议，他总是认真听取。

小平同志戒烟也是听从医生的劝告，在85岁高龄时毅然戒掉的。1989年以后，医生们考虑到邓小平上了年纪，想劝他戒烟。对于一个一天一包烟，有长期"烟史"的人来说，戒烟无疑是一件很痛苦的事。在医生明确告诉他，老年人的肺功能会逐渐减弱，戒烟对健康非常关键之后，小平同志非常听医生的话，戒烟取得了成功。郭勤英补充说："在戒烟这件事情上，我特别佩服老人家的毅力。不管从前他烟吸得多么凶，说戒就戒，非常干脆。而且不像其他人戒烟那样，开始要吃些瓜子、花生什么的，小平同志从来没有为戒烟吃过这些东西。"起初规定一天抽5支。后来，又为他特制了长过滤嘴，就是他在接见外国记者时风趣地说的"他们用来对付我的"那一种。最终他完全戒掉了烟。

情系于民的小平

1991年，江淮流域发生特大水灾，邓小平慷慨捐助，但不肯宣传自己，而中央也果真对此采取低调的淡化处理。时任国务院总理的李鹏只是在讲话里轻轻提了一句：我们党和国家的一位重要领导人也捐了款，但他不愿意透露自己的姓名……

众所周知，邓小平曾留下遗嘱，表示去世后要捐献出自己的眼角膜。但很少有人知道，他在88岁的时候，还想义务献血。这是最令郭勤英感动的事情之一。1992年6月份的一天，小平同志在家里看电视，郭勤英陪着看，电视里播报《公民义务献血条例》出台的消息，郭勤英在旁边讲解，主要是义务献血法制化的问题。小平同志看得非常认真，同时还看着自己的胳膊。郭勤英问："首长怎么了，哪儿不舒服？"他说："我的右胳膊还有血色，你看我也可以献血吧？"郭勤英赶紧急忙解释："您已超过年龄的限制，不用献了。"他问："真的吗？"听到准确的答复，他才不再坚持了。他又表示："以后要把角膜捐献出来"。去世前，他再次郑重表示捐献角膜。

南方视察途中买衣服

小平同志80年代曾去过南方，特别是珠海和深圳。当时的深圳就是个小渔村，他去老乡家调研，郭勤英也陪同一起前往。1992年再去时，主要是看看那里真实的情况。结果到了深圳和珠海，简直成了大城市，到处是高楼大厦，看到这些情景，小平同志非常高兴，他平时不苟言笑，兴奋的心情不表露出来，可郭勤英当时真的能够感觉到他的那股高兴劲。虽然一路舟车劳顿，他告诉郭勤英，因为高兴就不觉得累。南巡之行使他感觉到改革开放的思路是正确的，所以在珠海和深圳都题了词。他高兴地说：证明路子走对了，坚定了信心。

就是在这次南方视察期间，小平同志第一次也是唯一一次要过衣服。

在珠海，邓小平突然提出要穿夹克衫。听到老爷子要穿夹克衫，孩子们都很高兴。毛毛和邓楠赶快到街上去，买了一件深黄带一点绿的，还有一件是蓝色的。蓝色的那件，回家试穿后发现下摆长了一截。邓小平舍不得把这件新衣服搁置浪费，仍然挺随意地穿上了它。

普通公民小平

郭勤英清楚地记得1993年9月的一天，正在读书的邓小平问起“申办奥运会哪天有结果”，得知还要两个星期。23日，在蒙特卡洛大会上，北京以43：45两票之差负于悉尼，首次申奥未能成功。第二天早上，邓小平从电视上了解到投票结果。他说：“北京已经尽了最大努力，不能说不遗憾，但是增强了自信心和凝聚力。5个国家申办，只能有一个国家当选，落选也不是失败。参与是最重要的。第一次申办就得了43票，宣传了我们国家，已经值得自豪了。”

邓家的院门口有棵树冠硕大的樱桃树，有一次被大风刮得歪斜了，出入门有些碍事。保卫处长张宝忠要把它锯掉，小平同志舍不得，只让锯掉一棵杈。他说：“树像人一样，受了伤需要保护。”那年樱桃树授粉不好，只结了二三十颗樱桃，小平同志亲手一颗一颗地摘下来，又亲手一颗一颗地分给孙辈孩子，边分边风趣地对我们说：“我现在只有给他们分糖、分樱桃的权力喽，这是我的工作啊。”看着这位童心未泯的老人绽开和孩子一样的灿烂笑容，郭勤英她们都被这幅其乐融融的图画陶醉了。

说到邓家晚饭热闹。孩子们在饭桌上随便谈论外边的见闻，无拘无束。小平同志只闷头听，一般从来不问也不说。偶尔，“老爷子”也有破例开腔的时候。有时大家的话少了，他便忍不住插一句：“怎么今天这么冷清啊，继续讲啊！”看得出，随和的老人非常喜欢这样温馨民主的家庭氛围。

小平同志在家中不谈论政治，但历史上的事情他经常说。有一次，子女们谈论将军授衔的话题，小平同志接过了话茬：“我打了一辈子的仗，没授过一次军衔。1955年毛主席征求我意见，说元帅你当不当？我不要，

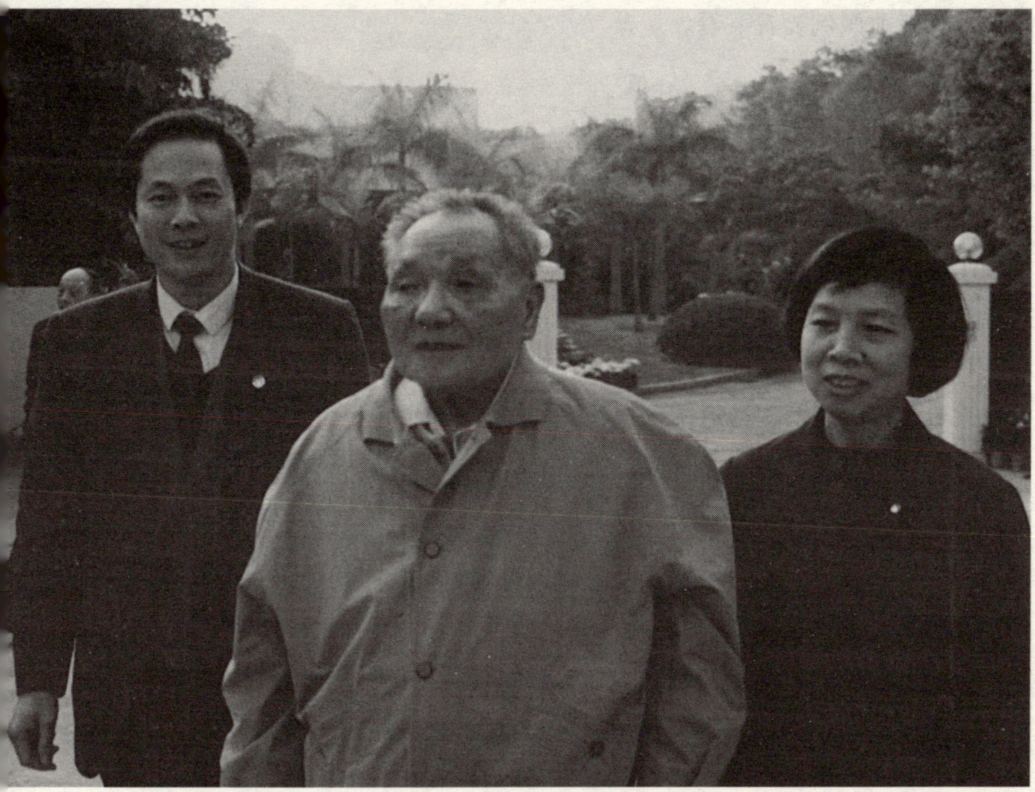

1992年，随邓小平在珠海（右一为郭勤英）

我还是做党的工作。”这时，卓琳补充道：“只有十个元帅，如果他当了，别人就少一个，所以他让了，不争这个功。”

邓家收藏最多的，就是各种图书，这些可都是卓琳的功劳。从“文革”开始，邓家搬了几次家，搬得最多、家里最值钱的，也就是这些书籍。

邓小平爱看书，什么样的书，包括一些外国的小说他也看。不过，他最爱看的还是历史书籍，像《二十四史》、《资治通鉴》等等。在他床头，放满了书，有时还要考一考孩子们。

到了晚年，邓小平还喜欢上了武侠小说。护士郭勤英说：邓小平喜欢看的武侠小说，都是港台作家写的，像古龙、金庸和梁羽生的，邓小平都看过，看得较多的是《射雕英雄传》。邓小平看武侠小说，只限于午睡、晚上睡觉前的半小时，其他时间从来不看。出差到外地，他也会带上武侠小说，临睡前照例要看一看。

珍贵的纪念

从1994年前后，小平同志的身体状况逐渐变差。小平同志临终时住在301医院，郭勤英一直陪伴他老人家到最后一刻。她见证了小平同志面对病痛折磨，显示出超人般的坚强毅力。在治疗过程中，他老人家从来没有呻吟，非常安静，他的病房里就像没人一样。那时整个医疗小组的人员都非常难过，心里明明知道结果，可眼睁睁看着就是没办法恢复，束手无策。2月19日晚9点多，敬爱的小平同志与世长辞。

小平同志逝世后的第二年，郭勤英办理了退休手续。分别之前，卓琳大姐特意把收拾好的一个布包袱送给她作纪念——里面有一件邓小平接见外宾时穿过的灰色毛料中山服，一件旧毛背心，几件好一点的布衬衫。还有家中唯一的一套小平同志未穿过的马裤呢军装和一件新的单上衣。此外，还有一个小平同志一直在用的电动剃须刀，卓琳大姐对郭勤英说："首长一直很喜欢，挺好用的，拿去给你爱人用吧，只要他不嫌弃。"

双手捧着这件普普通通而又沉甸甸的包袱，郭勤英的热泪夺眶而出。后来郭勤英听说有关部门征集小平同志的遗物，就主动把卓琳大姐送给她的那包东西全部捐献了出来。

郭勤英始终铭记着小平同志曾经说过的那句话："我是中国人民的儿子。我深情地爱着我的祖国和人民。"

重返邓家

1998年，郭勤英已经办理退休手续，回到301医院。可是没过不久，卓琳大姐委托当时邓办王瑞林主任（后任军委委员）给郭勤英打电话，告诉她，卓琳同志希望你还回到邓家工作。郭勤英爽快地答应了，在退休后，以返聘的形式回到邓家。这种情况在中央保健人员中也是凤毛麟角。

卓琳大姐的身体不是特别好，患有高血压。像小平同志一样，她也是心胸开阔，对人很友善。在邓家，大家如同一家人一样亲切。

2002年，在卓琳大姐身边工作的保健护士已经增加了三个，看到新人能够胜任工作，那时卓琳大姐的身体状况还好，郭勤英感觉自己年龄也大了，在邓家的工作人员中，郭勤英的年龄最大，自己退下来也放心。于是就主动向卓琳大姐提出来。

虽然离开了岗位，每当节日、生日、首长祭日，郭勤英还是经常回到曾经工作了25年熟悉的“家”去看望卓琳。卓琳大姐也很关心郭勤英，对郭勤英提过几次让她带爱人去做客。一开始郭勤英还有些不好意思，直到卓琳大姐第三次提出，郭勤英才和爱人去了邓家。

2009年7月29日卓琳大姐逝世，与小平同志一样，享年93岁。这一年的中国“十佳感动中国人物”卓琳大姐名列十佳之首。卓琳大姐去世时，郭勤英夫妇俩到卓琳大姐灵堂献了花。

践行领袖的教诲

自从从事了保健工作，因为工作性质特殊，郭勤英的同学关系都不联系。那时家里没有电话，郭勤英随首长出差从来没有给家里打过电话。直到改革开放后，随着条件改善，家里安了电话，但郭勤英却已经养成了习惯，依然是出差不与家里联系。连自己的爱人只知道郭勤英出差，却都不知道去了哪里。对远在河南老家的父母，郭勤英要求他们尽量不要来北京。家乡的亲戚从没有来北京找过她。对于这些，郭勤英戏称：“我在北京工作没有外界的干扰，‘六亲不认’还是‘很清闲’的。”

回想起当时的工作，郭勤英说：自己心中就只有工作，其他任何事情不能影响，都要为工作让路。郭勤英回忆道：在301医院保健办公室值班的时候，那时郭勤英已经成家，但一星期都在医院，每天都是24小时在保健办公室值班，不能回家。有时还要替别人值班，加班加点都是很平常的事。可就是这样，郭勤英也从没想过向领导提增加人手的要求。1978年到小平同志处时，情况也是如此。两个护理人员每周轮换值班，同样是一星期全天候坚守岗位。而没有值班的时候，郭勤英还要回到301医院去学习。随后为把保健工作做好，郭勤英就不用再回医院，全部精力都转移到邓办方面。

郭勤英对自己有着严格的要求。一次，她的儿子发烧需要住院，当时301医院小儿科病房改建没有床位，结果住到了空军总医院。郭勤英和爱人抱着孩子赶到医院时已经是晚上，等检查化验、办理入院手续后，已经是夜里一点多，那时已经没有公交车，郭勤英一下犯了愁，因为第二天要随邓主席出差，那是绝对不能耽误的。于是，郭勤英和爱人干脆就用“11路”步行走到家，到家时已经是近凌晨三点钟。第二天一早，郭勤英依然像往常一样，照常随邓主席出差去了。其实郭勤英只要给首长家打个电话，要个车是完全可以的。可在她的思想中从来没有过为自己的事让首长家开后门的想法。

作为一名保健工作者，郭勤英深知保健工作的重要性，不仅要有很强的责任心，还要时刻保持高度警觉性和细致入微的观察能力。郭勤英在长期陪伴小平同志的过程中对他的生活习性已经非常熟悉。小平同志平时如果身体不舒服，他从来不会主动向保健人员说。平时首长的身体状况，郭勤英只能靠自己的细心观察来判断首长的健康状况。一旦察觉到首长的身体有异样的情况，向他询问时，小平同志才说出自己身体哪里不舒服。

1989年郭勤英随小平同志在外地出差，一天晚上，郭勤英发现小平同志前一天晚餐吃的比平时少了一些。郭勤英就问小平同志哪里不舒服，这时小平同志才告诉郭勤英：肚子有些胀。郭勤英马上请医生为他先治疗一下。第二天吃早饭时，郭勤英就发现小平同志的脸上表情与平时不一样，细心的郭勤英马上发现了首长这一细微变化，并立即与保健医生沟通后决定，请小平同志安心休息一下，尽量少活动。小平同志一般解大便都是在早上，那天却是在晚上。当时的马桶是一个深咖啡色的，郭勤英在观察时发现大便中有一点深色，如果不是郭勤英的细心是很难发现这微小的变化的。于是，郭勤英即时报告医生马上送去化验，结果是便血。由于及时发现和治疗，小平同志的身体很快恢复了健康。郭勤英回想起当时的情况说：“事后还真有点后怕，如果由于自己疏忽不能及时发现，一旦首长身体出现问题，那后果简直不能想象。”

为对郭勤英长期在保健事业中辛勤和无私付出的褒奖，上级授予了军功章。对军功章的态度，郭勤英也有自己的想法：确保首长的身体健康是我的本职工作，不管立功和不立功并不重要，都要把自己的工作做得更好。不争功、不争利是我一生的准则。

谈起自己的爱人和家，郭勤英心中充满愧疚。郭勤英的爱人是北京理工大学的一名教授，在郭勤英顾不上家的时候，爱人从来不埋怨，都是他一个人带着孩子，默默地支撑着这个家。郭勤英笑称：“到现在自己连炒菜都基本不会做。”正是有爱人的全力支持，郭勤英才能心无旁骛地投入到工作中。在郭勤英干了一辈子保健工作中，没有出现过差错，一天事假都没有请过，连爱人足踝骨折都没能顾上照顾。郭勤英感慨：现在想起来，那时爱人拖着伤脚，还要照顾孩子，日子是怎样过的。至今孩子对她的感情也比不上父子感情深。郭勤英退休以后才感觉，没有尽到一个女儿、妻子、母亲的责任，不是一个称职的母亲、女儿，但在心里对自己的爱人无怨无悔的付出还是由衷的感激。

其实何止是郭勤英一个人是这样，那一代的保健工作者都具有这样宽阔的胸怀。用他们自己的话说：有着同样的特点，那就是“傻”。但郭勤英至今也无怨无悔，她说：“能在自己的一生中，能在德高望重的两位领袖身边工作，是自己一生的荣幸，所以只能不断努力，全心全意的工作。”对于郭勤英的工作，小平同志也给予了充分的肯定。有关领导向郭勤英转达了小平同志的意见：他对你的工作很满意。听到这样的评价，郭勤英真是非常高兴，很有成就感。虽然没有什么物质奖励，但这一句话是对她尽心工作的最高奖励。

在郭勤英几十年保健工作中，会遇到一些影响个人利益的事情，每当自己“吃亏”时，她总是不去计较。在她的心里没有自我，只有工作，总是为别人着想。她始终以朱老总、小平同志的谆谆教导来要求自己，以老一辈革命家为楷模，全身心地投入到工作中。

90年代初，当时郭勤英住的地方离首长家比较近，郭勤英只想可以方便工作，并没有考虑要改善居住环境。小平同志去世后，郭勤英想：我还要照顾卓琳大姐，房子的问题也没有放在心上。直到2002年退下来，郭勤英房子问题始终也没有满意的解决。有朋友为她抱不平，建议她去请首长家人打个招呼，可郭勤英就是没有去麻烦首长家人。虽然也经历了一段心里不平衡，但她始终认为：不能因为在首长身边工作，就可以利用特殊的关系走后门，为自己谋私利。因此郭勤英很快就放下了思想包袱。

郭勤英始终对帮助过的领导、同事心存感激之情。她说："如果没有组织上的信任，没有领导的推荐，我也不会有机会到首长身边工作。能亲身感受伟人的风范，这也是作为一名保健工作者无比的荣耀。"

退下来的郭勤英一下子轻松了。现在的郭勤英把主要的精力放在了家里，她说要弥补对家里那么多年的亏欠。老伴现在可休闲了，参加了几个合唱团，还担任着合唱队的指挥。

对自己的孩子，郭勤英说由于工作的关系，在一起的时间不多，虽然现在一家人很和睦，但还是有些距离感，在孩子面前，郭勤英从来没有提起过她的经历，孩子也不会了解，现在只能请他原谅了。

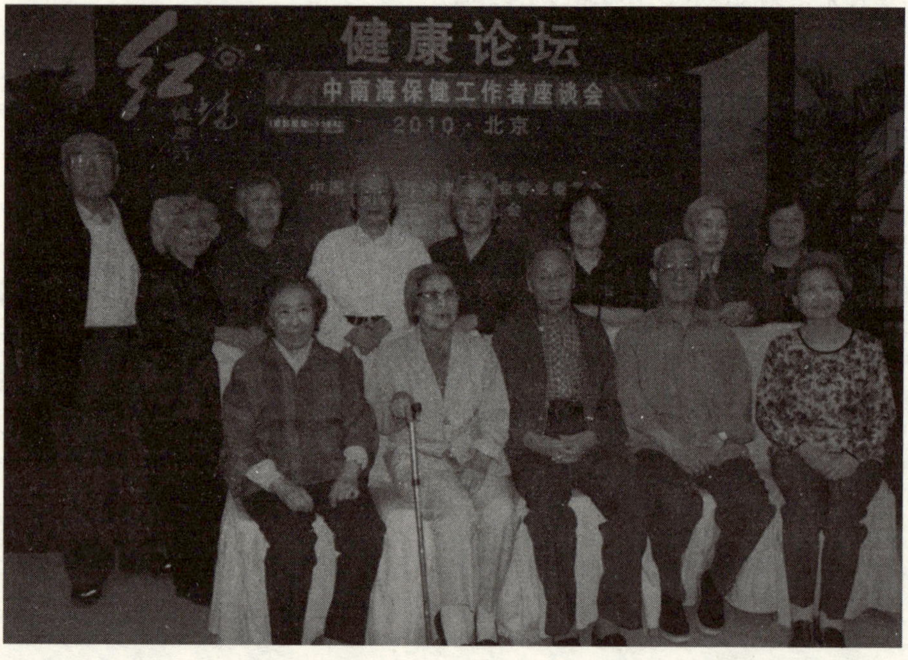

2010年4月，与中南海老保健工作者在一起（后排右一为郭勤英）

真希望有一天，孩子能听到郭勤英诉说这些不寻常的经历，相信听过后，他一定会为自己有这样一位优秀的母亲而感到骄傲。

亲历中南海保健从无到有

——原中南海保健办公室主任马苏高

在早期中央保健的亲历者和中南海保健工作沿革的见证者当中，马苏高是其中之一（因曾担任北京医院副院长，我们都称呼他“马院长”）。并先后任中南海保健办公室主任，卫生部保健局保健办公室主任。作为编纂本书的发起人，马院长以85岁高龄还在为本书的顺利出版尽心竭力，让我们由衷的敬佩。

坎坷童年历练出优秀军医

1926年2月23日，马苏高出生在山西省运城县，童年马苏高饱尝生活的艰辛和颠沛流离。8岁母亲病逝，父亲把他们兄妹寄养在运城的外祖父家，随后又随父亲一起到了临汾农村的继母家。一年后全家迁到了太原，生活开始稳定下来。“七七事变”爆发让刚刚安稳的生活又发生了巨变。由于战乱，在呼和浩特供职的父亲失去了音讯，生活的重担全压在继母一个人身上，继母不得不去一家卷烟厂做工。然而微薄的收入难以维持一家三口的生活。不得已只好从城里搬到城外郊区的一间平房，一家人惨淡生活。

1937年，“七七事变”爆发，日本帝国主义侵略中国，不仅改变了当时中国的命运，也成为了马苏高人生的重要转折点。当时华北地区的抗日呼声同样感染着少年马苏高，不久，在邻居一位叔叔的带领下，加入到抗日的队伍，成为山西青年抗敌决死队中一名还没有枪高的娃娃兵，当年马苏高只有 11 岁。

1942 年在山西青年抗敌决死队建军五周年纪念大会上，马苏高精心准备的演讲《打倒汪精卫的徒子徒孙》被评为第一名，得到了两条肥皂和两条毛巾。不久，由于他的突出表现，并且还有上过小学的文化基础，马苏高被送到 120 师医训队学习。医训队开了两个班，医生班和药剂班，马苏高被分配到药剂班，学习司药。当时医训队的教导员就是曾经担任过卫生部办公厅副主任的卢长林。从这时起，马苏高才真正与医务工作结了缘。

医训队学习结束，马苏高先是在军分区后方医院药房，随后又到了 19 团，下到连队先后干过卫生员、消毒员和看护员。基层的医务工作让马苏高这个刚刚从事医务工作的新兵得到了实践和锻炼机会，对医务工作有了更深的认识。在连队期间，由于药品严重匮乏，马苏高就根据中医的知识上山采草药。像麻黄可以制成膏，用来医治感冒发烧；远志（一种草药）可以止咳、祛痰等，都是在连队实践中摸索积累下来的经验。

不久，马苏高被调到了晋绥军区六分区，先到了军分区卫生处，很快就调到后方医院工作。在后方医院期间，马苏高对知识的渴望得到了当时的医务主任杨汝林主任的欣赏。杨主任是延安医科大学毕业，有时间就给马苏高讲授医学知识，马苏高也经常向他请教，还从杨主任那里借到一些像《希氏内科学》等医务方面的专业书籍，然后就自己钻研学习，并在实践中得以应用。在这期间，马苏高的医学知识水平有了提高。

机会总是眷顾那些勤奋的人。1946 年对马苏高来说是人生中一个重大转折点。当时，胡宗南大举进攻延安，中央军委总政治部副主任傅钟和秘书长魏传统从延安撤退时，路过晋绥六分区驻地，他们的家属也一起随从。来到六分区后，傅钟的孩子晓钟和魏传统的孩子兰兰都患了感冒发烧。医务主任带马苏高去看病，见是首长的孩子，怕担责任，就把马苏高留下照顾病人，自己先回去了。年轻的马苏高却没那么多顾虑，心里只想医生就是要把病人的病治好。仔细的检查，查阅手中仅有的一本《希氏内科学》对症施治。随着治疗的效果逐渐显现，马苏高的努力终于有了结果，两个孩子逐渐康复了。

马苏高的勤奋好学和认真负责让傅钟夫人刘小甫和魏传统夫人刘超非常赏识。当傅钟和魏传统一行要穿过敌占区前往西柏坡时，需要一名医生全程陪同，刘超私下问马苏高是否愿意陪同他们一起去时，马苏高一口应允。于是刘超嘱咐马苏高，把你在六分区的行李尽可能都带上，马苏高心里明白，这是要彻底告别六分区了。

1947 年，马苏高随首长来到位于河北省建屏县（现平山县）夹峪村的军委总政治部，同村还有中共中央秘书处等中央其他机关，距离西柏坡仅有五里。在傅钟主任的安排下，马苏高进入了当时的中央医院——朱豪医院内科边学习，边工作。

朱豪医院是在傅连暲的主持下建立的中央医院，院长是谢华，后来担任中国人民解放军总后勤部卫生部副部长；黄树则任副院长兼内科主任，他曾任军委卫生部教育处处长、中央保健局副局长、卫生部副部长等职；内科共有郑学文、李慎、任玉洪、唐大姐和马苏高五位医生。其中任玉洪资格最老，他是参加过长征，在延安曾负责毛主席、朱德的保健大夫，建国后任总参管理局副局长。在朱豪医院的经历让马苏高学到了许多医学知识，在黄树则、郑学文的指导下，第一次做了尸体解剖，专业知识和业务水平上升到了新的高度。此后，马苏高被派往新成立的中共中央马列学院担任院医。对马苏高来说，这是他真正独立做一名医生。

1948 年，马苏高又迎来了新的机会。石家庄解放后，建立了白求恩医科大学，当时任朱豪医院副院长的黄树则希望马苏高去进行深造，傅钟主任也对此事表示支持。面对这样的机会，马苏高心中欢喜。在他的心里始终有着学习知识的强烈愿望。

进入白求恩医科大学学习的学员都是要经过考试的。但那时的考试非常简单，就是能把一张报纸顺利地读下来就算过关。马苏高轻松通过考试，进入白求恩医科大学深造。虽然学员们的文化水平参差不齐，既有刚从大中学毕业的学生，也有战斗部队救护医务人员，但他们都是作为为新中国建设需要所培养的优秀青年。

1949年1月，随着天津的解放，白求恩医科大学也迁入天津，并更名为中国人民解放军第一军医大学，院址就在天津的原陆军医院。马苏高的大部分学业都是在这里完成。

第一次进京就登上了天安门城楼

1950年，抗美援朝战争爆发。随着美国军队在朝鲜战场陷入颓势，美国军队竟然违背国际公约，在中朝地区实施细菌战。从1950年志愿军首次在朝鲜北部发现侵朝美军施放的带有细菌的媒介物（包括：苍蝇、蚊子、跳蚤、蜘蛛、甲虫、老鼠、兔子、青蛙、鱼、鸟，糖、饼干、蛋糕、肉食罐头，树叶、棉花、鸡毛、传单和慰问袋等）开始，仅2月20日至3月9日期间，就发现十三人被传染上霍乱，造成九人死亡；2月25日至3月11日，朝鲜安州郡一个一百六十人的村庄，就有五十人染上鼠疫，其中三十六人死亡。3月份，在中国人民志愿军中，十六人患鼠疫；四十四人患脑炎与脑膜炎；四十三人患上其他急性疾病，死亡三十六人。

中共中央和军委很快判断是美军在进行大规模细菌战。2月19日，毛泽东、周总理在接到志愿军报告当天，就紧急采取措施，研究对策，进行防疫部署。随后，中共中央和军委连续发出紧急防疫指示和命令。

美军的细菌战不仅没有收敛，而且把细菌战的范围扩大到中国领土。针对这种形势，中共中央号召全国人民采取广泛的防疫措施，进行杀虫灭菌，并在全国范围内掀起爱国防疫卫生运动。3月13日，中央和军委组成由周总理任主任委员，郭沫若、聂荣臻为副主任的中央防疫委员会。同时以周总理的名义，对美军实施细菌战发表严正声明和抗议。毛泽东也发出号召：动员起来，讲究卫生，减少疾病，提高健康水平，粉碎敌人的细菌战。

时任中央军委卫生部副部长的傅连暲也参与领导了防疫工作。他从全国抽调了一批优秀的细菌、昆虫、植物、病理、临床和流行病专家前往疫区考察。当时全国各地共组织了129个防疫大队，两万余人投入到防疫工作。一方面掌握科学的证据揭露细菌战罪行；另一方面对反细菌战工作进行实地的具体指导。

为在全世界面前揭露美军细菌战的行径，由奥地利、意大利、英国、法国、比利时、巴西、波兰和中国八国法学家组成的“国际民主法律工作者协会调查团”，由国际科学委员会世界知名科学家组成的“调查朝鲜和中国的细菌战事实国际科学委员会”，前往朝鲜、中国东北地区进行调查。

在调查团来到中国时，傅连暲指派有关人员协助调查团工作，并为他们提供了大量确凿的证据。在收集了大量证据和相关资料、数据后，由中国人民保卫世界和平委员会牵头，先后在北京、沈阳，柏林和维也纳等地，举办了“美国政府细菌战罪行展览会”。展会用无可辩驳的事实和科学的结论，向全世界昭示了美军实施细菌战的行径。

在北京的展览就设在天安门城楼上。展览期间，有关方面从北京和周边的医学院校调集了一批大学生，担任展览的讲解工作。受中国人民解放军第一军医大学指派，已经开始实习的马苏高带领十多位同学前往北京，成为一名讲解员。

马苏高回忆道：那是我第一次到北京。我和同学们看过了有关资料后，每天就在天安门城楼给前来参观的人们进行讲解。

在学习期间，马苏高不仅自己学习成绩优异，而且作为24期期长主管学习。在马苏高的内心，学习专业知识是重中之重，一切都要服从于学习，有利于学习。因为自己文化水平低，要学习的东西很多，所以，后来落选学生会主席他却很高兴：终于可以把精力全部放到学习上了。

已经实习的马苏高面临着毕业分配，而且正如他所希望的那样，毕业后顺利地留在了第一军医大学。留在大学里，他可以继续学习、深入地研究医学，将来能在学术上有所建树。然而，现实变迁让年轻的马苏高面临新的选择。

第二次进京成为中南海门诊部医生

提起进入中南海，马苏高还清楚地记得：那是在一次他担任第二助手参加一个手术的过程中，忽然听到有长途电话找他，而且是中共中央办公厅来的电话，内容好像是要调他去北京工作。也许当时正在手术过程中，他没有接电话，因为马苏高从来就没想过要离开医学院，所以根本没把调动的事放在心上。

然而，办公厅的同志并没有放弃联系马苏高，没过一会儿，电话又打进来，要求马苏高亲自接听电话。电话中告诉马苏高：必须服从组织决定，到北京工作。学校领导也来做他的工作：组织上的安排要服从。此时身为中共党员的马苏高也知道：作为参加革命多年的党员，个人服从组织，组织上的决定就要坚决执行，至于个人的想法只能放弃。

1951年，马苏高来到了北京，马上到时任中央军委总参谋部卫生处处长任玉洪那里报到。报到后的第二天，他被分配到中南海门诊部做了一名医生。连马苏高自己也不敢相信，一个刚毕业的大学生能进入中共中央的所在地中南海工作，这是组织上对自己的信任和肯定。况且当时的中南海门诊部主任郑学文与马苏高是在朱豪医院的同事，彼此非常熟悉。

当时在中南海有保健科和门诊部两个医疗部门，一个是隶属于中央办公厅警卫处的保健科，另一个就是马苏高所在的中央办公厅行政处门诊部，两个部门没有直接的联系。保健科担负着在中南海居住五大书记及附近的中央领袖的医疗保健工作，科长是在延安就负责中央保健工作的徐福静，副科长是毛泽东的保健医生王鹤滨以及王力平医生。1954年中央办公厅的警卫处和行政处合并为中央办公厅警卫局，保健科升格为保健处，也就是警卫局的四处。中南海里涉及保健的事务，就由局长汪东兴负责领导。

中南海门诊部在东八所院落。门诊部负责的范围是除中共领袖外所有在中南海内工作人员的医疗，主要是中共中央办公厅的下属单位，包括：办公厅第一办公室、政治秘书室、机要室、警卫处和行政处等，包括他们的家属和孩子，患点小毛小病，都在门诊部诊治。

门诊部医生包括：主任郑学文，医生有刘健、何志泉、李志绥和马苏高。此外，在中南海的医务部门还有供应站和防治科。

门诊部的医生不但平时要为工作人员看病，每个人还要负责照顾几个不是中央高级领导的特别保健对象。马苏高也不例外，他负责照顾三个对象：陈琮瑛（已经去世的中共中央书记处书记任弼时的夫人）、张际春（中共中央宣传部副部长、中央委员）、陈伯达（中共中央宣传部副部长、毛泽东秘书）。

在马苏高到中南海门诊部工作的过程中，或许与马苏高有师生关系的时任中央军委卫生部教育处处长黄树则和曾在朱豪医院长期同事的时任中央军委总参谋部卫生处处长任玉洪有着很大的关系。当时的中央军委总政治部副主任傅钟听说马苏高调到中南海工作也替他高兴，还邀请马苏高到万寿路的家中做客，傅钟夫人刘小甫还送给他一只金星钢笔，勉励他努力工作和学习。

与“陈妈妈”的情谊

虽然任弼时于40年代初就成为中共五位中央书记之一，他和夫人陈琮瑛都是老资格，但却过着清廉简朴的生活，没有丝毫个人的积蓄。任弼时去世时，四个孩子中，最大的远志才19岁，最小的远远才9岁。陈琮瑛独立养育他们，生活的负担也相当沉重。

党中央对陈琮瑛及其子女十分关怀，把他们的家从环境比较嘈杂的景山后街，搬到了中南海怀仁堂南面，西楼东面的锡福堂。这个院子朱德总司令、彭德怀元帅和毛泽东秘书田家英曾经居住过。

自从负责陈琮瑛的医疗保健后，在与她接触的过程中，马苏高与她建立了深厚的感情，称陈琮瑛为“陈妈妈”。

任弼时的突然去世给了陈琮瑛很大的打击，由于过分的悲痛和忧虑，陈琮瑛患上了神经官能症，连大孩子也受影响，有一些轻微的症候。因此，马苏高要经常地到陈琮瑛家，为她们看病。

那个时候，神经官能症没有什么有效的治疗方法。当时的所谓治疗，主要就是陪陈琮瑛说话聊天，使她精神得到安慰，注意力分散，逐渐淡化因丈夫的去世及几个孩子要抚养的困难带来的精神上的悲伤和忧虑。

陈琮瑛那一段睡眠很不好，每天都要服用安眠药。在兼顾她的保健工作后，马苏高感到这样长时间地吃药，对陈琮瑛的身体有害，得尽快地设法改变这种状况。

经过思考，马苏高认为可以通过暗示的方法，对陈琮瑛进行治疗。当时陈琮瑛吃的安眠药是Luminal，是一种用胶囊装着的粉状药。马苏高虽然给她开这种药，但他对司药焦纪壬说："你把胶囊里的药倒出来，换上葡萄糖，就把这种换了芯的Luminal给陈琮瑛服用。"因为这种胶囊药是连胶囊整个吞服的，所以陈琮瑛并不知道她用的药，是已经被换过的。就这样服用了一个时期后，陈琮瑛渐渐地脱离了对安眠药的依赖。

除了治病、聊天，马苏高还劝陈琮瑛在自己的庭院中种种花、种种草，让她的精力往这些赏心悦目的事物上转移。经过这样的治疗和调剂，陈琮瑛的神经官能症大有好转。

陈琮瑛最终活到了一百多岁。这其间也有马苏高的一份心血，是他在陈琮瑛心境最不好的日子里，给了她肌体和精神上的悉心关照。

也是在照顾"陈妈妈"的日子里，马苏高和"陈妈妈"之间建立了非同一般的感情。有一年，马苏高因病做了一个小手术，住了几天医院。陈琮瑛得知后，就从自己家拿了一些糖块，叫人给马苏高送去。不要小看这些糖块，那在五六十年代的中国，也算是非常奢侈了。

二进中南海时角色转变了

1958年2月，酷爱学习的马苏高有了深造的机会。组织上安排他进入大连医学院进修。一年后学业完成，马苏高原以为会回到中南海继续工作，但情况却出乎马苏高所料。马苏高进修毕业时正赶上第一次全国群英会的召开，他被派到会议卫生处担任负责人，主管会议期间的饮食卫生。而群英会结束后，他依然没能回到中南海，而是被留在了中央保健局，担任了局办公室主任一职。

1961年，就在马苏高担任中央保健局办公室主任没多久，他的工作又有了变化。他与时任中南海保健办公室主任的力伯畏对调工作。马苏高第二次进入了中南海，担任中央办公厅警卫局分管的中南海保健办公室主任。当时的副主任有钱贻简、李志绥和卞志强，而原来的领导郑学文已经是国家卫生部保健局保健处处长了。中南海保健办公室的保健医生负责的保健对象，与当初门诊部负责的对象有很大的区别。此时的保健对象是中共中央正副主席、国务院正副总理、政治局委员以上且住在中南海的党和国家领导人。

虽然是再次进入中南海工作，但马苏高的任务有了很大的变化。当时的领导人都有自己的保健医生，业务上归保健办公室领导，但平时工作都是在领导身边，办公室并不干涉他们的工作。作为保健办公室主任的马苏高没有具体负责某个领导人的保健工作，他更多的是做统筹管理工作。例如：负责安排每年夏天中央领导到北戴河办公、疗养期间的医疗保健；每年“五一”、“十一”庆祝活动期间，招待会、国宴的饮食卫生和急救；在天安门城楼上医疗保健值班等。平时如果哪位领导的保健医生遇到情况请

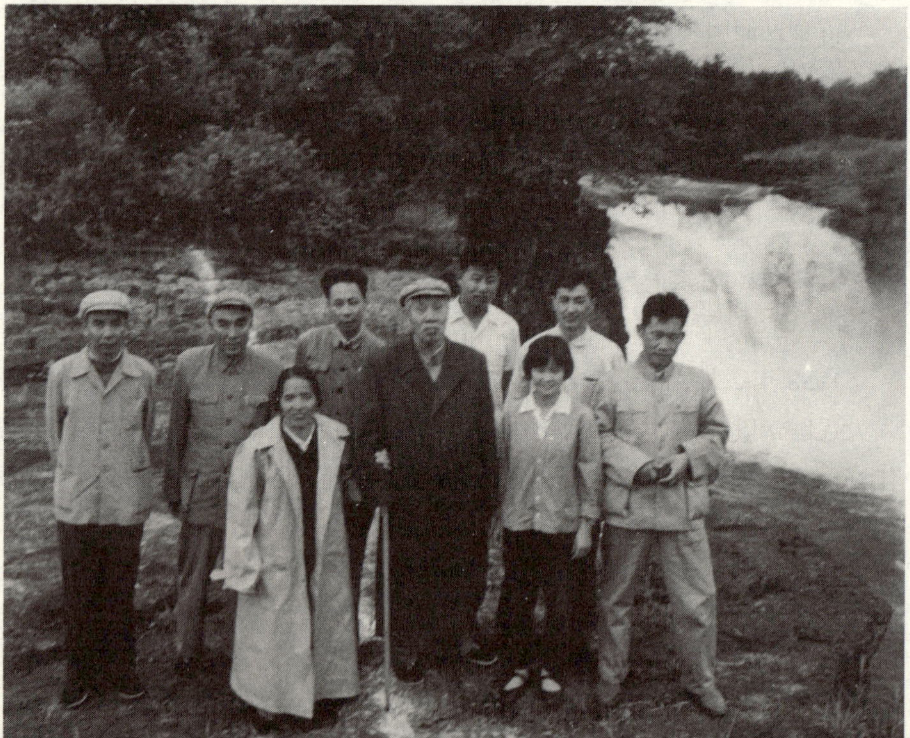

随董必武夫妇在外地考察时合影（后排左三为马苏高）

假时，马苏高都要统筹安排。1961年，马苏高曾陪同胡乔木到湖南调研很长时间；60年代，董必武的身体不是很好，但他坚持到全国各地去调研情况。那段时间，马苏高多次陪同董必武赴河北、内蒙古、宁夏和东北三省考察。

难忘邓大姐的教诲

周总理和邓大姐的平易近人在全国人民心中都是尽人皆知的。身为保健办公室主任的马苏高更是感受颇深。他回忆道："邓大姐在许多方面都给了我许多的指教，我们本来是为首长保健的，却得到了许多来自首长的关心和爱护，有三件事让我至今难忘。"

有一年，陆定一的夫人严慰冰，送给了马苏高两张话剧票。演出的地点在东单的青年剧场，演的剧目是《沙恭达拉》。《沙恭达拉》是印度古代伟大诗人迦利陀娑最杰出的作品，这部诗剧中描写了国王豆扇陀和净修林女郎沙恭达拉的爱情故事。中国的著名学者季羡林第一个把这部作品从梵文翻译成中文。

那天晚上，马苏高和妻子徐淑琴一起去看演出。入座后发现坐在他们夫妇前面的是邓大姐和她的护士王星明。邓大姐回头时也看见了他们，说："哟，马主任也来了。"

演出中间休息时，邓大姐去休息厅，一定要请马苏高夫妇跟她一起去。马苏高想那是首长休息的地方，就说："我们在这里休息就行了。"没有随邓大姐去。邓大姐休息回来对马苏高夫妇说："演出完了，你们坐我的车一起回去。"她怕马苏高夫妇推托，还特地叮嘱了几遍。

演出结束后，马苏高和妻子随邓大姐一起来到轿车前。邓大姐对马苏高说："你是男同志，坐前边吧，我们三个女同志坐后边。"车子顺着长安街，开到中南海东南小门前时，从东南门去马苏高他们住的南船坞，要从警卫团的营房穿过，邓大姐怕轿车行走的声音惊动警卫们，邓大姐叫停了车，对马苏高说："夜深了，不值班的警卫们都睡了，车子要是从这里开过去，会影响他们休息。我就不能把你们送到家门口了，你们还得自己走

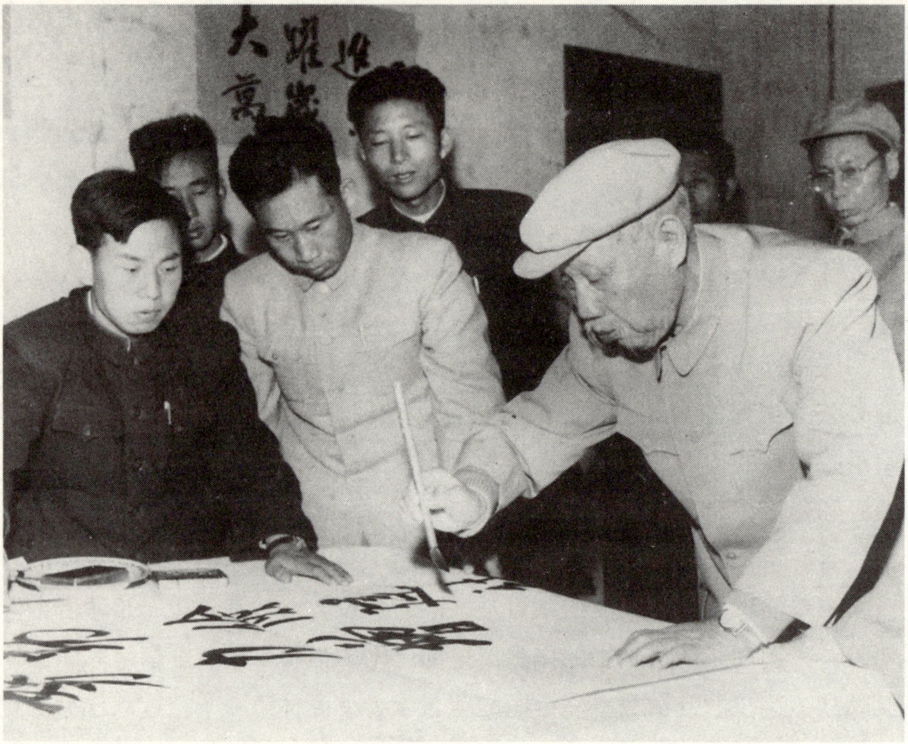

董必武在挥毫泼墨（左四为马苏高）

一段，对不起。”

马苏高夫妇下车后，轿车继续从中南海外面绕道回西花厅。马苏高夫妇下了车，一边走一边想，德高望重的邓大姐在这些小事上都为他人考虑得这么细致，心中感动不已。

第二件事是在三年困难时期。为了度过这段困难的时期，中南海的干部们都减少了自己的粮食定量，蔬菜也很少，肉就更难得一见了。这期间，有人送给身体不太好的邓大姐一些螃蟹，邓大姐自己舍不得吃，就把马苏高几个人请到西花厅家里来一起分享。吃了一会儿，邓大姐发现马苏高不怎么动，一问才知道马苏高不会吃螃蟹。马苏高是山西人，从小没吃过螃蟹，所以不会吃。担任保健工作后，每年夏季都到北戴河，食堂有时会做螃蟹给大家吃，可看着硬邦邦的壳，带齿的钳子，马苏高就感到无从下嘴，所以从来不沾螃蟹的边。

邓大姐知道后，就耐心地给马苏高讲解螃蟹怎么吃，什么地方可以吃，如盖里的黄，壳里的肉；什么不能吃，如蟹盖与内壳间一层扇状的东西，一边说一边示范给马苏高看。马苏高说："我吃螃蟹还是邓大姐教会的呢。"

第三件事是马苏高被邓大姐先批后褒那次了。一年的夏天，中央领导照例在北戴河办公休假，为便于为几位领导人按摩治疗，中南海保健办公室医务组还特意带去了一名做按摩非常有经验，年逾七旬姓祝的老中医。为照顾这位老中医，马苏高还专门为他配备了一名护士。

哪知老中医来到北戴河后，连续几天没洗上澡，这件事恰巧让邓大姐知道了，她马上把马苏高叫去，对他讲了老中医没洗上澡的事情，并且严肃地批评马苏高工作考虑的不够周到。

马苏高这才感觉到确实是自己工作没有做到位。他说："你想呀，照顾老中医的是名女护士，在其他方面都能尽心照顾，唯独洗澡这件事，护士是爱莫能助呀。"接受了邓大姐批评后的晚上，马苏高独自来到老中医

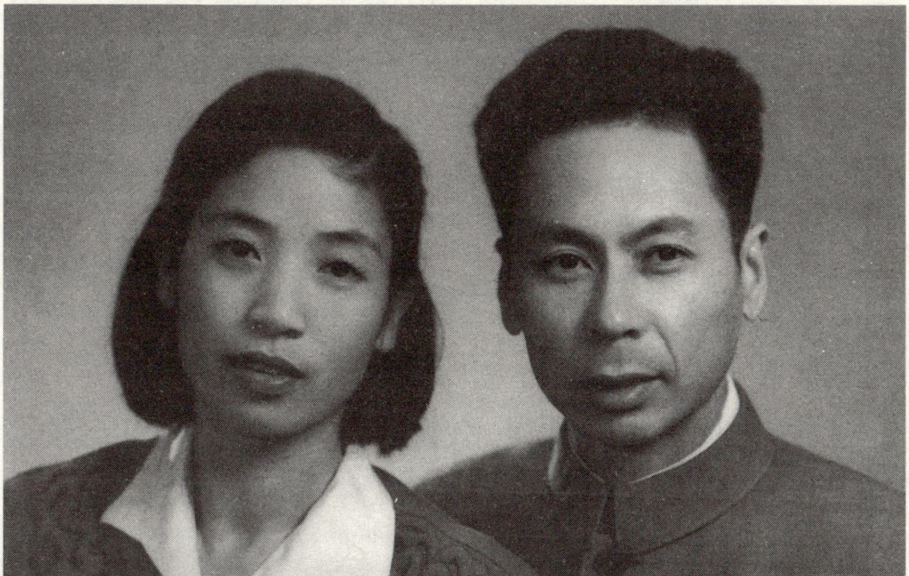

青年时期的马苏高、徐淑琴夫妇

的驻地，为他搓背，照顾他洗上一个舒服澡。

第二天邓大姐就知道马苏高为老中医洗了澡。她对马苏高说："你办了件好事啊。"马苏高连忙说："应该的，我原本就应该事先考虑到做好这件事，现在您提出来了，我怎能不尽快做来弥补呢。"邓大姐满意地说："这件事你办得好，对上了年纪的人的照顾，我们要尽量考虑周全，尽量满足他们的要求才对。"

对待医学专家，邓大姐总是十分关心和爱护。1962年邓大姐在北京医院做了一个手术，马苏高作为中南海保健办公室主任全程参与了手术的组织工作。邓大姐康复后，为感谢医务人员辛勤工作，提出由周总理和邓大姐自费在中南海紫光阁宴请参与手术的专家、护理人员及卫生部有关领导。邀请的名单是周总理和邓大姐亲自选定。出席的专家有蒲铺周、赵炳南、张孝骞、林巧稚、虞颂庭、方圻、黄宛、邓家栋、罗宗贤、徐荫祥、曹松年、严仁英、余霭峰等，卫生部领导崔义田、徐运北和黄树则等，北京医院领导齐涛和计苏华以及其他医务人员，共有六十余人。

宴会上，由周总理护士郑淑云领唱，大家一起唱起了总理最喜欢的《洪湖水浪打浪》。邓大姐还简短发言，感谢到场的所有医务工作者。宴会后，大家围在周总理和邓大姐身边留下了一张珍贵的照片。合完影后，正当大家都起身离开时，邓大姐让工作人员叫住了马苏高。邓大姐问马苏高："你是否了解专家们的情况？他们有什么困难没有？我们可以在哪些方面给他们一些帮助？"马苏高事先没有思考过这些问题，一时不知如何回答。邓大姐见马苏高没有回答，就说："刚才吃饭本来是个不错的机会，应该顺便听听他们各自的情况。以后对这些老专家和医务工作者们，你们要多给予关心呀。"听了邓大姐的一番话，马苏高心中充满了感激之情，周总理和邓大姐的工作那么繁忙，有许多国家大事都要思考，但还惦念着我们这些医务工作者，怎能不令所有保健工作者敬仰。

离开中南海参加"社教"

1964年，按照毛泽东"应该撤销专门的保健部门"的指示，中南海保健办公室被撤销，马苏高与许多中央保健人员都离开了中南海。为了继续保障中央领导医疗保健，在卫生部设立了一个医疗处，处长由郑学文担任。马苏高则被安排到北京协和医院去搞“社教”，即：社会主义教育运动。协和医院是所历史悠久的现代医院，解放前是由美国人创建的，在当时的医院里，经历了不同时期的老知识分子和专家很多。负责协和医院“社教”运动的是卫生部党组书记、副部长徐运北。

所谓的“社教”运动，就是要抓典型、插红旗、拔白旗，此时协和医院有人提出将老专家刘士豪当作“白旗”的典型来抓。刘士豪教授20世纪20年代毕业于协和医学院，是我国内分泌、代谢病专家和生物化学家，他是中国内分泌专科的创始人之一。对于把这样一个老专家当作“白旗”的典型，徐运北有些犹豫，由于马苏高此前在中南海管保健工作，与领导们熟悉，于是他请马苏高去中南海直接向中央主管文教工作的中共中央宣传部部长陆定一请示。

马苏高在陆定一那里得到的结论是：知识分子也是国家的财富，不能像对待敌人那样，有问题、错误，可以指出来，进行批评教育，但不能把他们当“白旗”拔掉。这样会把医院搞乱的。

听了陆定一的意见，医院“社教”工作组比较平稳地结束了“社教”运动，刘士豪教授算是躲过了一劫。

“社教”结束后，马苏高被组织上派往地处香山枫林村的北京医院所属的香山疗养所任所长。当时中国佛教协会主席赵朴初、农垦部副部长萧克等领导都在那里疗养过。

一年多以后，马苏高又被调到卫生部防疫司卫生处当处长。在这期间，他曾与防疫司司长长期在农村搞粪便罐发酵。所谓粪便罐发酵，其实就是将粪便堆在一起，通过高温发酵，不仅能提高粪肥的效能，还能杀灭粪便中的细菌。待马苏高完成工作返回北京时，“文革”已经开始。

周总理解救了马苏高

“文革”让卫生部大乱，担任医疗处处长的郑学文受到了冲击，无法正常工作。但中央领导人的保健工作还必须保障，于是马苏高就被从防疫司调去接替郑学文，负责医疗处的工作。但没过多久，一些卫生部的和社会上的造反派得知马苏高曾在中南海保健办公室工作过，又酝酿抓他，以便从他口里搜集到一些炮打中央的“走资本主义道路的当权派”的材料。更有甚者，造反派曾跑到医疗处抢中央领导的病历档案。

意识到问题的严重性，马苏高马上通过红机子（中央专线）向李富春副总理报告。李富春马上指派办公厅机要室的徐新城赶到医疗处，将所有的病例档案都贴上了封条。马苏高和周总理的保健护士郑淑云、张元始终保护着中央领导的病例没被造反派抢走，避免了一次重大机密泄露。

虽然造反派没有抢到档案，但他们却把目标锁定在掌握档案的马苏高身上。一天，传达室通知马苏高来取信，马苏高刚到传达室，一帮造反派就冲进来，不由分说就将马苏高推上了车。车子径直来到马苏高的家门口，面对造反派的逼迫，马苏高始终没有打开自家的门，但造反派最终还是撬开了房门，一通乱翻后，造反派没有找到任何有价值的东西。造反派依旧不甘心，不断追问马苏高，可马苏高就是一言不发。造反派见问不出什么，就把马苏高关到中国医科大学宿舍的一间房子了，还派了专人看管。面对造反派的行径，马苏高虽然失去了人身自由，但他却用绝食与造反派进行抗争。

就在马苏高被造反派抓走的当天，周总理的护士郑淑云就把消息报告了总理。第二天周总理就接见了“红团”（造反派组织）的人。陪同接见的有当时卫生部的领导、保健事务的负责人、军管会的领导，总理指名让马苏高参加。在造反派提到马苏高是所谓的“三反分子”（反毛主席、反共产党、反社会主义）时，马苏高当场进行了反驳：“这些纯粹是诬陷。”

接见结束后，有关人员按照总理的指示，把马苏高安排在国务院宿舍“写材料”，还派了中央警卫局的战士保护。总理用这种特殊的方式保护了马苏高。后来马苏高了解到，长期从事中央保健工作的黄树则、郑学文也是以“写材料”的名义被保护了起来。

两个星期后，负责马苏高生活的警卫万金昌告诉他：“你的问题已经解决了，可以回去工作了。如果有人问起，你就说是总理让回来的。”马苏高回到了工作岗位，被安排负责外地来北京串联人员的吃、住等工作。不久卫生部搞中草药展览，马苏高分管展览的后勤工作。

赴任北京医院

“文革”让原本作为中央领导医疗保健的北京医院千疮百孔，干部大量缺乏。1971年，马苏高的老领导谢华出任卫生部军管会主任，他找到马苏高，让他去北京医院担当领导责任。可马苏高并不愿意去，他想：虽然搞了多年的保健工作，但那主要是起个监管的作用，真正的治疗要靠医院的专家。而北京医院则不同，住进来的都是病情比较严重了，要组织专家会诊，并要根据专家的诊断做出相应的判断，还要提出具体的治疗方案等等。这项工作应该由医疗水平更高的人担任。可既然组织上已经决定了，马苏高也只有服从组织安排上任了。

初到北京医院，马苏高面临的就是医院计划盖新的北楼。最初的方案该楼只是门诊楼，而且方案已经通过了立项。马苏高认为要考虑服务的对象都是年事已高的领导，一般都需要住院治疗，应该考虑增加病房。当时主持这项工作的也是原中央保健局的医生智军提出：方案已经立项，如果加入住院部，势必造成预算的提高，上级会不会批准？面对这种情况，马苏高坚决地说：“批准不批准是一回事，但我们既然做这项工作，就要考虑周全，该提的问题一定要提，仅供参考，这是我们的责任。”最终两人意见达成了统一：增加住院部。

为了增加住院部，马苏高找到了中央办公厅主任汪东兴。汪东兴听完马苏高的汇报后说：“你们的想法有道理，这样吧，你们回去再写个报告，病房楼需要盖多少层，多少床位，大概预算多少。我去找先念同志谈。”

很快，李先念副总理就同意马苏高提出的新方案。汪东兴把这个好消息告诉马苏高时还说：“先念同志说了，你们这回搞的是‘计划小小的，开支大大的。’”周总理得知此事后也非常赞同，还为新楼的建设提了六个字，“经济、实用、坚固”。

此后在建设的过程中还遇到了一些问题，但在汪东兴和中央办公厅警卫处副处长毛维忠的帮助之下一一化解。1974 年，北京医院崭新的北楼竣工，第一个住进新北楼的是董必武。

在北京医院，马苏高先后在 1966 年至 1967 年担任北京医院香山疗养所所长；1970 年任北京医院革委会委员；1971 年任北京医院党委副书记。“文革”结束后的 1979 年，马苏高出任北京医院副院长。

20 世纪 80 年代，邓小平出任中央军委主席后，医疗关系随即转到中国人民解放军 301 医院。马苏高曾被组织上考虑调到 301 医院，负责小平同志的医疗保健工作。那期间，马苏高先后被召到邓小平家、解放军总后勤部部长贺彪家具体谈调动工作的事，但都被马苏高婉言谢绝了。出于工作的考虑，马苏高有自己的想法：在感谢组织上对自己信任的同时，更觉得作为党和国家最高领导人的保健工作，应该由医术高超且有威望的人来担任。而且自己脱离临床多年，技术和医院的管理水平都不能达到要求，放在那个位置上并不合适，反而会贻误工作，那样的后果可能是无法挽回的。作为一名党员一切要从党的利益、工作出发，个人的升迁和得失又算

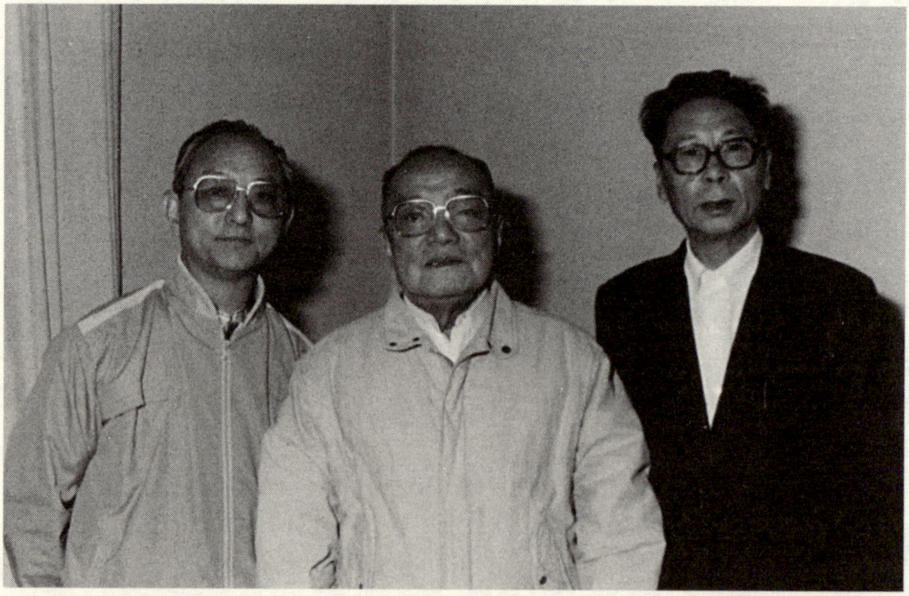

20 世纪 80 年代，杨尚昆在北京医院住院期间，马苏高与原国家卫生部保健局局长王敏清前去看望时合影

得了什么。

马苏高依然留在了北京医院，为医院建设尽心竭力的工作着。1989年12月31日，已经62岁的马苏高办理了离休手续。

耄耋老人的美好时光

离休后的马苏高其实并没有闲下来，他还在为老年人的保健忙碌着。无论活动大小，只要是能为老年人的健康提供帮助的公益活动，马苏高总是不辞辛苦，不计报酬，辛勤工作。

在我们提出要编写一套反映老一代中南海保健工作者丛书的想法时，得到了马老的鼎力支持，他不顾年事已高，无论是确定主题和内容，还是帮助联系老保健工作者、召集座谈，甚至在采访编辑过程中还亲自带领前往。在与马老接触的过程中，让所有的人都能感受到一位长者的可亲、可敬。

从事中央保健工作多年，85岁高龄的马苏高在老年保健方面有自己独到的见解。

作为一个保健医务工作者，马苏高认为，良好的心态和生活规律，合理的饮食安排，适当的体育活动和充足的睡眠时间，这是保证人身健康的四大因素。马老每天坚持运动，早上在院子里走步一小时（4500步左右），下午同样要走半小时（近2000步）；饮食方面，不暴饮暴食，不挑食，坚持多吃蔬菜，少吃肉，每天餐后吃水果。

对于老年人精神方面的健康，马苏高说：我们是从旧社会走过来的，经历了战争时期。年轻时，是共产主义理想鼓舞和激励着我们，思想境界都很朴实、单纯，敬业精神强，私心杂念少。讲得最多的是无私奉献，讲得最少的是报酬。无论生活条件多么艰苦，依然是任劳任怨，吃苦耐劳，埋头苦干。

虽然已经习惯了过去的思维方式，但随着时代的进步，环境发生了根本的变化，过去熟悉的东西越来越少，新生事物层出不穷。面对环境的变化，老年人就要不断地学习、认识新事物，转变旧观念，淡忘过去的权力、地位和荣誉。树立荣誉是过去的，地位是暂时的，只有健康才是属于自己的观念。利用自己的智慧和才能，充实日常生活，保持良好的精神状态。

对于保健产品的认识，马苏高说：在以往的年代里用的不多，从20世纪末到21世纪初，随着年龄的增长，生理功能的逐步下降，身体虚弱，元气也不足了，抵抗力也下降了，视力的减弱和黄斑病变的形成，我才觉得之前在工作中我们一直给中南海领导用的一些保健品我也到了用的年龄了。

这些年来，因为工作的关系，马苏高有机会用了红墙一号保元软胶囊，对身体健康起到了良好的保健作用。因为它配方合理，有冬虫夏草菌丝体——补肺益肾，西洋参——益气养阴，黄芪——补气健脾，三七——滋补强壮，α——亚麻酸、降脂、降压改善血管功能，能对人体抗衰老起到一定的辅助作用。

服用这些年来，马苏高体会颇多：一是睡眠比以前大有进步，入睡

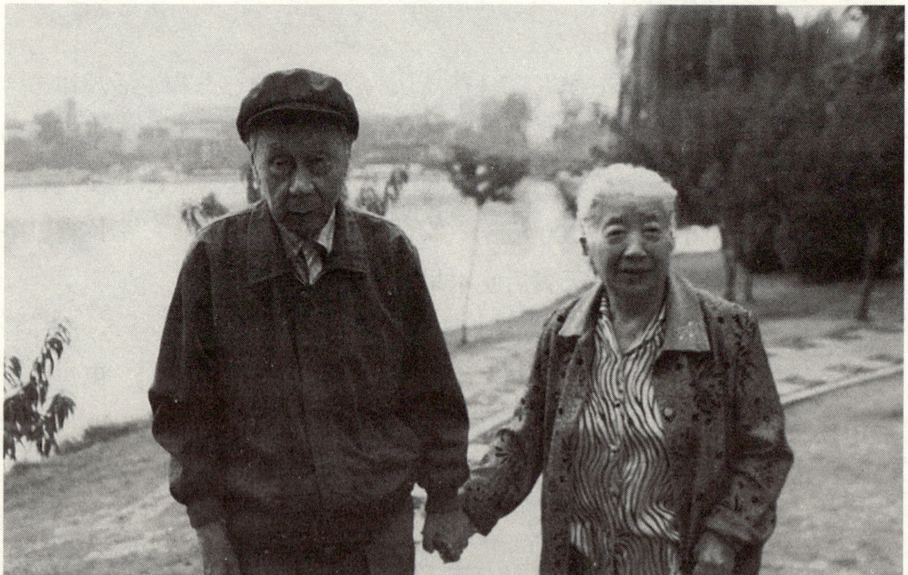

2010年10月，马苏高夫妇在江苏徐州

快、入睡深，夜尿也减少了，以前 2—3 次，现减为 0—1 次，且夜尿后很快进入睡眠状态；二是食欲好，一日三餐，餐前有饥饿感，吃饭时有滋有味；三是运动状况大有改善，过去每天活动之后，感到有点疲劳。现在采取同样的活动方式，同样的步法步数，同样的时间，没有疲劳感，回家休息后，全身有轻松愉快之感；四是大便正常，每天都能保证一次；五是视力有了改善。没吃红墙保元丹以前，看电视一团漆黑，看不清，因行动不便上下台阶看不清，走路需要人陪同。服用这种保健品之后，现在不光电视可以看见了，上下台阶也能看见了！在院里散步也不用人陪了。

马老说：只要有乐观的精神，愉快的生活，积极的运动，平衡的膳食，充足的睡眠，遵循客观规律，保持心态平衡，每个老年人都能做到健康长寿。

二十五年中南海药房司药

——中南海小药房组长卜兆祥

中南海小药房在中央医疗保健环节中，只是由两个人组成的一个独立的小单位，但从所担任的工作性质、任务范围、服务对象而论，它在整个医疗保健系统中的地位是不可忽视，十分重要的。虽然卜兆祥不能像许多在首长身边工作的保健人员那样，经常直接接触中央高层领导，但小药房却是所有中南海保健人员一致公认的至关重要的环节。所有为领导人使用的药品都是由小药房提供的。虽然名为小药房，但它担负的责任却是相当重大。

年轻的中南海小药房药剂师

1950年，正值抗美援朝。由于时局的需要，大批青年入伍，奔赴朝鲜前线。作为一名热血青年，卜兆祥也应征入伍，成为了一名中国人民解放军战士。但卜兆祥却没能像许多青年那样开赴战场，而是被留了下来，进入到湖南人民革命大学学习。1951年又在湖南军区卫生部卫生学校学习药学。之所以被留下来，是因为当时军队需要一批有知识的青年学习专业知识来补充到军队当中。虽然没能亲自上战场，但却让卜兆祥从此开启了25年的保健事业。

1952年7月，卜兆祥从湖南军区卫生部卫生学校毕业后被分配到军委卫生部，最后进入到北京医院药剂科工作。虽然北京医院是所国家高级领导干部的保健医院，但在每个人的任务分工上还是有所侧重和不同的。而被大家称为的“小药房”，则是专门为中央高级领导提供药品的部门。

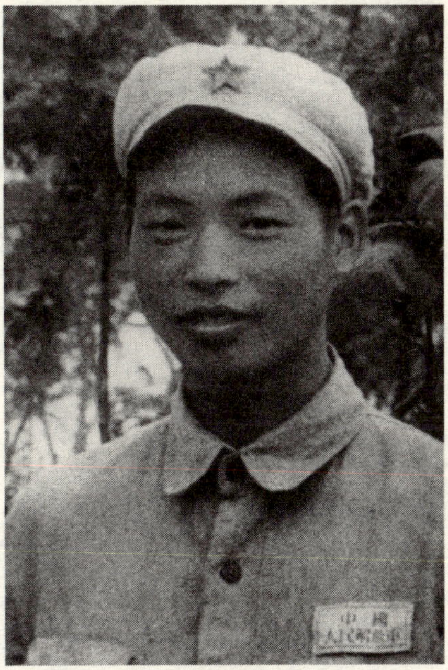

刚入伍时的卜兆祥

1957年以前的小药房是和中央保健委员会保健局一起，解放后一直在北京大佛寺街弓弦胡同内的一个独立院内工作。由主任组长朱瑾和张覃环药师在一起负责小药房工作。1957年后小药房迁入到北京医院内。小药房的工作性质、任务和服务范围照旧未改变，由中央保健局副局长、北京医院副院长计苏华直接领导。不久后，朱瑾调任北京医院药剂科副主任，但仍兼小药房组长，同时将药剂科胡溁调入小药房与张覃环药师一起工作。

1958年，卜兆祥进入北京医学院药学系开始半工半读的学习，1962年毕业。1959年下半年，卜兆祥正式调入小药房，在张覃环药师主持下熟悉工作。1960年上半年，医院领导为照顾张覃环药师夫妻两人分居的问题，将其调往广州另行分配；并决定卜兆祥任小药房组长，李秀庭为组员。自此，卜兆祥从1959年至1984年在小药房工作达25年之久。虽然卜兆祥不能像许多在首长身边工作的保健人员那样，经常直接接触首长，但小药房却是所有中南海保健人员一致公认的至关重要的环节。所有领导人使用的药品都是由小药房提供的。虽然名称上称为小药房，但它担负的责任却是相当重大。

小药房在医疗保健工作中，尽管只是由两个人组成的一个独立的小单位，但从它所担任的工作性质、任务范围、服务对象而言，它在整个医疗保健工作的地位是非常关键，十分重要的。它服务的对象和具体工作范围包括：党和国家的党、政、军最高领导人和正部级以上领导；军队中的元帅至中将；各地省委书记、省长；知名民主人士；国宝级专家、学者及国外在京的友好人士。其具体工作任务是确保他们所需药品的供应和用药的绝对安全。所承担的责任之重大是可想而知的；在小药房的任何工作中是绝对不允许发生任何疏忽和差错的，甚至小到连各位首长的名字也不能写错一个字。在小药房工作中，各个方面都有一套严格、完整的规章制度来保证。

被各方关照的小药房

时任卫生部副部长黄树则、卫生部副部长兼保健局局长史书翰都十分关心小药房的工作，经常亲自到小药房来看看，了解一些有关用药的情况，帮助解决药品供应的困难问题；军委卫生部部长傅连暲也时常到小药房来看看，了解一些情况。傅连暲把亲自签名的半身照片送给卜兆祥，并说：你们在药品供应方面有什么困难，只要我们军队仓库有的药，都可以帮助解决，以后有事可找总后卫生部药材处的蔡预处长就可以解决了。从此以后小药房曾有多次在供药有困难时，卜兆祥打一个电话去就帮助解决了。小药房又多了一条供药的渠道。

小药房隶属于北京医院，直接由药剂科主任领导，有全科同志的无私帮助和支持。小药房拥有一些院外药剂科没有的进口药和稀缺药品，而且所有进入小药房的药品都要经过检验。卜兆祥说：这些都是小药房的坚强后盾、靠山，没有这些就我们两人有天大的本事，也是寸步难行的。

建立一套完善的药品供应链是卜兆祥进入小药房后工作的重中之重。经多方面努力，小药房建立了一个既有安全保证又有确保药品供应的网络。在六七十年代，不要说进口的药品难找，就连国内各类药品的供应也是十分困难，更谈不上对各种药品的保证供应，有时首长的医疗保健所需的日常用药也难以保证。尽管当时各地都设立了国有医药供应公司，有计划的供给各医院的临床用药，但经常是不能按计划保障各个医院的用药需求。不是供应不足就是缺药，中草药及中成药更是如此，尤其是一些医疗保健所需的药材更是困难难求。对药品的保证供应是卜兆祥工作中最头痛的难题，有时会让他措手不及。尽管小药房有自己的进口国外药品的渠道，但也只能保证一些急需的国内尚不能生产的或一些特殊需要的少数品种。而且国家当时也没有那么多的外汇，不可能一些日常用的药品都进口。为了保证医疗保健药品的供应，卜兆祥也只得“自力更生”找门路了。为了找药，卜兆祥经常到处求救。到卫生部药政司找江冰司长或陈寅卿副司长，拿上卫生部的介绍信就到上海、天津、北京的新药、特药门市部等全国各地医药总公司或各大生物制品研究所去求救，要求给予特殊的照顾。像白蛋白注射剂、丙种球蛋白注射剂，冻干血浆、胰岛素等，北京市的有关公司、研究所更是卜兆祥常去的单位。中草药、中成药就找北京市的中药材总公司或同仁堂等，经过卜兆祥的一番努力，终于建立了一条供药的网络渠道，保证了中央首长的医疗保健用药供应和安全。

随着环境的改善，国家为小药房拨了一些外汇，可以进口一部分国内没有的药品。最初采取的办法是请出国的人员带回，但经过一段时间发现，这种方法并不好使用。因为靠个人从国外带回的药品数量毕竟有限，而且也不安全。为此，国家委托外贸部在香港的办事机构进行采购，利用驻香港的外贸公司在世界各地秘密采购药品。香港方面，外贸公司指定一个专人（徐先生）负责，而国内则由卜兆祥具体负责。每次卜兆祥将要采购的药品清单列出后交计苏华批准后，以北京医院的名义通过信使秘密传递到香港，再由香港的徐先生采购后发给卜兆祥。药品通过海关时，有关方面特批免检。药品运抵小药房后，所有药品都要逐一检测。在这个过程中，所有的联系只有卜兆祥和香港专人单线联系。虽然彼此打交道十多年，但两人从没见过面，也没有通过一个电话。直到“文革”末期，卜兆祥去前西德考察时，恰巧香港的那个徐先生也到了那里，两人攀谈后才知道对方真实身份，合作了十多年的老朋友终于第一次得以相见。

小药房的功臣——计苏华、王乃禾

提起小药房，就不得不提到计苏华、王乃禾，他们对小药房发展和完善可谓是居功至伟。计苏华是北京医院副院长兼卫生部保健局副局长。主管医院医疗保健工作，对小药房的工作十分重视和关心，经常亲自到小药房了解工作和解决实际问题。20世纪60年代国内药品供应很缺乏，国外进口药更是难求，而临床保健医疗又急需应用，经周恩来总理同意批准了部分长期外汇，建立起安全可靠的进口药品的渠道，及时的引进了一些国内紧缺而又急需的国外药品，专供医疗保健临床应用。计苏华曾长期在国外学习、工作过，对国外情况了解，英文又好，他有空就到院内图书馆收集一些国外医药信息、资料，翻译成中文供卜兆祥等医药人员学习了解新的知识。他每年初都要亲自到图书馆订阅一些外文医药图书杂志，供医药人员查阅、学习，提高大家的业务水平。每年在计苏华直接组织领导下，由小药房负责人牵头召开一次各临床科室主任参加的会议，临床各科计划提出当年需要从国外购买的新药品种和数量，由小药房收集汇总，作出购买本年度需要计划，经计苏华审批后，再做出向国外购买药品计划定购决定。计苏华不但对小药房抓得紧，关心，而且对医院的医疗保健工作更是

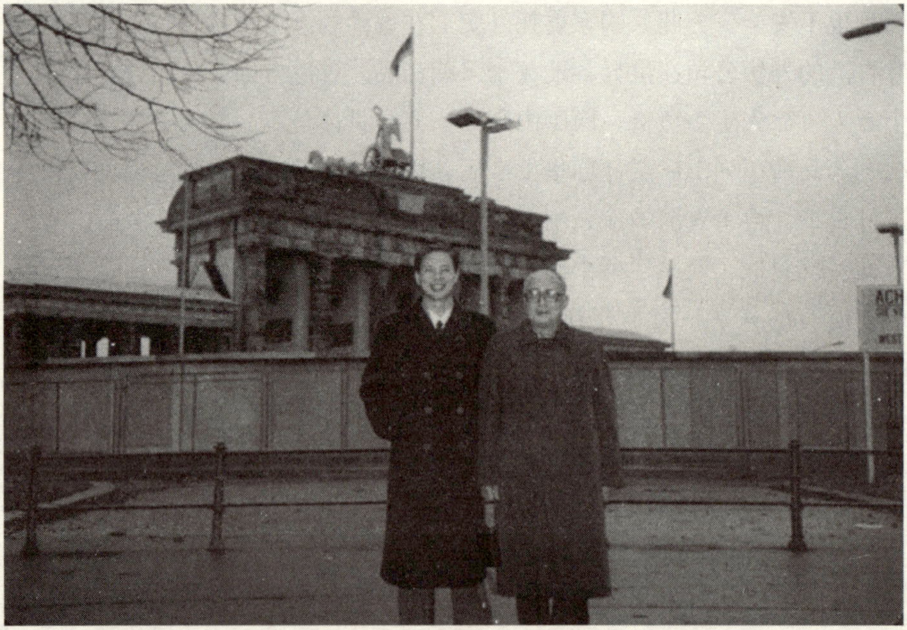

“文革”后，卜兆祥与徐先生在柏林墙下合影（右为徐先生）

呕心沥血，为中国的保健事业建立了不朽的业绩。

1961年左右，为了适应国内外新药品种的引进和首长用药的安全，北京医院决定建立一个一流的药物根本任务检测室，为此从院外引进了药检工作的人才，先后调入了刘立群、南国柱、裴元静等人，同时购进了当时国内外最先进的药检仪器。检测室的人员为此付出了辛勤的劳动，做了大量的检验工作，保证了医疗保健用药的安全。而且检测试验结果得到同行们的公认。北京医院是最早在药剂科建立检验室的医院。直到现在，一些医院药方也没有专门的药品检验室。

就是这样一位为中央保健兢兢业业地勤奋工作的受人尊敬的长者，也没有逃过“文革”中对他的残酷迫害，最终被造反派迫害成精神失常，含恨而死。

王乃禾是当时药剂科主任，既要领导、管理全科工作，又要把小药房的工作作为全科工作的重点来抓。王乃禾解放前就已经参加革命，哥哥王冶秋是解放前北平地下党的领导。王乃禾在工作上给予卜兆祥极大的鼓励、帮助、支持和关怀。她不仅在工作上是如此，在日常生活上对卜兆祥也是十分的关怀，为了使卜兆祥安心踏实的工作，在她的积极努力下，于1956年上半年将卜兆祥爱人张元满从湖南省沅江县乡村的一名普通干部调来北京工作，并在北京医院后勤部门安排了工作，帮卜兆祥解决了夫妻俩多年分居的问题。在卜兆祥的心里，他把王乃禾当成学习的楷模和为人的导师，这些影响和教诲在卜兆祥心中是永远不会忘记的。

在卜兆祥担任小药房小组长后的二十多年间，曾先后与药剂科的胡潍、李秀庭、倪桂英、吴永秀、邹希平、马宛丽、张彬、赵玉玲、曹慧君、何经营、翟凤云、赵庆菊、车宁、刘凤琴和孙玉焕等十余人共同工作过。时间长的3到5年，短的也有两三年时间。这些人都曾在小药房工作过。

1969年，卜兆祥被任命为药剂科主任，此时老主任王乃禾仍担任药剂科主任，卜兆祥仍分管负责小药房的组长，参与小药房部分实际日常业务工作，因不能完全整日在小药房从事具体调配工作，为此，小药房由原来的两人增加包括卜兆祥在内的三个人，以保证小药房的工作不受任何影

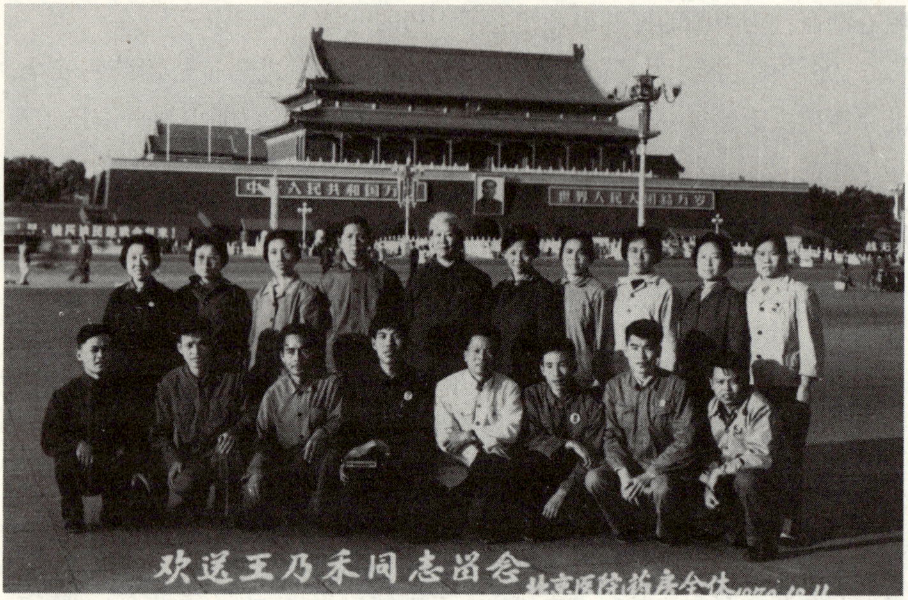

1970年10月17日，药剂科的人员与王乃禾在天安门广场留念。（前排左二为卜兆祥、后排中为王乃禾）

响。虽然这些人员进入小药房工作时间长短不一，但他们都有一个共同的特点，那就是始终保持了小药房人所固有的优良传统，保持了兢兢业业、勤勤恳恳、任劳任怨的工作作风。这些人员都具有良好的政治品质，同时这个集体又具有互帮互助，团结协作的团队精神。卜兆祥在小药房的二十多年里，尽管人员有所轮换，但小药房的工作从未受到任何影响，工作质量没有降低。小药房的所有工作从来都是以优异成绩完成承担的保健任务。

在这样一个小小的小药房内工作，整日就是和各种药品打交道，卜兆祥接触最多的人就是在首长身边工作的保健医生、护士以及在首长身边工作的工作人员。他们也大多是送处方、取药的，极少有首长亲自到小药房来取药。但有一些部长级领导或一些高级民主人士也会亲自来取药。平日里要想见到一位最高级领导，对卜兆祥他们来说是根本不可能的，这是由于小药房工作的特殊性所决定的。

卜兆祥与他的同事们平日里的工作虽是默默无闻，但在这长达二十余

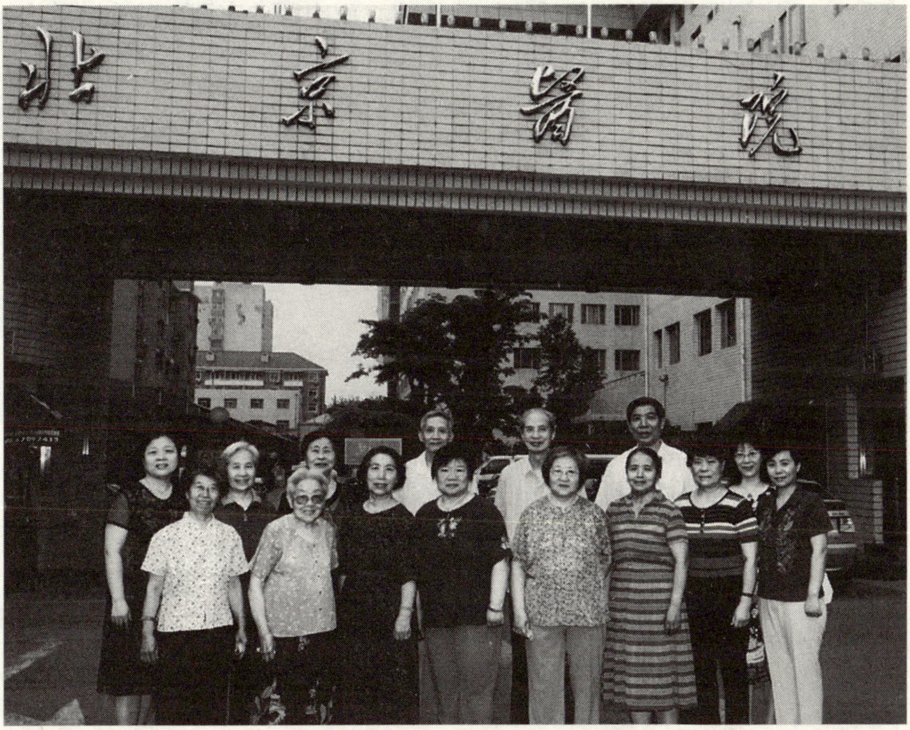

2010年春，卜兆祥与曾经在小药房工作过的人员合影。（前排左起：赵庆菊、吴永秀、冯素坤、马婉丽、倪桂英、赵玉玲、邹希平、车宁；后排左起：邸妙卿、崔凤云、刘凤琴、任百健、卜兆祥、南国柱）

年的工作中，在为中央高级领导人的医疗保健服务中，几乎所有中央领导都服用过卜兆祥他们亲手配制过的药。卜兆祥坦言：能为这么多国家高级领导人服务，是很引以为自豪的；这也是党和人民给予我们小药房每一个人的极大信任和最高荣誉。

创建中药房

从1950年2月毛主席为北京医院题词以来，北京医院就是一家名副其实的为高级干部看病诊疗的医院，只对司局级以上的干部开放，病人不多，因此只设有西药及一些非临床的医技科室，没有设中医专家。中医专家只是每周定期来医院看门诊，接诊治疗，而中医专家开出的中药处方，不论是住院病人，还是门诊病人要服用中药，一律都要到北京市中药房店定点取药；住院病人要吃中药，由专门负责的李贵将药取回后由他煎煮后送病房给病人服用。以后出于安全的考虑，中药全部转到同仁堂抓药；临时需要配制的膏、散、丸、丹，就到前门大栅栏的同仁堂代加工制作。

随着时间的推移，要求看中医、吃中药的保健患者在不断增加，原有的中医应诊模式，已难以完成医疗保健任务了。1958 年的冬季，在全国大跃进的形势下，药剂科同志们的积极性很高，向领导提出了建立中药房的建议。在王乃禾的支持下，由卜兆祥牵头（因他家是中医世家），开出了第一张购买 300 多种中草药饮片和中成药的药单。由卜兆祥、胡濮、宋景颐、王文智四人组成的筹备组，在药剂科内腾出了一间房子，找到了几个西药柜及一些瓶瓶罐罐和小纸盒、小纸袋等物件，经几天的筹划，中药房算是开张了。卜兆祥他们边学边做，经过很短一段时间的适应和熟悉，中药房就可以照着中药方配出药来。1959 年的上半年，中药房搬到门诊楼二层东头的一间较大女宿舍房内，这时的中药房已是初见规模了，而且从行政干部中挑选了周百魁、彭鹤年、张高鉴，再加上西药房的几个同志不定期的轮流参与工作。煎药室也正式建立了，还是由李贵担负，到下半年又从东北西药专业学校调来了任百健、冯素坤、梁友君等专业人员到中药房。随着工作量的加大以后又先后增加了邸妙卿、贾月英、王旭等人。至 1962 年，中药房已经形成规模，不仅可以承担中药的医疗保健工作的需要。而且还承担一般的普通门诊病人对中药的需求。但为保证中央领导的医疗保健用药安全，在中药房内明确规定了任百健、冯素坤、殷树增、邸妙卿等人专为中央首长的中药处方的调配、煎药工作。

为毛主席配制安眠药

1959 年，卜兆祥刚进小药房工作时间不久的一天，卜兆祥拿到了一张李志绥医生（毛主席的保健医生）为毛主席配制药品的处方，上面共开出了三种安眠药。在 60 年代小药房总共只备有 7 种安眠药，其中有 5 种是进口的（4 种是美国、1 种是西德）；2 种国产的。处方上开有速可眠 seconal（红色）、戊巴比妥钠 Nembutal（黄色）；另一种是国产的 10%水合氯醛水溶液 200 毫升，本品无色透明棱柱形结晶，有穿透性的臭味及腐蚀性苦味，是一种较安全的催眠药，无蓄积性中毒，但味道不好，对胃有刺激性，因此一般都是预先配制好加有琼脂、糖浆、淀粉、柠檬、薄荷水等调味剂的合剂或溶液剂服用。而那天处方写的是 10%水合氯醛水溶液，平时很少有患者愿意服这种水溶液的，水合氯醛是很难被接受的。在小药房工作过的每一人都必须牢记的一条规定，对首长用药习惯是不能随意改变的，即使是完全相同的品种只要在外形、颜色、包装或者是另一家药厂生产的尽管其他方面都相同等，那也不被认可，甚至认为是把药拿错了。

由于卜兆祥是第一次为毛主席配制 10%水合氯醛水溶液，在这种情况下，他必须与开处方的保健医生取得联系把问题搞清楚了，只有这样卜兆祥才能放心。经电话问李志绥医生后，他告诉卜兆祥：毛主席不爱服用加有矫味剂的水合氯醛水溶液。得到了准确的答复后，卜兆祥和李秀庭来到临时制剂的配制间，按操作程序进行，从原料药柜中取出水合氯醛的原料，反复看了一遍，再到调剂台准确量取所需的量，这些过程都在李秀庭的审核监制下进行的，配制好二人再审核一遍后，这才贴上药物名称，含量、服法、日期的瓶签，再加好预制的瓶口封签，确认准确无误，这才将已经配好的三种安眠药交给了来取药的王凤生。

卜兆祥之所以会这样的小心谨慎，是因为毛主席每次服用安眠药都不是单一的一种，而是两三种同时服，而且每次服的剂量都有些偏大，考虑到护士给毛主席服安眠药时对这种水溶液准确含量不易识别，不像其他胶囊一目了然，好控制核对。若水剂配制时有误，他们就无法核对；若含量大了就可能会出差错，所以卜兆祥必须把含量的百分浓度配准了才不会有误。

凡是在小药房工作过的同志，多年来已经养成一种谨小慎微的工作作风，必须确保每位首长的用药安全、可信。只有这样才能做到不发生任何差错，优质的完成组织领导交给的医疗保健任务。

唯一一次见到了毛主席

小药房的同志们长年累月的在为中央首长的医疗保健工作着，坚守在自己的工作岗位上，平时是很难有机会亲眼见到首长的容颜。卜兆祥在小药房工作了二十多年，唯一一次见到敬爱的毛主席是在一次舞会上。

每当卜兆祥谈到见到毛主席时的情景还是历历在目。自 1959 年至 1965 年，每年的 6 至 9 月，卜兆祥都要独自带上大小二三十个木箱的中西药品，随有关医疗保健人员（包括临床各科室的及有关的医技部门的医生护士，技术人员如放射科、检验室的人员）到北戴河为中央级领导人到北戴河的暑期疗养医疗保健工作服务。

在北戴河，卜兆祥的具体任务是在门诊部的中西药房工作，保证临床各科的中西药品的供应。服务对象是中央首长、家属以及有关的工作人员的医疗用药，包括中西药品的调配以及中草药的煎药，虽然每日的工作量不大，但每日的 24 小时都要坚守在工作岗位上，晚上门诊大夫、护士都可轮流值班；而药房、化验、放射科则全部是独自值班。晚上经常有人看病，大夫会开处方取药，尽管病人不多但也不能离开岗位。60 年代电话信息不通，唯一的办法就是无论有无病人来都要在岗位上坚守。尽管俱乐部离门诊部只有两百多米远，而且每天晚上几乎都有文艺活动，可卜兆祥也是享受不到的，那时既没有收音机更谈不上有电视了。虽然很孤单，但卜兆祥却另有一番想法：这倒也好，正好利用这些时间学习充实。卜兆祥看了许多业务和文艺书籍。

每年的 7 月份是首长疗养的高峰期，这时天气炎热，孩子们也放了暑假，是避暑的好时期，同时也是卜兆祥工作繁忙的日子，白天的工作就显得较为繁忙。每到这时保健局在北戴河门诊部负责领导工作的郑学文处长，就会帮助卜兆祥解决问题。一是会把在贺老总身边工作的何经营调来帮忙，他曾在部队当过司药，也学过护理工作，而且还会按摩，他每天能有半天时间可用。二是在何经营不能来药房帮忙时，郑学文就会安排北戴河警卫团卫生院的焦振波司药来替补。这样药房每天都保证有半个人来帮助工作，确保了白天繁忙时期工作的顺利完成，这给卜兆祥解决了大问题。

一天晚饭后，内科的史显义大夫到药房来告诉卜兆祥：“听说毛主席会到俱乐部来跳舞，一起去看看毛主席。”卜兆祥从未进过舞场，也不会跳舞，但一听这个消息真是非常的高兴，这是一次难得的好机会。卜兆祥破例向值班的护士同志请了一个小时的假，随史大夫来到了舞场。俱乐部是国管局在北戴河设置的办公室，是专为北戴河暑期首长疗养服务的，内设有开大会的礼堂、跳舞厅及大小两个餐厅，小餐厅是为设宴招待宾客的，大餐厅是工作人员用餐用的。卜兆祥来到舞厅，场内已有二三十个人，大家都坐在厅内谈笑着。不一会儿，警卫员推开了大门，走在前面的是毛主席，卜兆祥一眼就看到了。这时会场立刻就安静下来，毛主席会意的向大家笑了笑。厅里响起了音乐，大家各自走向自己的舞伴，毛主席也随着音乐跳了起来，唯独不会跳舞的卜兆祥显得有些不合时宜，一个人坐在靠墙边的一个座位上，眼睛紧紧地盯着毛主席跳舞。当毛主席跳舞转到离卜兆祥很近时，瞧着卜兆祥微微笑了一下，随即就转到人群中去了，过了一会儿，毛主席与舞伴又转回来了，又看了卜兆祥一眼，当时卜兆祥的心情很激动，高兴之中觉得很荣幸，自己终于有机会能亲眼见到毛主席了，同时也觉得有点不好意思，老是盯着毛主席看。想到自己是请假出来的，也如愿见到了毛主席，卜兆祥悄悄地离开了舞厅，回到了自己的工作岗位上。

毛主席送来的礼品

20 世纪 60 年代，四川省全国人大代表团来北京参加会议时，送给毛主席一竹制精品编制箱并结上了带有赠言的红丝带，表示对毛主席的崇敬之心，箱内装着足有十多斤洁白的银耳，是四川人民从高山峻岭之中采摘的野生白木耳，这在 60 年代应算是最珍贵的高级营养保健食品了。银耳从中药的功效作用上有滋阴养胃、润肺生津、滋补强壮之功效。但毛主席并没有留为己用，而是原封不动的把结着红丝带的一箱野生银耳，要求身边的工作人员送到北京医院小药房，并说："这留给有病的同志们享用吧。"卜兆祥接收后，经请示暂时保存在存放贵重中药的石灰储藏箱内。经过一年多之后，卜兆祥怕长期保存会有问题，再经王乃禾请示计苏华院长同意，将这箱银耳送保健营养室厨房作营养餐给病人食用。

作为全国人民领袖和党的主席，在一个小小礼品的处理上想到的是他周围同志的健康，住院同志的保健营养。这是何等广大的心怀，感人至深的崇高风格。

周总理紫光阁内的宴请

邓颖超大姐于1961年6月住院，手术康复后，周总理、邓大姐于12月6日在中南海紫光阁自费宴请六十多位当时参加手术的医疗专家、卫生部、北京医院和协和医院的部分领导。卜兆祥和周百魁（中药房）被邀请参加。当时药剂科的同志们听到这个好消息后，无不感到欢欣鼓舞，这虽然是他们二人的荣誉，对大家也是极大的鼓励，这也是党和国家领导人对卜兆祥和药剂科的同仁们在为中央领导的医疗保健工作所做出的贡献的肯定。

在约定的时间内大家都准时到达，不一会儿，总理和邓大姐在工作人员的陪同下来到大厅，大家不约而同的爆出了热烈鼓掌。看到大家有些拘谨，总理和邓大姐微笑着对大家说："我们一起唱'洪湖赤卫队之歌'吧。"在总理亲自指挥下，全体人员随着节拍高声的齐唱起来，顿时整个会场洋溢着愉快和谐的气氛。紧接着在工作人员的引导下，大家排好了队，与敬爱的周总理和邓大姐合影留念。开始时，总理、邓大姐一起站在前排的中间，卜兆祥站在北京医院党委书记齐涛（女）的身旁，这时总理来到倒数第二排的中间，站在卜兆祥的左侧，并侧过头微笑着对卜兆祥说："你个子高，站到后排去吧。"卜兆祥微笑着立刻站到了后排。

为周总理配制桑葚膏

1962年初夏的一天，王乃禾主任（药剂科）召集科内少数有关人员开会，传达保健局计苏华副院长的指示：要药剂科小药房为周总理配制桑葚膏。据说此方为吴德峰市长50年代在湖北省武汉市任市长期间，曾亲自配制过这一秘方。桑葚膏治疗一些慢性病：补肝肾、养血明目、血虚耳聋、目眩、失眠和便秘效果较好。吴老调北京任最高检察院任副总检察长之职期间，曾建议周总理可以长期服用此桑葚膏。后经保健局领导同意，并在吴老亲自指导下配制，依据这些情况，当时正是桑葚成熟的好时机，组织了胡湲、邬长贵等四人在吴老的亲自指引下赴北京市郊区怀柔县采摘、收购优质成熟的桑葚果，两天时间就带回来300多斤。经过细致的挑选、清洗、晾干后，用不锈钢手摇式的小型压榨机，榨出的桑葚汁过滤后

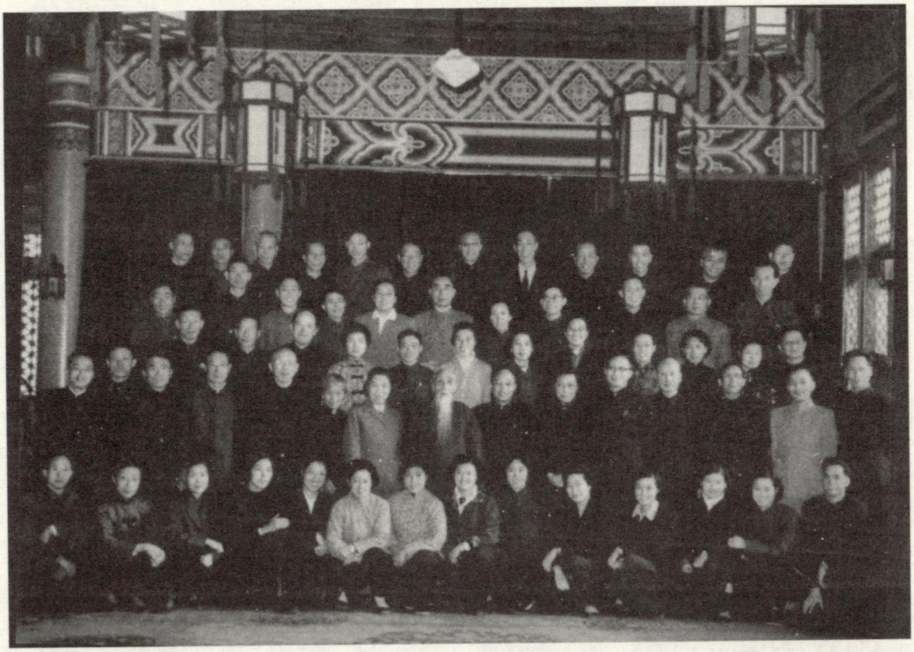

1961年12月6日，在中南海紫光阁，卜兆祥等医务人员与周总理、邓颖超合影

用两口行军煮饭的大锅加热，进行初步的浓缩。按预定好的计划，第二天由卜兆祥一人带上已初步浓缩的桑葚汁及所需的其他配料到吴老的住处。当时吴老的住处在西城区护国寺附近的一个独立四合院内，吴老事先在客厅中央架好了火炉，将卜兆祥带去的药汁锅在火上加热，在吴老的亲自指导下，卜兆祥按照他要求配制的时间、火候、加入其他辅料的分量等都一丝不苟。为配制出满意的桑葚膏，卜兆祥每天早去晚归的进行了两个整天，配制终于成功。卜兆祥将配制好的桑葚膏带回药剂科后，王乃禾主任再组织有关人员进行分装到预定好的瓶内加封好，送药房的冷藏库中保存备用。由周总理的保健医生开写处方领取服用，这样连续服用快一年的时间，据说效果很好。

为周总理守灵

1976 年 1 月 8 日，敬爱的周恩来总理永别了深深爱戴他的全国人民，静静地走了。全国人民为之悲痛心碎，人们含着悲痛的泪花不约而同的涌向天安门广场和北京医院（当时总理安放在北京医院悼念大厅内），为的是最后再看一眼总理。在北京医院内白天整齐的排着悼念总理的党、政、军及各界人士，人们低垂着头，流着泪，无言语的人流队伍，慢慢地走向悼念厅与告别总理。悼念活动整整进行了两天，而在医院围墙外，仍然聚集着自发组织的大量人群，他们哭喊着："我们要看看我们的好总理"，直到深夜人们都不肯离去。

总理逝世时，"四人帮"还未倒台，而且正在搞"批林批孔"，矛头指向周总理，原本应该为总理守灵的党政军高级领导，在那特殊的时期却无法来守灵。因此只能由总理身边的工作人员和医院的党组人员来为总理守灵。

在那难忘的日子里，卜兆祥（当时是北京医院党组成员）和周尚珏（新中国成立后周总理的第一位保健医生）两人受命于 1 月 10 日晚 10 点至 12 点为周总理守灵，他们感到无比的荣幸，能在这个时刻，能守护在敬爱的总理身边，这对他们那万分悲痛的心情是巨大的慰藉。

两人准时来到悼念大厅，在稍微暗淡的灯光下，看到总理那端庄、安详、消瘦的面容，总理安卧在鲜花翠柏丛中，身上覆盖着鲜红的中国共产党党旗。灵堂里庄严的站立着几位解放军战士，大家彼此相对无言，都怀着同样悲痛的心情守护在总理身旁。卜兆祥和周医生轻轻地走到总理身边，一言不语地久久凝视着总理的容颜，心潮起伏，思绪万千，此时此刻惜日总理的光辉形象一幕幕地呈现在卜兆祥的脑海中，想起了1961年总理在中南海紫光阁接见保健人员的情景，当时总理的音容笑貌是那样的和蔼可亲，平易近人。

在守灵的时候，卜兆祥还记起了1974年的一天，在病中的周总理需要一种外用药——3%的硼酸水溶液500毫升，这是一种最便宜的外用药水，当时全国工作人员都是公费医疗，总理嘱咐取药的王凤生要自费缴药费。周总理就是这样的严格要求自己，高风亮节，为人楷模。而此时的总理已离我们而去了。想到这些，卜兆祥怎能不悲痛欲绝：好总理，您将永远活在人民的心中，您的业绩万古流芳，您的光辉形象与日月同辉，您的人品是万世楷模。

临别之际，卜兆祥和周医生深深地向总理行了三鞠躬，恋恋不舍地告别了敬爱的总理。

周总理的衬衣

在总理逝世的1月8日，北京医院的领导和职工们都在为明天总理的追悼会做准备，这天下午院总务处洗衣房的古文华、张元满（卜兆祥夫人）接到了周总理的保健护士王星明护士长送来几件稍有些破旧的衣物，其中有一件的确凉白衬衣，一件是浅灰色的旧呢子上衣，一个旧枕套和一条破旧的枕巾需要清洗，她说：这是周总理明天上午开追悼会要穿要用的，请你们加紧清洗干净，修补一下吧。并告诉她们：这是周总理临终前的要求，也是邓大姐要求这样做的。听了这些话后，三人相对无语，只有眼内充满了泪水。两人接过衣物，默默无言的怀着悲痛的心情开动了机器进行清洗、漂白、烘干；该缝补的进行了修补，更换了两个破旧的衬衣袖口，补上了掉了的纽扣，修整了衬衣衣领。原本显得破旧的衣服经过这番修补后焕然一新。唯独枕巾太破旧，实在不能再修补了，古文华、张元满商量后自作主张为总理换了一条新的枕巾，做完这些工作已经是傍晚七点多钟了。

回到家里，张元满含着泪水向爱人卜兆祥述说，卜兆祥怀着十分沉重的心情听着，我们崇敬的周总理就是穿着日常工作中穿着的旧衣服告别了全国人民。

当卜兆祥为周总理守灵时，特意注视着周总理露在党旗覆盖外的衣着，确实一点也没有看出来是旧的。相信所有来参加周总理追悼会的党、政、军各界人士没人能看出：周总理与他最爱的人民永别时竟然穿的是日常工作时的旧衣服，一件新衣也没有穿走。

宋庆龄的专用护肤品

在20世纪60年代，担任中华人民共和国副主席的宋庆龄常住北京，因曾长年居住国外，也许习惯了使用一些高档的护扶品，加上北京的气候十分干燥，宋庆龄一时很难适应这种生活环境，出现了一些皮肤症状。当时国内尚无治疗这类皮肤干燥的护肤品，有的都是一些一般的护肤品，如：蛤蜊油、雪花膏之类的品种，也不适于她使用。后经在北京医院出诊的协和医院的皮肤科专家李洪迥教授诊治，开出了治疗处方。有关人员将处方送到小药房要求配制两种护肤品，一种是治疗老年性皮肤瘙痒症的甘油洗剂，另一种是日常应用的护肤霜剂。这两种护肤品所需要的原料有些是药剂科、小药房没有的。如：进口的玫瑰香精，配制高级霜剂的三乙醇胺（是一种新型乳化剂）等需要的原料，没有它，霜剂是配制不成的。当时国内能有的乳化剂是阿拉伯胶和鸡蛋黄，只能用于配制一般简单的口服乳液。问题反映到了周总理那里，总理同意从美国进口所需的原料。有了原料，卜兆祥很快就配制出了这种制品。经宋庆龄使用后，对外观和效果感到满意，从此以后这两种护肤品成了她的专用品。因过去宋副主席有每日都服用珍珠粉的习惯，按照医嘱，卜兆祥将珍珠研磨成细粉，装入进口明胶5号胶囊中服用，有嫩肤美容之功效。由于有了为宋庆龄亲自配制护肤品的实践经历，给了卜兆祥启发，引出了后来的一段经历。

拒绝林彪要药

在60年代的某日，在林彪身边工作的一位工作人员，来到小药房交给卜兆祥一个未写任何字的信封，内装有一张写了字的信纸，但没有写信人的签字，对卜兆祥说：这是林彪副主席亲自从许多的中药书上查阅到的两味中药，是治病用的，卜兆祥接过看到一味是中药“密陀僧”，另一味是中药“东莨菪碱”。学药的人一看就知道确有其药。

密陀僧、铅丹、PbO粗制的氧化铅，其功效为：消肿杀虫、收敛防腐、坠痰、镇惊、湿疹、惊痛等用途。内服宜慎有毒，内服研末0.3—1克散剂，一般多为外用，多服可致铅中毒。

东莨菪碱是从植物莨菪植物洋金花中提取，是M—胆硷受体阻断药，对中枢神经的作用较强，主要表现为镇静作用，有改善微循环功效，可治晕动病、晕船、晕车作用，并有抗震颤麻痹的用途；在临床上用作镇静药，但有一定的副作用。

来人问卜兆祥小药房有没有这两种药，最好是将这两种药研磨成粉装入胶囊中，首长服用起来也方便。但他并没有带来保健医生的处方、医嘱，或自带原料药来，卜兆祥知道上述这两种药物并非一般日常用药，而且其毒副作用也较明显，就是手续齐全，为了对首长安全负责，也不能轻易配这种处方，因为卜兆祥他们或多或少也听到过一点有关林彪的怪异性格和生活习惯的传言。

卜兆祥怎么回答这些问题？回答不合适，怕来人有意见，自己也担当不起这个责任，就立即请示了老主任王乃禾，她听后也面露难色，经请示计苏华副院长后说：先请示保健局领导，请他们去做些解释工作吧，并让卜兆祥答复来人：等保健医生开了处方后再来吧。

陈伯达的三根黑头发

20世纪60年代，陈伯达工作、生活在中南海内，当时有人从南方某省来京送给他一小纸箱天然野生白何首乌中药材足有五六斤。据《本草纲目》记载：有益气血、黑须发、悦颜色，久服长筋骨、益精髓，延年益寿之功效。何首乌是一种名贵的中药材，历来被列为四大仙草，野生白何首乌更是难能可贵。

当时陈伯达前额秃顶明显，经医生同意，写有医嘱，让王凤生将野生白何首乌送到小药房，磨成细粉装胶囊中服用。人称小王的王凤生当时在中南海保健处工作，主要任务是三天两头的跑小药房送来保健医生开好的药品处方，取走当天已经配好加封的药品。

卜兆祥他们将送来的部分白何首乌加工成细粉，每粒胶囊中装0.3克，按医嘱服用。这样大约有半年多时间，一天王凤生来到小药房笑嘻嘻地说："首长（指陈伯达）吃了你们配制的药，他的前额已经长出三根黑发。"在场的人不约而同地笑着说：你们首长头上有几根头发你都数得这么清楚呀。从此以后，陈伯达再也没有服用过白何首乌粉了。

谙熟首长们用药习惯

小药房的同志在日常工作中，都必须用心观察，牢记各位首长用药的习惯和要求，都要谨小慎微，一丝不苟，把工作做得细致、完善一些。

曾经在江青身边工作过的人或直接为她服务过的人都领教过一二，大多数人都被她的苛刻要求或挑剔教训过，小药房的同志是有亲身体会的，因此对江青所需药品的配制都是要特别小心细致，不可有半点疏忽。她经常要服用的药品，中药、西药，一般都是要研细粉装入胶囊中服用，而且都是要装入美国Lilly（礼来）5号小胶囊中，大的咽不下去，这种小胶囊只有黄豆大小，十分难装，装好后外形必须用石蜡油打光放亮，夏天手指容易出汗，容易粘手，因此胶囊上不能留有任何指纹或任何药粉粘在上面，这项工作看似简单其实不然，在小药房只有何经营做得最好。他曾在部队里当过司药员，也干过护理工作，担任过贺龙元帅的保健护士。他的两手指头和手掌心不出汗，很适合做按摩工作，平时工作认真细致，后调来北京医院在小药房工作的。装小胶囊时，两手指很难控制，一紧张手就出汗，一出汗药粉就会粘在胶囊上，而且指纹就印上了，一般是擦不掉的。何经营的手不出汗，心也细致，做这项工作最适应了，从此以后他就成了为江青装胶囊的专业户了。

60年代，时任外贸部部长的雷任民，多年来到北京医院看病都是亲自到小药房取药，因处方中每次都开有一种安眠药速可眠（Seconal）是美国药厂生产的红色胶囊，他说：服其他安眠药都不管用，只有这种有效。"文化大革命"期间，他去过干校一段时间，在他回北京后的第一天，他又来到小药房取药，并对卜兆祥说："这段时间在外地找不到这种红色的速可眠胶囊，真把他害苦了，今晚可以睡个好觉了。"可见其习惯性影响之深。

为了使中央首长们的用药做到安全、可信，就必须牢记他们每个人的习惯，用药无误，达到首长们对用药的可信和满意。

澄清中央领导服用长寿药品的传言

在小药房工作期间，常有些熟悉的同志、朋友问卜兆祥：你们为中央领导医疗保健工作服务，首长们都能健康长寿，一般都能活到80、90岁，你们给首长服用了什么灵丹妙药，或好的保健品？卜兆祥肯定地回答：没有的事。小药房从国外进口的或从国内各医药公司购入的药品中都没有健康长寿的药品，也没有健康长寿的保健品，有的只是些为临床用于治病的药物。六七十年代，国内外医药市场也很难见到有各种各样的保健药或保健食品，有个别中央领导要日常服用些所谓的贵重中药，根据当时国内的经济情况和医疗条件，如：野山参、西洋参等，卫生部也制定了明文规定：一律自费。只有病人在住院治疗时，依据病情确有需要应用，一律由主治医生开具证明及处方，方可公费服用。而且当时在国外也难购进什么延年益寿的保健品或药品。不过小药房确实曾进口过三种所谓的保健品：口服的多种复合维生素糖衣片剂或胶囊、口服的多种复合纯氨基酸粉剂和一种由罗马尼亚研制的“普鲁卡因”的生物制剂注射液（原是一种局部麻醉药），据说有延年益寿的功效。但就是这些所谓的保健品，仍要依据病人情况在医生的指导下开具处方应用。口服的多种复合纯氨基酸粉剂和“普鲁卡因”在临床应用后看不出有任何功效，没多久就淘汰了，唯独多种维生素一直到现在也在为人们广泛应用。但也绝非是什么灵丹妙药。

中央领导之所以能健康长寿，也绝不是服用什么保健食品能做到的，这些长寿秘诀近年来已大白于天下。在首长身边工作多年的保健医生、护士们撰写了不少回忆录，卜兆祥归纳、总结出了几大养生之道：不论工作多么繁忙，都能长年坚持有规律的生活起居；饮食能做到合理安排；适度的运动锻炼；心境平和；有较好的医疗条件作保证；定期的体检等。

随着国家社会环境的发展，科学技术的进步，人们的物质生活水平不断的改善，个人文化知识素质的不断提高，医药卫生条件的不断改进，都已具备了健康长寿的客观条件，我国人均寿命指数也在逐年提高，一般人均寿命都在70—80岁。只要每个人能充分利用和发挥目前的客观条件，再加上自己的主观努力，一定能达到健康长寿的目的。人们要想活到长生不死是不可能，但要做到健康长寿人人都有希望。

走上行政领导岗位

1984年，因工作需要，卜兆祥离开了他工作了二十余年的药剂科，出任北京医院人事处处长，主要是负责北京医院日常的人事行政管理事务及挑选引进优秀人才进入医院，经常到全国各个医学高校挑选人才。

1985年2月15日，为表彰卜兆祥在中央医疗保健工作中做出的贡献，中央保健委员会向已经离开药剂科的卜兆祥颁发了“优秀工作者”奖状。卜兆祥从事了三十余年的中央保健工作画上了圆满的句号。

1987年，经卫生部任命，调任卜兆祥出任卫生部北京医院党委副书记，做起了行政领导工作。1992年，卜兆祥办理了退休手续。

桑榆晚香乐陶陶

1992年下半年，卜兆祥退下来后，正在考虑再做点什么工作时，此时北京医院院长耿德章、党委书记郝文明找到卜兆祥，希望卜兆祥留在院内工作，充分利用在药剂科长期工作的经验实践，继续发挥余热。之后，耿院长还亲自出面组织了皮肤科主任胡绍清、药剂科主任宋友华和卜兆祥三方会议，决定由卜兆祥负责开发研制新药物制剂，药剂科负责筹备研究室所需的房子、设备、药物原料，并抽出一名技术人员协助卜兆祥工作，皮肤科负责已研制出的制品的临床观察和试用。会议后不到一个星期，实验室就成立了，不几日就开始了研究工作，药剂科在此期间前后陆续派出了张立海、王伟、李滔三位药师协助开展工作。不到半年时间就开发出十余种产品，如：治牛皮癣、白癜风、扁平疣、脚癣药水、美肤止痒乳、美白净肤霜等，经皮肤科应用后，有的制品的效果还不错，其中有的研制品至今还在应用。

1993年的下半年，北京医院副院长杨忠兴成立了医院三产公司——北京医院鹰华技术开发公司，经医院领导决定将制剂研究室并入鹰华公司，继续开发研制产品。截止到2009年，研究室先后共开发药品制剂三种，获北京市卫生局制准字以及面市化妆品二十余种，经多年的市场考验有一定功效，而且创造出了一定的经济效益。尤其是"维生素E乳"作为制剂药物或上市化妆品，其功效及经济效益方面都得到广大消费者的好评和认可。卜兆祥曾打趣地说：如果说从中国开始有了化妆品研究，我应该是"中国最早研制出化妆品的第一人"。

虽然卜兆祥为公司产品研发做出了一定的贡献，但他从不计较个人能从中得到多少利益。曾有企业或个人愿意出资，希望得到他的一个配方，都被他婉言拒绝。他说：我从一个毛头小伙走到今天，虽然取得了一些成绩。是北京医院培养了我，在几十年的工作中能为中央保健做一些工作，也是组织上对我的信任，因此，我怀着一颗感恩的心，尽量为北京医院多做一些工作来报答。

积极实用的健康观

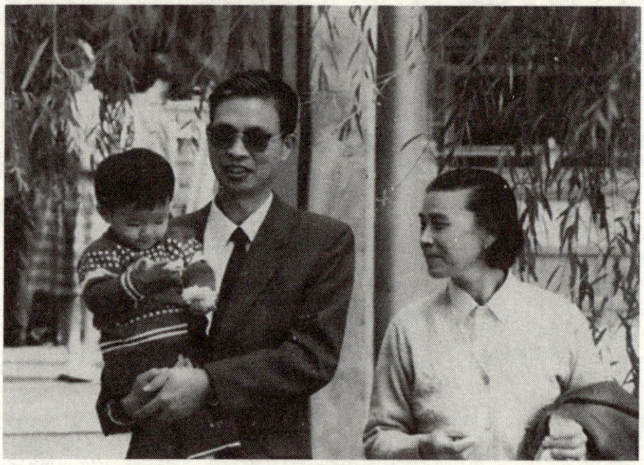
退休后的卜兆祥抱着孙女其乐融融

已是78岁高龄的卜老，依然满面红光，谈笑风生。现在的卜老乐观、健康享受着晚年。对于老年的健康保健，卜老有他自己独特的见解。

和谐家庭是每一个老年人健康的基础。卜兆祥与夫人同是湖南人，而且两家相邻不远，父辈关系很好，两人是中国传统的指腹为婚。解放后，夫人张元满先是在镇上当妇女队长，不久，调到乡上搞妇女工作。卜兆祥调到北京之后的第六年，夫人张元满才在组织的帮助下来到北京，并被安排到北京医院后勤处洗衣房工作。夫妻才算告别了两地分居状态。卜兆祥至今仍感激当时给予他帮助的老主任王乃禾和医院领导，解决了夫妻两地分居，让卜兆祥把全部精力全身心地投入到小药房的工作当中。

豁达的心胸，淡泊金钱，保持良好的心态也是卜兆祥保持健康的重要因素。作为工作了五十多年的一个副局级干部，他的工资收入却处在同级别的干部当中可谓是相当低的水平。谈到其中的原委，卜兆祥说：在每次的工资改革时都是有指标和人数限制的，作为一个部门的领导，面对这种情况只能以身作则。在几次工资调整时，他都把应该给自己的指标让出来，所以直到退下来，他的工资并没有如人们想象的那样高。每当谈到待遇，卜兆祥却很坦然，并没有一丝的怨气，更没有向领导提出任何要求。

定期的体检加上适度的锻炼，对于老年人是十分重要的。卜兆祥就是

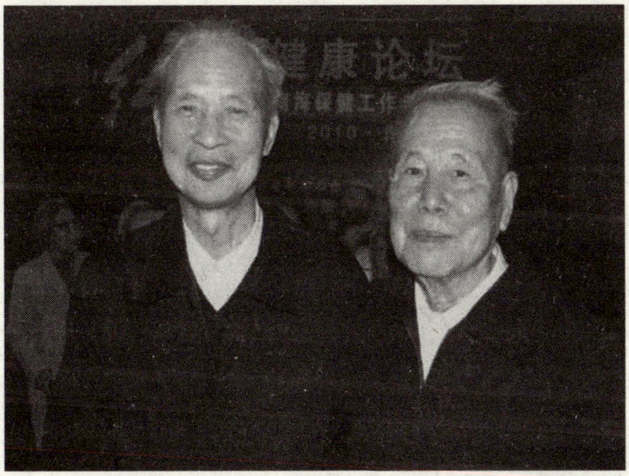

2010年4月，卜兆祥与王鹤滨在红墙健康行活动中合影

在日常体检时被检查出肺癌的。当时只是癌症初期，发现后及时进行了切除，而且并没有经过化疗，身体就痊愈了。

卜兆祥在饮食上有自己的标准：无论什么山珍海味，总只吃七分饱。自觉、自定、自控是卜兆祥饮食秘笈。自觉：不挑食，但一定要有度，坚持七分饱；自定：不刻意回避一些食材，保持饮食的多样性；自控：对自己身体有益的食材可以适当多吃一些，但也要控制总量。

对于被妖魔化的食品添加剂的问题，卜兆祥有自己的看法：目前世界上的食品添加剂有3000余种，可以说世界上每个国家都在使用添加剂，所以没有必要提到食品添加剂就色变。关键是要符合有关的标准，都是安全的。只是要避免长期食用单一种类食材，就能保持健康的身体。

年近古稀的卜老还先后兼任着中国药学会北京分会一至四届常务理事、中国医学影响技术研究会三届副秘书长、中国老教授协会医学专业委员会副理事长和副秘书长、北京市东城区医学卫生学会三届常务理事等社会职务。他依然为健康保健事业忙碌着。用毛泽东主席的一首《采桑子·重阳》来诠释卜兆祥也许恰如其分：人生易老天难老，岁岁重阳，今又重阳，战地黄花分外香。一年一度秋风劲，不似春光，胜似春光，寥廓江天万里霜。